わかる
わかる！

第二種
衛生管理者
試験

大江秀人 著

改訂2版

Ohmsha

┃ま┃え┃が┃き┃

『**わかるわかる！ 第二種衛生管理者試験**』は，初版刊行（2011年10月）以来，受験者のみなさまにご好評をいただき，**度重なる増刷**（第5刷！）**を重ねてきました**．

しかしながら，刊行から10年ほどが経過し，その間に数々の法令改正，新たな行政通達や新出問題が増えてきて，受験者がより新たな情報をもとにして学習を進めていただくには，いままでの内容では量的に必ずしも十分なものとはいえなくなってきました．

これを解消するため，このたび，「**改訂2版**」を刊行することにいたしました．今回の改訂2版で，**上記の懸案事項はすべて本書に盛り込むことができました**．

具体的には，**第1編**ではストレスチェック，面接指導の時間外労働時間の時間要件（80時間），フレックスタイム制の清算時間（最大3か月），有給休暇の取得（最低年5日）等に関する法令改正をわかりやすく解説しています．**第2編**では，大幅改正をされた「情報機器作業における労働衛生管理」をはじめ，「労働者の健康保持増進」，「快適な職場環境の形成」，「腰痛予防対策」，「心の健康の保持増進（メンタルヘルス）」など，初版刊行後の新たな行政通達を詳しく解説をしています．

さらに，初版刊行後に公表された過去問題のうち，**新出問題すべてについて**，本文で問題の解説はもとより，（主として）**1問1答形式の問題集にして取り込んでいます**．

また，本書の最大の強みである（**わかるわかる！**）を要所要所に増やすとともに，一部既存の箇所の加筆修正をすることにより，一層理解されやすいようにしました．

よりパワーアップした本書を十分に活用され，"**第二種衛生管理者試験合格**"の栄冠を獲得されますよう，心からお祈りいたします．

2021年6月

大江　秀人

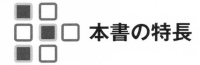 # 本書の特長

本書は，次の2つを基本コンセプトとしている．

> 1. わかりやすく！
> 2. 「過去出題問題」の文章になじむ！

〈基本コンセプト　その1〉　　**わかりやすく！**

第二種衛生管理者の試験問題は，関係法令，労働衛生，労働生理と非常に広範囲にわたっている．

自分の業務が，これらすべての分野に関係している人は少ないのが実状であり，そのため，非常にとっつきにくい試験といわれている．

そこで，「わかりやすく！」をモットーにし，丸暗記でなく，理解して暗記ができることを，コンセプトの1番目とした．

(1) ワンポイントアドバイス **わかるわかる！** を要所要所に設けている．ここでは，平易な言葉で，イメージ的にとらえやすいようにし，わかりやすさを追求．
　　————————→**これぞ，他書に類を見ない究極のわかりやすさ！**

(2) 本文全体を**箇条書き**で簡潔明瞭にわかりやすく記述している．
　　————————————————→**非常に，読みやすい！**

(3) ポイントを，**表でまとめている**．————→**頭の中がすっきり整理できる！**

(4) 図を随所に取り入れ，それに基づく説明をしている．
　　————————————→**図を見ながら読むと，数倍よくわかる！**

(5) 「過去出題問題」をはじめ，**難しい部分は**，平易にわかりやすく解説している．
　　————————————→**初心者でも，よくわかる！**

(6) 本書の中の関連事項を参照しやすくするため，参照先の「編，節，項，号」のほかに，「ページ数」も記載している．
　　————————→**参照ページへ，簡単に，楽に，飛ぶことができる！**

衛生管理者試験は，毎月実施され，しかも多い月では4回も実施されている．そのため試験問題は，自動車学校の学科問題と同じように，問題のパターンがいくつかあって，その言い回しを変えたりして，順番に繰り返し出題されているのが実態である．

ということから，本書は，「過去出題問題」の文章に数多くなじむことをコンセプトの2番目とした．

(1) 公開された「過去出題問題」を，出題された文章そのままの形で本文中に取り込んだ．

　　　　　　　　　　　　　　→ **本文を読みながら，自然と試験問題になじめる！**

(2) 節の終わりに，過去出題問題を一つひとつばらして，1問1答式にして掲載した．

　　　　　　　　　　　　　　→ **いくつもの問題を読んで（解いて）いくうちに，**
　　　　　　　　　　　　　　　試験問題文のパターンが身につく！

　　　　　　　　　　　　　　→ **「よく出題される範囲はどこか」という傾向がわかる！**

〈本書の特色〉

(1) ワンポイントアドバイス（**わかるわかる!**）を増やした．増加した内容は，最近の法令改正，行政通達や最新出題問題に関する事項を主とし，それら新出問題についての理解が容易にできるようにしている．

(2) 「**わかるわかる!** タイトル一覧」を目次のあとに設けており，タイトルの鳥瞰ができ，かつ，検索もしやすい．

(3) 法令改正（行政通達含む）と最新出題傾向（新出問題）に即した内容にしている．

(4) 類似問題を，■類題■として掲載し，同種の問題にも対処できる応用力が身につくようにしている．

(5) 過去出題問題文のみ，背景を 網かけ としている．これにより，本文と過去出題問題との区別が瞬時にでき，学習の際にいずれかの選択が容易にできる．

■□■ 本書の使い方

(1) とにかく読んでいっていただきたい．本書は，試験問題になじんでもらうために，出題された問題の文章そのままで記述しているところがかなりある．一読しただけでは理解できなくても，**わかるわかる！**欄を読んでもらえば理解できるよう平易な文章で記述しているので，併読して進めていただきたい．

　また，他の項目で詳しく解説されている事項や，相互に関連づけて覚えておきたい重要事項については，参照ページ数も付記しているので，適宜活用していただきたい．

(2) 節の終わりに，過去出題問題を○×で答える１問１答式を主として掲載しているので，解説を含めてどんどん読んでいっていただきたい．要は，試験問題になじむことが必要であるから（最初から問題を解こうとするのは，時間の無駄になる）．

　そして，読んでいく中で，「ちょっと理解しにくいなあ」というところは，また本文を読み直していただきたい．それでも理解しにくければ，飛ばして次に進んでいただきたい．そのうち，わかってくるようになる．

(3) １問１答式の問題は，読みながら問題文の文末まで，しっかり読んでいただきたい．実際，文章の一部を少し変えた形で出題されることがかなりあるからである（問題文の一部を変えて出題されることにより，正肢が誤肢になってしまうので，これに引っかからないように注意！）．

(4) 過去出題問題の中で本問のあとに，類似問題を **類題** と表示している．この場合本問の「　」（かっこ）で囲まれている文を，類題の「　」内の文に読み替えていただきたい．

(5) **類題** の問題については，「こういう形でも出題されているのだ」と思いながら確実にマスターしていただきたい．

(6) 誤り（×）の設問には解説を付けているが，**類題** については，誤り（×）の場合であっても解説を付けていない箇所もあるので，誤り（×）の理由は本問から推測をしていただきたい．また，正しい（○）場合でも間違いやすい又は難しい問題については，（注：）として解説を記している箇所がある．

(7) 本書の内容は，基本的な事項から試験問題レベルまで広範囲にわたって網羅
　　 しているため，この本1冊を確実にマスターすれば合格レベルの知識が身
　　 につく．

(8) 本試験での「科目別の出題される問題数」は，次のとおりであるので，この
　　 配点を頭に入れて学習を進めていただきたい．なお，試験問題は五肢択一方
　　 式で出題されている．

関係法令	労働衛生	労働生理	合計
10問	10問	10問	30問

＊法令名は，次の略語を用いている．

・法←労働安全衛生法　　　　　・令←労働安全衛生法施行令
・則←労働安全衛生規則　　　　・事務所則←事務所衛生基準規則
・基準法←労働基準法　　　　　・労基則←労働基準法施行規則
・派遣法←労働者派遣事業の適正な運営の確保及び派遣労働者の就業条件
の整備等に関する法律

目　次

第2編　労働衛生

第1章　作業環境要素

第2章　労働衛生管理

第3章　作業環境管理

第4章　作　業　管　理

第5章　健康管理及び健康保持増進等

第3編 労 働 生 理

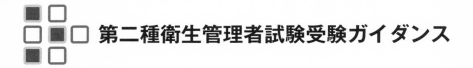

第二種衛生管理者試験受験ガイダンス

1 第二種衛生管理者試験とは

　第二種衛生管理者試験は労働安全衛生法に基づく試験であり，試験に合格し，免許の交付を受けると，事業場で衛生管理者としてその任にあたることができます．特に，常時50人以上の労働者を使用する事業場では衛生管理者を選任しなければならないこととされているため，今後もその重要性は増していくと考えられています．

2 受験資格

　おもな受験資格を下表に示します．詳細な点につきましては，試験実施機関にお尋ねください（「7 試験実施場所」をご参照ください）．

	受　験　資　格
①	学校教育法による大学または高等専門学校を卒業した者で，その後1年以上労働衛生の実務に従事した経験を有するもの
②	学校教育法による高等学校または中等教育学校を卒業した者で，その後3年以上労働衛生の実務に従事した経験を有するもの
③	高等学校卒業程度認定試験に合格した者，外国において学校教育における12年の課程を修了した者など学校教育法施行規則第150条（旧規則第69条）の規定により高校卒と同等以上と認められる者で，その後3年以上労働衛生の実務に従事した経験を有するもの
④	10年以上労働衛生の実務に従事した経験を有する者
⑤	外国において，学校教育における14年以上の課程を修了した者で，その後1年以上労働衛生の実務に従事した経験を有するもの

3 試験科目

　第二種衛生管理者試験の試験科目は，関係法令（有害業務に係るものを除く），労働衛生（有害業務に係るものを除く），労働生理の3科目となっています．

4 出題形式

試験は筆記試験（五肢択一）であり，マークシート方式が採用されています．出題数は，1科目10問，合計30問とされています．

5 受験料

6,800円（受験料は変わることがありますので，必ずご確認ください）

6 試験実施機関

公益財団法人　安全衛生技術試験協会　**https://www.exam.or.jp/**

〒 101-0065　東京都千代田区西神田 3-8-1　千代田ファーストビル東館9階

TEL　03-5275-1088

7 試験実施場所

名　　称	所　在　地	電話番号
北海道安全衛生技術センター	〒 061-1407 北海道恵庭市黄金北 3-13	0123-34-1171
東北安全衛生技術センター	〒 989-2427 宮城県岩沼市里の杜 1-1-15	0223-23-3181
関東安全衛生技術センター	〒 290-0011 千葉県市原市能満 2089	0436-75-1141
中部安全衛生技術センター	〒 477-0032 愛知県東海市加木屋町丑寅海戸 51-5	0562-33-1161
近畿安全衛生技術センター	〒 675-0007 兵庫県加古川市神野町西之山字迎野	079-438-8481
中国四国安全衛生技術センター	〒 721-0955 広島県福山市新涯町 2-29-36	084-954-4661
九州安全衛生技術センター	〒 839-0809 福岡県久留米市東合川 5-9-3	0942-43-3381

第1編
関係法令

＊ 厚生労働省（労働基準関係）組織図

・厚生労働省
　｜
　・都道府県労働局（都道府県に各1か所設置，47か所）
　　　｜
　　　・労働基準監督署（全国主要市町村に設置，322か所）

第**1**章　労働安全衛生法

1.1　総　則

(1) 労働安全衛生法の目的（法 1 条）

　この法律は，労働基準法と相まって，労働災害の防止のための危害防止基準の確立，責任体制の明確化及び自主的活動の促進の措置を講ずる等その防止に関する総合的計画的な対策を推進することにより，職場における労働者の安全と健康を確保するとともに，快適な職場環境の形成を促進することを目的とする．

わかるわかる！ 　**法の目的を達成するための，事業場としての３つの対策**

▶危害防止基準の確立とは，例えば，安全衛生作業標準書，安全衛生規程等を確立することをいう．

▶責任体制の明確化とは，例えば，安全衛生管理体制を明確にすることである．

▶自主的活動の促進とは，例えば，安全パトロールや化学物質の自主管理等の活動をいう．

これらのことを行い，目的を達成していこうとするものである．

過去出題問題

1 （　）労働安全衛生法の目的に関する次の文中の　　　　内に入れる A から C の用語の組合せとして，正しいものは（1）から（5）のうちどれか．

　「この法律は，労働基準法と相まって，労働災害の防止のための危害防止基準の確立，　A　の明確化及び　B　の促進の措置を講ずる等その防止に関する総合的計画的な対策を推進することにより，職場における労働者の安全と健康を確保するとともに，　C　の形成を促進することを目的とする．」

	A	B	C
(1)	責任体制	安全衛生管理	安全文化
(2)	責任体制	自主的活動	快適な職場環境
(3)	事業者責任	健康管理	良好な作業環境
(4)	管理体制	安全衛生管理	快適な職場環境
(5)	管理体制	自主的活動	安全文化

解　答　1　(2)

1.2　安全衛生管理体制

　働く人にとって，安全と健康（衛生）は，最も大切であるため，業務上の組織とは別に，安全衛生面での管理体制を明確にすることが定められている．

　事業場の規模や業種に応じて，総括安全衛生管理者，安全管理者，衛生管理者，安全衛生推進者，衛生推進者等の選任が必要である．

(1)　安全衛生管理体制

　安全衛生管理の組織を構成するものとして，総括安全衛生管理者，安全管理者，衛生管理者，産業医，安全衛生推進者，衛生推進者，作業主任者がある．

　これらは，作業主任者以外は事業場ごとの規模によって選任が定められている．

1.3　総括安全衛生管理者（法10条）

(1)　業種と選任規模（令2条）

　業種の区分ごとに定めた数以上の労働者数を使用する場合は，総括安全衛生管理者を選任しなければならない．

□ 表1 □

業種の区分	業　種	事業場の労働者数
屋外・工業的	建設業，運送業，清掃業，林業，鉱業	常時　100人以上
屋内・工業的	製造業（物の加工業を含む），電気業，ガス業，熱供給業，水道業，通信業，各種商品卸売業，家具・建具・じゅう器等卸売業，各種商品小売業，家具・建具・じゅう器小売業，燃料小売業，旅館業，ゴルフ場業，自動車整備業及び機械修理業	常時　300人以上
非工業的	その他の業種（上記以外の小売業，金融，保険，警備，医療業など）	常時 1 000人以上

わかるわかる！　業種の区分

▶屋外・工業的業種は労働災害や安全衛生上において注意すべきことが最も多いので，100人以上の労働者がいれば総括安全衛生管理者の選任が必要となる．非工業的業種では重大労働災害の発生のおそれが少ないので，1 000人以上いなければ総括安全衛生管理者を選任しなくてもよいことになる．

▶家具・建具・じゅう器小売業は屋内・工業的業種に分類される（普通の小売業は非工業的業種で，「その他の業種」に属している）．理由は，家具，建具は重量物

もあるので取扱い中に労働災害を起こしやすいからである.

▶各種商品小売業とは, デパート等のことである (各種商品を販売している). デパートもいろいろなものを扱っているため, 上記同様に屋内・工業的業種となる.

(2) 資格 (法10条)

総括安全衛生管理者は, 事業場においてその事業を統括管理する者をもって充てなければならない.

> **わかるわかる！** 総括安全衛生管理者はどんな人
>
> ▶具体的には, 工場長や製造所長, 支店長等その事業場を統括管理する者が総括安全衛生管理者を兼務することがほとんど. 学歴・安全衛生経験年数は不問. 事業場当たり1人を選任すればよい.

(3) 選任 (則2条)

総括安全衛生管理者を選任すべき事由が発生した日から14日以内に選任し, 遅滞なく報告書を所轄労働基準監督署長に提出しなければならない.

> **わかるわかる！** 選任すべき事由が発生した日
>
> ▶「選任すべき事由が発生した日」とは, 事業場の常時使用する労働者が定められた人数以上になった日, 又は総括安全衛生管理者に欠員が生じた日等 (人事異動や死亡等により) である.

> **わかるわかる！** 選任と提出を混同するな！

| 選任すべき事由が発生した日 | 14日以内に選任 → | 選任 | 遅滞なく提出 (監督署長に) → | 提出 |

*選任とは, 事業場の中で該当者を定めることであり, 提出とはそのことを所轄労働基準監督署長に報告書で提出することである.

(4) 総括安全衛生管理者の職務 (法10条)

総括安全衛生管理者の職務は, 次のとおりである.

① 安全管理者, 衛生管理者又は救護業務技術管理者に対して指揮をすること.

② 次の7つの業務を統括管理すること.

  a. 労働者の危険又は健康障害を防止するための措置に関すること.

  b. 労働者の安全又は衛生教育の実施に関すること.

  c. 健康診断の実施その他健康の保持増進のための措置に関すること.

  d. 労働災害の原因の調査及び再発防止対策に関すること.

e. 安全衛生に関する方針の表明に関すること.

f. 設備, 原材料, 蒸気, 粉じん等による, 又は作業行動その他業務に起因する危険性又は有害性等の調査及びその結果に基づき講ずる措置に関すること.

g. 安全衛生に関する計画の作成, 実施, 評価及び改善に関すること.

わかるわかる! 　**総括安全衛生管理者は, 責任をもって安全衛生に関する事項を統括管理する人**

▶表1（3ページ）に示す業種別一定規模以上の事業場には, 総括安全衛生管理者を選任させて, 安全管理者又は衛生管理者を指揮させるとともに, 上記に定められた業務を, 責任をもって取りまとめさせることにしたものである.

わかるわかる! 　**リスクアセスメント等**

▶e～gは, 労働安全衛生マネジメントシステムの具体的な内容である. これらが総括安全衛生管理者の業務に入っているということは, 労働安全衛生マネジメントシステムを全社的に推進していこうという表れである.

▶fは, そのシステムを実施していく上での中核をなすもので, リスクアセスメントといわれている.

▶リスクアセスメントとは, 職場に潜む危険源や有害源をピックアップし, その各々について危険有害度合いをルールに沿って（点数等にて）評価付けする. その結果, 許容できない危険有害源に対しては対策を打っていこうというものである. 要は, 事後対策ではなくて, 事前に危険有害源を摘み取ろうとする「先取りの安全衛生管理」なのである.

▶この労働安全衛生マネジメントシステムの中核をなすリスクアセスメントは, 後述する衛生管理者の職務や衛生委員会の調査審議事項にもあげられている.

(5) 代理者 (則3条)

総括安全衛生管理者が, 旅行, 疾病, 事故その他やむを得ない事由によって職務を行うことができないときは, 代理者を選任しなければならない.

(6) 勧告 (法10条)

都道府県労働局長は, 労働災害を防止するため必要があると認めるときは, 総括安全衛生管理者の業務の執行について事業者に勧告することができる.

わかるわかる! 　**都道府県労働局長の勧告**

▶ある会社の労働災害が連続多発し問題があるときは, 都道府県労働局長はその会社の事業者（社長等）に対して,「総括安全衛生管理者の管理力が悪いぞ」という趣旨の勧告をすることができる. ただし, 解任命令までは出すことができない.

過去出題問題

1 （ ）「常時300人以上の労働者を使用する事業場では，業種にかかわらず」，総括安全衛生管理者を選任しなければならない．

類題 a （ ）「常時350人の旅館業」では？

b （ ）「常時300人の各種商品小売業」では？

c （ ）「常時500人の金融業」では？

d （ ）「常時350人の医療業」では？

e （ ）「常時300人の通信業」では？

f （ ）「常時300人のゴルフ場業」では？

2 （ ）総括安全衛生管理者は，当該事業場において「その事業の実施を統括管理する者」をもって充てなければならない．

類題 a （ ）「その事業の実施を統括管理する者又はこれに準ずる者」では？

3 （ ）総括安全衛生管理者は，安全衛生についての一定の経験を有する者でなければならない．

4 （ ）総括安全衛生管理者は，選任すべき事由が発生した日から14日以内に選任しなければならない．

5 （ ）総括安全衛生管理者を選任したときは，遅滞なく，選任報告書を，所轄労働基準監督署長に提出しなければならない．

6 （ ）総括安全衛生管理者の職務の1つに，衛生管理者を指揮することがある．

7 （ ）「安全衛生推進者又は衛生推進者の指揮」に関することは，総括安全衛生管理者が統括管理する業務として，法令上，規定されていない．

類題 a （ ）「労働者の安全又は衛生のための教育の実施」では？

b （ ）「健康診断の実施その他健康の保持増進のための措置」では？

c （ ）「労働者の危険又は健康障害を防止するための措置」では？

d （ ）「安全衛生に関する方針の表明」では？

8 （ ）総括安全衛生管理者が旅行，疾病，事故その他やむを得ない事由によって職務を行うことができないときは，代理者を選任しなければならない．

9 （ ）都道府県労働局長は，労働災害を防止するため必要があると認めるときは，総括安全衛生管理者の業務の執行について事業者に勧告することができる．

解答	1	×	a	○	b	○	c	×	d	×	e	○	f	○
2	○	a	×	3	×	4	○	5	○	6	○	7	○	a	×
b	×	c	×	d	×	8	○	9	○						

解 説

1 ▶業種によって選任義務が異なり，非工業的業種は常時1 000人以上が選任
義務である（令2条）．

2a▶準ずる者を充てることはできない．

3 ▶総括安全衛生管理者は，その事業を統括管理する者であればよくて，学歴，
安全衛生経験は不要である（法10条）．

7 ▶（注：規定されていない．安全衛生推進者又は衛生推進者が選任されている
事業場の規模は，常時10人以上50人未満の労働者を使用する事業場であるが，
この規模では総括安全衛生管理者はそもそも存在しない．）

1.4 衛生管理者 (法12条)

(1) 業種と選任規模 (令4条)

常時50人以上の労働者を使用する事業場（業種を問わず，すべての業種）では，
衛生管理者を選任しなければならない．

> **わかるわかる！ 常時50人以上**
> ▶常時50人以上とは，常態として使用する労働者（アルバイト，パート，派遣社
> 員を含む）が50人以上ということである．
> ▶事業場とは，1つの企業に例えばA工場，B工場，C工場と3つの工場がある場合，
> 各々の工場を事業場という．その中で，50人以上労働者がいる工場のみが衛生
> 管理者の選任が必要となる．

(2) 事業場の規模と衛生管理者数 (則7条4号)

事業場の規模に応じて，表2の人数以上の衛生管理者を選任しなければならな
い．

□ 表2 □

事業場の規模（常時使用労働者数）		衛生管理者数
50人以上	200人以下	1人以上
200人を超え	500人以下	2人以上
500人を超え	1 000人以下	3人以上
1 000人を超え	2 000人以下	4人以上
2 000人を超え	3 000人以下	5人以上
3 000人を超える場合		6人以上

(3) 資格（則 10 条）

衛生管理者は，次の資格を有する者の中から選任しなければならない．

- ●都道府県労働局長の免許を受けた者（第一種衛生管理者免許・第二種衛生管理者免許・衛生工学衛生管理者免許）
- ●医師又は歯科医師
- ●労働衛生コンサルタント
- ●その他厚生労働大臣が定める者

(4) 専属（則 7 条 2 号）

衛生管理者はその事業場に専属の者を選任すること．ただし，2 人以上の衛生管理者を選任する場合において，当該衛生管理者の中に労働衛生コンサルタントがいるときは，当該者のうち労働衛生コンサルタント 1 人だけについては，専属の者でなくてもよい．

わかるわかる！ 専属

- ▶専属者とは，その事業場のみに勤務する者（いわゆる従業員）のことである．
- ▶例えば，4 人選任しなければならない事業場では原則 4 人とも専属（従業員）の者でなければならないが，例外として 1 人だけは専属でない（従業員でない）労働衛生コンサルタントでもよい．
- ▶労働衛生コンサルタントとは，労働衛生コンサルタント試験（国家試験）合格者であって，コンサルタント会に登録した者をいう．

(5) 専任（則 7 条 5 号）

常時 1 000 人を超える労働者を使用する事業場は，衛生管理者のうち少なくとも 1 人を専任の衛生管理者とすること．

わかるわかる！ 専任の衛生管理者

- ▶専任の衛生管理者とは，その事業場で 1 日の勤務時間を専ら衛生管理業務に費やし，ほかの兼務業務を行わない者のことである．

(6) 選任（則 7 条）

① 衛生管理者を選任すべき事由が発生した日から 14 日以内に選任し，遅滞なく報告書を所轄労働基準監督署長に提出しなければならない．

わかるわかる！ 選任

- ▶選任については，総括安全衛生管理者（本編 1.3 節(3)項（4 ページ））を参照のこと．まったく同じである．

② 業種別の衛生管理者になれる資格要件を，次の表3にまとめる．

	業　　種	資　　格
1	農林畜水産業，鉱業，建設業，製造業（物の加工業を含む），電気業，ガス業，水道業，熱供給業，運送業，自動車整備業，機械修理業，医療業，清掃業	a. 第一種衛生管理者免許を有する者 b. 衛生工学衛生管理者免許を有する者 c. 医師・歯科医師 d. 労働衛生コンサルタント e. 厚生労働大臣が定める者
2	その他の業種（例えば，金融，保険，スーパーマーケット，百貨店，商社，商店，卸売業，小売業，警備業，旅館業，ゴルフ場業など）	上記の者に加えて，第二種衛生管理者免許を有する者

わかるわかる！　どの業種にどの免許が必要か？

▶表3・第1枠の資格を有する者（第一種衛生管理者免許や衛生工学衛生管理者免許を有する者など）は，すべての業種で選任することができる．

▶第二種衛生管理者免許のみを有する者は，第2枠の業種でしか選任することができない．別の言い方をすれば，第1枠の業種（限定13業種）では選任できない．

▶医療業（病院や医院）は第1枠であり，第二種衛生管理者免許では不可である．

▶百貨店やスーパーのような大規模な小売業も，小規模の小売業も，小売業はすべて第2枠であり，第二種衛生管理者免許でも選任できる．なお，3ページの表1は小売業が2つの枠に分かれているが，これはあくまでも総括安全衛生管理者を選任するための分類であるので，これと混同しないこと．

(7) 衛生工学衛生管理者（則7条6号）

　常時500人を超える労働者を使用する事業場で，有害な業務（暑熱業務，粉じん業務などの業務）に常時30人以上の労働者を使用させる事業場は，衛生管理者のうち1人を，衛生工学衛生管理者免許を有する者から選任しなければならない．

わかるわかる！　衛生工学衛生管理者免許とは？

▶よく出題されるのが，「深夜業務がある事業場は，衛生工学衛生管理者の選任が必要か」を問う問題である．衛生工学衛生管理者の選任要件において，深夜業務は有害業務に該当しないので間違いのないように．

▶衛生管理者免許には，第一種免許，第二種免許と衛生工学免許の3つがある．

▶上記の有害業務に対して，それらの有害因子の発散の抑制等についての衛生工学的対策が必要である．これに対処すべき，より専門的な免許がこの衛生工学衛生管理者免許である．

▶この免許は，中央労働災害防止協会（中災防）の行う講習を受け，最後の修了試験に合格後，必要な申請をすること等により取得できる．なお，受講資格は，第

一種免許を有する者か，大学又は高等専門学校において工学又は理学に関する課程を修めて卒業した者等になっている．

▶端的にいえば，第一種衛生管理者よりも上位に位置し，かつ，衛生工学的の要素がさらに多い免許といえる．講習内容も衛生工学的事項が約半分を占めている．

(8) 衛生管理者の職務（法12条）

① 衛生管理者の職務は，総括安全衛生管理者の統括管理する職務（本編1.3節（4）項②（4～5ページ））のうち，衛生に係る技術的事項を管理することである．すなわち，次の事項である．

a. 労働者の危険又は健康障害を防止するための措置に関すること．

b. 労働者の安全又は衛生のための教育の実施に関すること．

c. 健康診断の実施その他健康の保持増進のための措置に関すること．

d. 労働災害の原因の調査及び再発防止対策に関すること．

e. 安全衛生に関する方針の表明に関する業務のうち，衛生に係る技術的事項を管理すること．

f. 危険性又は有害性等の調査及びその結果に基づき講ずる措置のうち，衛生に係るものに関すること．

g. 安全衛生に関する計画の作成，実施，評価及び改善に関すること．

わかるわかる！ 衛生管理者の職務

▶総括安全衛生管理者の統括管理する職務は，本編1.3節（4）項（4ページ）に列挙しているが，総括安全衛生管理者はあくまでもこれらを統括する役目であり，実質的な仕事については，これらの業務のうち，衛生管理的な事項は衛生管理者の，安全管理的な事項は安全管理者の役目であるとしている．

▶なお，「衛生に係る技術的事項」とは，必ずしも衛生に関する専門技術的事項に限る趣旨ではなく，衛生に関する具体的事項をいうものである．すなわち，衛生に関するもろもろの具体的なことの管理者ということである．

(9) 衛生管理者の定期巡視及び権限の付与（則11条）

① 少なくとも毎週1回作業場等を巡視し，設備，作業方法又は衛生状態に有害のおそれがあるときは直ちに，労働者の健康障害を防止するため必要な措置を講じなければならない．

② 事業者は，衛生管理者に対し，衛生に関する措置をなし得る権限を与えなければならない．

(10) 代理者（則7条2項）

　衛生管理者が，旅行，疾病，事故その他やむを得ない事由によって休業し，職務を行うことができないときは代理者を選任しなければならない．

(11) 増員又は解任（法12条2項）

　労働基準監督署長は，労働災害を防止するため必要があると認めるときは，事業者に対し，衛生管理者の増員又は解任を命ずることができる．

わかるわかる！　衛生管理者についてのキーワード

　▶総括安全衛生管理者については，労働局長・勧告がキーワードであるが，衛生管理者については，労働基準監督署長・増員又は解任命令がキーワードとなる点が大きく異なる．

(12) 免許証の再交付又は書替え（則67条）

　免許証の交付を受けた者で，当該免許に係る業務に現に就いているもの又は就こうとするものは，

● これを滅失又は損傷したときは，免許証の再交付を受けなければならない．

● 本籍又は氏名を変更したときは，免許証の書替えを受けなければならない．

● 書類の提出先は，免許証の交付を受けた都道府県労働局長又はその者の住所を管轄する都道府県労働局長である．

過去出題問題

1（　）「常時300人の労働者を使用する事業場において，衛生管理者を2人選任」した．

類題　a（　）「常時1800人の事業場で，4人選任」では？

　　　　b（　）「常時1000人を超え2000人以下の事業場で，少なくとも4人選任」では？

　　　　c（　）「常時2000人を超え3000人以下の事業場で，4人選任」では？

2（　）常時450人の労働者を使用する製造業の事業場において，第一種衛生管理者免許を有する者のうちから衛生管理者を2人選任している．

3（　）常時800人の労働者を使用する事業場において，衛生管理者3人のうち2人を，事業場に専属でない労働衛生コンサルタントから選任した．

4（　）常時1200人の商社で，衛生管理者4人のうち3人を事業場に専属の者から選任し，他の1人を事業場に専属でない労働衛生コンサルタントのうちから選任している．

5（　）常時1000人の労働者を使用する事業場では，少なくとも1人の労働衛生コンサルタントの資格を有する者のうちから衛生管理者を選任しなければならない．

6（　）常時使用する労働者が3000人以上の事業場では，全員，専任の衛生管理者として選任しなければならない．

7（　）常時使用する労働者が2500人の事業場では，衛生管理者5人のうち1人のみを専任とした．

8（　）常時500人を超え1000人以下の労働者を使用し，そのうち，深夜業を含む業務に常時30人以上の労働者を従事させる事業場では，衛生管理者のうち少なくとも1人を専任の衛生管理者としなければならない．

9（　）常時300人を超え500人未満の労働者を使用し，そのうち，深夜業を含む業務に常時100人の労働者を従事させる事業場では，衛生工学衛生管理者の免許を受けた者のうちから衛生管理者を選任しなければならない．

10（　）衛生管理者を選任したので，遅滞なく，所定の報告書を所轄労働基準監督署長に提出した．

11（　）常時使用する労働者が50人になってから「12日後」に，衛生管理者を選任した．

類題　a（　）「30日以内」では？

12（　）常時200人の労働者を使用する百貨店において，総括安全衛生管理者は選任していないが，第一種衛生管理者免許を有する者のうちから，衛生管理者を1人選任している．

13（　）「常時60人の労働者を使用する商店」において，「第二種」衛生管理者免許を有する者のうちから衛生管理者を「1人選任」した．

類題　a（　）「常時350人の病院」において，「第二種」で「2人選任」では？

　　　　　b（　）「常時60人の医院」において，「第二種」で「1人選任」では？

　　　　　c（　）「常時130人のスーパーマーケット」において，「第二種」で「1人選任」では？

　　　　　d（　）「常時200人の百貨店」において，「第二種」で「1人選任」では？

　　　　　e（　）「常時300人の卸売業」において，「第二種」で「2人選任」では？

　　　　　f（　）「常時60人の運送業」において，「第二種」で「1人選任」では？

　　　　　g（　）「常時150人の卸売業」において，「第一種」で「1人選任」では？

　　　　　h（　）「常時200人の燃料小売業」において，「第二種」で「1人選任」では？

i（　）「常時 60 人の清掃業」において，「第二種」で「1 人選任」では？

j（　）「常時 50 人の警備業」において，「第二種」で，「1 人選任」では？

k（　）「常時 60 人の旅館業」において，「第二種」で，「1 人選任」では？

l（　）「常時 50 人のゴルフ場業」において，「第二種」で，「1 人選任」では？

14（　）「常時 1 200 人の労働者を使用する各種商品卸売業の事業場において，第二種衛生管理者免許を有する者のうちから衛生管理者を 4 人選任し，そのうち 1 人を専任の衛生管理者としているが，他の 3 人には他の業務を兼務させている．

15（　）「常時 150 人の労働者を使用する病院」において，衛生工学衛生管理者免許を有する者のうちから衛生管理者を 1 人選任している．

類題 a（　）「常時 100 人の労働者を使用する自動車整備業の事業場」では？

16（　）衛生管理者の職務として，「衛生推進者の指揮」に関することがある．

類題 a（　）「労働者の安全又は衛生のための教育の実施に関する業務のうち，衛生に係る技術的事項を管理すること」では？

b（　）「労働者の危険又は健康障害を防止するための措置」では？

c（　）「労働災害の原因の調査」では？

d（　）「安全衛生に関する方針の表明に関する業務のうち，衛生に係る技術的事項を管理すること」では？

e（　）「健康診断の実施その他健康の保持増進のための措置に関する業務のうち，衛生に係る技術的事項を管理すること」では？

f（　）「労働災害の原因の調査及び再発防止対策に関する業務のうち，衛生に係る技術的事項を管理すること」では？

g（　）「労働者の健康を確保するため必要があると認めるとき，事業者に対し，労働者の健康管理等について必要な勧告をすること」では？

h（　）「安全衛生に関する計画の作成，実施，評価及び改善に関すること」では？

17（　）衛生管理者の職務として，少なくとも毎週 1 回作業場等を巡視し，衛生状態に有害のおそれがあるときは，直ちに，労働者の健康障害を防止するため必要な措置を講ずること．

18（　）事業者は，衛生管理者を選任し，その者に　A　が統括管理すべき業務のうち，衛生に係る技術的事項を管理させなければならない．衛生管理者は，少なくとも　B　作業場等を巡視し，設備，　C　又は衛生状態に有害のおそれがあるときは，直ちに，労働者の健康障害を防止するため必要な措置を講じなければならない．

	A	B	C
(1)	総括安全衛生管理者	毎週1回	作業方法
(2)	産業医	毎週1回	原材料
(3)	統括安全衛生責任者	毎日1回	休養施設
(4)	総括安全衛生管理者	毎月1回	原材料
(5)	産業医	毎月1回	作業方法

19（　）事業者は，衛生管理者に対し，衛生に関する措置をなし得る権限を与えなければならない.

20（　）衛生管理者が疾病のため休業し職務を行うことができないので，代理者を選任した.

21（　）所轄労働基準監督署長は，労働災害を防止するため必要があると認めるときは，事業者に対し，衛生管理者の増員又は解任を命ずることができる.

22（　）衛生管理者として選任している労働者が氏名を変更したときは，所轄労働基準監督署長に，免許証書替申請書を提出する.

23（　）労働者が衛生管理者免許証の交付を受けたときは，事業者は所轄労働基準監督署長に報告しなければならない.

解答								
1	○	a ○	b ○	c ×	2 ○	3 ×	4 ○	
5	×	6 ×	7 ○	8 ×	9 ×	10 ○	11 ○	a ×
12	○	13 ○	a ×	b ×	c ○	d ○	e ○	f ×
g	○	h ○	i ×	j ○	k ○	l ○	14 ○	15 ○
a	○	16 ×	a ○	b ○	c ○	d ○	e ○	f ○
g	×	h ○	17 ○	18 (1)	19 ○	20 ○	21 ○	22 ×
23	×							

解 説

3 ▶ 専属でない労働コンサルタントを選任できるのは1人のみである（則7条2号）.

5 ▶ 労働衛生コンサルタントの資格を有する者を，1人も衛生管理者に選任しなくても構わない.

6 ▶ 常時1000人を超える労働者を使用する事業場は，専任者を少なくとも1人選任すればよく，全員を専任にする義務はない.

8 ▶ 常時1000人を超える労働者を使用する事業場は，衛生管理者のうち少なくとも1人を専任の衛生管理者とすることと定められているが，設問は1000

人以下であるので専任は定められていない．深夜業に従事する労働者の人数にかかわらず，専任を選任しなければならないという定めはない．深夜業は，専任の選任要件ではない点に留意．なお，深夜業が選任の要件とされるのは専属の産業医（16 ページ）であるので，混同しないこと．

9 ▶深夜業に従事する労働者の人数にかかわらず，衛生工学衛生管理者を選任しなければならないという定めはない．深夜業は，衛生工学衛生管理者の選任要件ではない点に留意．

12▶（注：百貨店は 3 ページ表 1 中の「各種商品小売業」に該当するので，常時300 人以上の場合に総括安全衛生管理者が必要になる．また，衛生管理者の資格要件は 9 ページ表 3 中の「その他の業種」に該当するので，第一種でも第二種でもどちらの免許でもよい．選任者数は，7 ページ表 2 により，「50 人以上 200 人以下」に該当するので 1 人の選任でよい．）

13g ▶（注：卸売業は，第一種免許と第二種免許のいずれでもよい．）

16▶衛生管理者と衛生推進者の選任は，労働者 50 人を境にいずれかとすることが定められているため，同一事業場で，同時に存在していること自体がありえない（令 4 条，則 12 条の 2）．

16g ▶事業者に対し，労働者の健康管理等について必要な勧告をすることは，衛生管理者の職務と定められていない．事業者に対して勧告できるのは産業医である．

22▶衛生管理者として選任している労働者が氏名を変更したときは，都道府県労働局長に，免許証書替申請書を提出する（則 67 条）．

23▶衛生管理者に合格した（免許証の交付を受けた）からといって，報告は不要．

1.5 産業医（法 13 条）

(1) 業種と選任規模（令 5 条，則 13 条）

① 常時 50 人以上の労働者を使用する事業場（業種を問わず，すべての業種で）では，産業医を選任しなければならない．

② 常時 3 000 人を超える事業場は 2 人以上の産業医を選任しなければならない．

(2) 専属（則 13 条）

次に掲げるいずれかの事業場にあっては，その事業場に専属の産業医を選任す

ること.

●常時 1 000 人以上の労働者を使用する事業場
●有害な業務に常時 500 人以上の労働者を使用する事業場

　第二種衛生管理者試験の範囲では，有害な業務としては，深夜業務が対象となる.

> **わかるわかる!** 　**専属の産業医**
>
> ▶深夜業務が有害業務として，「専属の産業医」の要件とされている. 前述の衛生工学衛生管理者では選任要件とされない（9 ページ）ので，この違いに留意.
> ▶常時 800 人程度の労働者を使用する事業場でも，そのうち常時 500 人以上の労働者が深夜業務に従事する事業場であれば，専属の産業医を選任しなければならない.

> **わかるわかる!** 　**深夜業務が有害業務に該当するケースと，しないケース**
>
> ▶第二種衛生管理者試験で，深夜業務が有害業務に該当するか否かを問う問題がよく出題される. 深夜業務が有害業務に該当するケースと該当しないケースがあるので，混同しないように！
> ① 深夜業務が有害業務に該当するケース
> 　a. 産業医の専属要件
> 　b. 特定業務従事者の健康診断（33 ページ）
> ② 深夜業務が有害業務に該当しないケース
> 　a. 衛生工学衛生管理者の選任（9 ページ）
> 　b. 衛生管理者の専任（12 ページ問 8）

(3) 選任等（則 13 条，則 14 条）

① 　産業医を選任すべき事由が発生した日から 14 日以内に選任し，遅滞なく報告書を所轄労働基準監督署長に提出しなければならない.

② 　次に掲げる者以外の者のうちから選任すること. ただし，a. 及び b. にあっては，事業場の運営について利害関係を有しない者であれば選任してもよい.

　a. 事業者が法人の場合にあっては当該法人の代表者

　b. 事業者が法人でない場合にあっては事業を営む個人

　c. 事業場においてその事業の実施を統括管理する者

③ 　産業医の資格と備えるべき要件

　産業医は，労働者の健康管理等を行うのに必要な医学に関する知識について一定の要件を備えた者でなければならない.

④ 事業者は，医師のうちから産業医を選任し，その者に労働者の健康管理等を行わせなければならない．

⑤ 事業者は，産業医が辞任したとき又は産業医を解任したときは，遅滞なく，その旨及びその理由を衛生委員会又は安全衛生委員会に報告しなければならない．

わかるわかる！ 産業医になれる医師の要件

医師であれば誰でも産業医になれるわけではない．厚生労働大臣が定める医学に関する研修を修了する等の一定の要件を備えた者でなければなることができない．

(4) 事業者に対する勧告（法13条）

産業医は，労働者の健康を確保するため必要があると認められるときは，事業者に対し，労働者の健康管理等について必要な勧告をすることができる．

(5) 産業医の職務（則14条）

① 産業医の職務は，基本的には労働者の健康管理を行うことである．具体的には次のうち，医学に関する専門的知識を必要とする事項とする．

a. 健康診断及び面接指導等の実施並びにその結果に基づく労働者の健康を保持するための措置に関すること．

b. 長時間労働者等の面接指導並びに必要な措置の実施及びこれらの結果に基づく労働者の健康を保持するための措置に関すること．

c. 労働者の心理的な負担の程度を把握するための検査（ストレスチェック）の実施並びに面接指導の実施及びその結果に基づく労働者の健康を保持するための措置に関すること．

d. 作業環境の維持管理に関すること．

e. 作業の管理に関すること．

f. 前各号に掲げるもののほか，労働者の健康管理に関すること．

g. 健康教育，健康相談その他労働者の健康の保持増進を図るための措置に関すること．

h. 衛生教育に関すること．

i. 労働者の健康障害の原因調査及び再発防止のための措置に関すること．

② 産業医は，①のa～iに掲げる事項について，総括安全衛生管理者に対して勧告し，又は衛生管理者に対して指導し，若しくは助言することができる．

(6) 産業医に対する権限の付与等（則14条の4）

① 事業者は，産業医に対し，(5)項①のa～iに掲げる事項をなし得る権限を与えなければならない．

② その権限には，a～iに関する，次の権限が含まれるものとする．

  a.　事業者又は総括安全衛生管理者に対して意見を述べること．

  b.　a～iに掲げる事項を実施するために必要な情報を労働者から収集すること．

  c.　労働者の健康を確保するため緊急の必要がある場合において，労働者に対して必要な措置をとるべきことを指示すること．

(7) 産業医の定期巡視（則15条）

産業医は，少なくとも毎月1回（産業医が，事業者から，毎月1回以上，次の①及び②に掲げる情報の提供を受けている場合であって，事業者の同意を得ているときは，少なくとも2月に1回）作業場等を巡視し，作業方法又は衛生状態に有害のおそれがあるときは，直ちに，労働者の健康障害を防止するため必要な措置を講じなければならない．

① 衛生管理者が行う巡視の結果．

② 上記のほか，労働者の健康障害を防止し，又は労働者の健康を保持するために必要な情報であって，衛生委員会又は安全衛生委員会における調査審議を経て事業者が産業医に提供することとしたもの．

わかるわかる！ 産業医の役割増加と定期巡視の回数

▶近年，過重労働による健康障害の防止やメンタルヘルス対策等の重要性が増す中，産業医に求められる役割も変化し，権限も強化され，対応すべき業務は増加している．

▶このような中，これらの対策のための情報収集にあたり，職場巡視とそれ以外の手段を組み合わせることも有効と考えられることから，毎月，一定の情報が事業者から産業医に提供される場合には，産業医の定期巡視の頻度を“2箇月に1回”にすることを可能にした（平成29年（2017年）6月施行の法改正）．

(8) 代理者

産業医の代理者については，選任の義務はない．

(9) 総括安全衛生管理者等に対する勧告，指導若しくは助言（則14条）

産業医は，上記（5）項①の a～i に掲げる事項について，総括安全衛生管理者に対して勧告し，又は衛生管理者に対して指導し，若しくは助言することができる．

> ┃**わかるわかる！**┃ **産業医の立場**
>
> ▶産業医は，総括安全衛生管理者の指揮下には入らない．むしろ，勧告する立場にある．
>
> ▶また，事業者に対しても必要な勧告をすることができる立場にある（17ページ（4）項）．

過去出題問題

1（　）常時50人以上の労働者を使用する事業場の事業者は，産業医を選任しなければならない．

2（　）「常時2000人を超える」労働者を使用する事業場では，産業医を2人以上選任しなければならない．

┃**類題**┃ a（　）「常時3000人を超える」では？

3（　）常時1000人以上の労働者を使用する事業場では，その事業場に専属の産業医を選任しなければならない．

4（　）深夜業を含む業務に常時500人以上の労働者を使用する事業場で選任する産業医は，その事業場に専属の者でなければならない．

5（　）常時500人以上の労働者を使用する事業場又は深夜業を含む業務に常時100人以上の労働者を従事させる事業場では，その事業場に専属の産業医を選任しなければならない．

6（　）常時300人の労働者を使用する事業場において，その事業場に専属の者ではないが，一定の要件を満たす開業医を産業医として選任している．

7（　）産業医の選任報告書は，産業医を選任すべき事由が発生した日から14日以内に選任し，所轄労働基準監督署長に提出しなければならない．

8（　）産業医は，労働者の健康管理等を行うのに必要な医学に関する知識について一定の要件を備えた医師のうちから選任しなければならない．

9（　）常時使用する労働者数が50人以上の事業場において，厚生労働大臣の指定する者が行う産業医研修の修了者等の所定の要件を備えた医師であっても，当

該事業場においてその事業を統括管理する者は，産業医として選任することはできない．

10（　）事業者は，選任した産業医に，労働者の健康管理等を行わせなければならない．

11（　）事業者は，産業医が辞任したとき又は産業医を解任したときは，遅滞なく，その旨及びその理由を衛生委員会又は安全衛生委員会に報告しなければならない．

12（　）産業医は，労働者の健康を確保するため必要があると認めたときは，事業者に対し，労働者の健康管理等について必要な勧告をすることができる．

13（　）産業医の職務として「衛生教育」に関することは，法令に定められている．ただし，医学に関する専門的知識を必要とするものに限るものとする．

　　　a（　）「作業環境の維持管理」では？

類題 ▶ b（　）「安全衛生に関する方針の表明」では？

　　　c（　）「作業の管理」では？

　　　d（　）「労働者の健康障害の原因の調査及び再発防止のための措置」では？

　　　e（　）「健康教育，健康相談その他労働者の健康の保持増進を図るための措置に関すること」では？

14（　）産業医が，事業者から，毎月1回以上，所定の情報の提供を受けている場合であって，事業者の同意を得ているときは，産業医の作業場等の巡視の頻度を，毎月1回以上から2月に1回以上にすることができる．

15（　）事業者が産業医に付与すべき権限には，労働者の健康管理等を実施するために必要な情報を労働者から収集することが含まれる．

16（　）事業者は，産業医が旅行，疾病，事故その他やむを得ない事由によって職務を行うことができないときは，代理者を選任しなければならない．

解答	1	○	2	×	a	○	3	○	4	○	5	×	6	○
7	○	8	○	9	○	10	○	11	○	12	○	13	○	a	○
b	×	c	○	d	○	e	○	14	○	15	○	16	×		

解 説

2 ▶ 常時3 000人を超える労働者を使用する事業場では，産業医を2人以上選任しなければならない（則13条）．

5 ▶ 常時1 000人以上の労働者を使用する事業場又は深夜業を含む業務に常時

500人以上の労働者を従事させる事業場では，その事業場に専属の産業医を選任しなければならない．

16▶ 産業医の代理者については選任の義務はない．

1.6 衛生推進者 (法12条の2, 則12条の2, 則12条の3)

(1) 非工業的業種（金融・保険・商店・飲食店等（本編1.3節 (1) 項（3ページ）））で，常時10人以上50人未満の労働者を使用する事業場では，衛生推進者を選任しなければならない．

(2) 衛生推進者を選任すべき事由が発生した日から14日以内に選任しなければならないが，所轄労働基準監督署長への報告書を提出する義務はない．その代わり，衛生推進者の氏名を作業場の見やすい箇所に掲示する等により関係労働者に周知させなければならない．

(3) 衛生推進者の資格免許は存在しない．当該業務を担当するために必要な能力を有すると認められる者のうちから選任する．

(4) 衛生推進者は，事業場に専属の者を選任する．ただし，労働安全コンサルタント又は労働衛生コンサルタントを衛生推進者として選任する場合は，当該コンサルタントは専属でなくてもよい．

> **わかるわかる！** 安全衛生推進者
>
> ▶安全衛生推進者は，前記の非工業的業種以外（すなわち，屋外・工業的業種又は屋内・工業的業種）の事業場において選任が必要である．ほかの要件は (2) 項, (3) 項, (4) 項と同じである．

過去出題問題

1 （ ） 常時50人以上の労働者を使用する事業場の事業者は，安全衛生推進者又は衛生推進者を選任しなければならない．

2 （ ） 安全衛生推進者の選任については，所轄労働基準監督署長に報告が義務づけられている．

3 （ ）「常時30人の労働者を使用する銀行」において，衛生管理者は選任していないが，衛生推進者を1人選任している．

類 題 ▶ a（ ）「常時 40 人の金融業」では？

解 答 | 1 | × | 2 | × | 3 | ○ | a | ○ |

解 説

1 ▶ 常時 10 人以上 50 人未満の労働者を使用する事業場の事業者である（則 12 条の 2）.

2 ▶ 報告は義務づけられていない.

1.7 衛生委員会（法 18 条等）

(1) 常時 50 人以上の労働者を使用する事業場（業種を問わず，すべての業種で）では，衛生委員会を設けなければならない（令 9 条）.

(2) 衛生委員会は次の事項を調査審議し，事業者に対し意見を述べるものとする（法 18 条）.

① 労働者の健康障害を防止するための基本となるべき対策に関すること.

② 労働者の健康の保持増進を図るための基本となるべき対策に関すること.

③ 労働災害の原因及び再発防止対策で，衛生に係るものに関すること.

④ 前 3 号に掲げるもののほか，労働者の健康障害の防止及び健康の保持増進に関する重要事項としての付議事項が定められている．その主なものとして次の 6 つを示す（則 22 条）.

　a. 衛生に関する規程の作成に関すること.

　b. 危険性又は有害性等の調査及びその結果に基づき講ずる措置のうち，衛生に係るものに関すること.

　c. 衛生に関する計画の作成，実施，評価及び改善に関すること.

　d. 長時間にわたる労働による労働者の健康障害の防止を図るための対策の樹立に関すること.

　e. 労働者の健康の保持増進を図るため必要な措置の実施計画の作成に関すること.

　f. 労働者の精神的健康の保持増進を図るための対策の樹立に関すること.

(3) 衛生委員会の委員は，次の者をもって構成する．ただし，①の者である委員は，1人とする（法18条）．

① 総括安全衛生管理者又は左記以外の者で当該事業場においてその事業の実施を統括管理する者若しくはこれに準ずる者のうちから事業者が指名した者

② 衛生管理者のうちから事業者が指名した者

③ 産業医のうちから事業者が指名した者

④ 当該事業場の労働者で，衛生に関し経験を有するもののうちから事業者が指名した者

⑤ 衛生委員会の議長は，①の委員がなるものとする．

⑥ 事業者は，①の委員以外の委員の半数については，当該事業場に労働組合があるときはその労働組合（労働組合がないときは労働者の過半数を代表する者）の推薦に基づき指名しなければならない．

わかるわかる！ 衛生委員会の委員

▶衛生委員会の議長には，(3)項①の者がなるものと決まっており，互選によって選ばれるわけではない．

▶衛生管理者や産業医に選任されている者全員が，必ずしも委員にならなくてもよいが，少なくとも各1人は必ず委員にならなくてはならない．

(4) 衛生委員会の運営は次のように行う（則23条）．

① 事業者は，衛生委員会を毎月1回以上開催するようにしなければならない．

② 事業者は，委員会における議事で重要なものに係る記録を作成して，これを3年間保存しなければならない．

③ 事業者は，衛生委員会の開催の都度，遅滞なく，委員会の議事の概要を，書面の交付等一定の方法によって労働者に周知させなければならない．

わかるわかる！ 衛生委員会設置報告

▶衛生委員会を設置したときは，その設置報告書を所轄労働基準監督署長に提出する必要はない（そもそも「設置報告書」などというものはない）．

(5) 安全衛生委員会（法19条）

安全委員会及び衛生委員会を設けなければならないときは，それぞれの委員会の設置に代えて，安全衛生委員会を設置することができる．

過去出題問題

1（　）常時 50 人以上の労働者を使用する事業場は，衛生委員会又は安全衛生委員会を設けなければならない．

2（　）衛生委員会及び安全委員会の設置に代えて安全衛生委員会として設置することはできない．

類題 a（　）衛生委員会と安全委員会を兼ねて安全衛生委員会として設けることはできない．

3（　）衛生委員会は，工業的業種の事業場では常時 50 人以上，非工業的業種の事業場では常時 100 人以上の労働者を使用する事業場において設置しなければならない．

4（　）「衛生推進者の選任」に関することは，衛生委員会の付議事項として法令に規定されている．

類題 a（　）「長時間にわたる労働による労働者の健康障害の防止を図るための対策の樹立」では？

b（　）「労働者の精神的健康の保持増進を図るための対策の樹立に関すること」では？

5（　）衛生委員会には，すべての衛生管理者を委員としなければならない．

6（　）衛生委員会の委員の総数は，事業場で常時使用する労働者数に応じて定められている．

7（　）事業場に労働者の過半数で組織する労働組合がないとき，衛生委員会の議長以外の委員の半数については，労働者の過半数を代表する者の推薦に基づき指名しなければならない．

8（　）衛生委員会の議長を除く全委員は，事業場の労働組合又は労働者の過半数を代表する者の推薦に基づき指名しなければならない．

9（　）事業場に専属ではないが，衛生管理者として選任している労働衛生コンサルタントを，衛生委員会の委員として指名することはできない．

10（　）産業医のうちから事業者が指名した者を衛生委員会の委員としなければならない．

11（　）事業場の規模にかかわらず，事業場に専属でない産業医を，衛生委員会の委員として指名することはできない．

12（　）総括安全衛生管理者の選任を要しない事業場では，総括安全衛生管理者ではないが，当該事業場においてその事業の実施を統括管理する者を，衛生委員

13（　）衛生委員会の議長となる委員は，総括安全衛生管理者又は総括安全衛生管理者以外の者で事業場においてその事業の実施を統括管理する者若しくはこれに準ずる者のうちから事業者が指名した者である．

14（　）衛生委員会の議長は，衛生管理者のうちから事業者が指名しなければならない．

15（　）衛生委員会の委員とすることができる産業医は，事業場に専属の者でなければならない．

16（　）衛生委員会は，「6月に1回」，開催するようにしなければならない．

類題 a（　）「1月に1回」では？

17（　）衛生委員会の議事で重要なものに係る記録を作成し，3年間保存しなければならない．

18（　）当該事業場の労働者で，衛生に関し経験を有するものを衛生委員会の委員として指名することができる．

19（　）法定の作業環境測定の対象となる作業場を有する事業場では，作業環境測定を委託している作業測定機関の作業環境測定士を，衛生委員会の委員として指名することができる．

20（　）衛生委員会の開催状況は，所轄労働基準監督署長に報告を義務づけられている．

解答

1	○	2	×	a	×	3	×	4	×	a	○	b	○		
5	×	6	×	7	○	8	×	9	×	10	○	11	×	12	○
13	○	14	×	15	×	16	×	a	○	17	○	18	○	19	×
20	×														

解説

2 ▶安全衛生委員会として設置することができる．

3 ▶業種の如何にかかわらず，常時50人以上の労働者を使用する事業場において設置しなければならない．

4 ▶衛生推進者は常時10人以上50人未満の事業場で選任が必要（法12条）であり，一方，衛生委員会は常時50人以上の事業場で設けるものであるため，そもそも関係がない．

5 ▶衛生管理者のうちから事業者が指名した者である（法18条）．

6 ▶ 委員の総数については，定められていない．

8 ▶ 議長以外の委員の半数については，労働組合（労働組合がないときは労働者の過半数を代表する者）の推薦に基づき，事業者が指名しなければならない．なお，残りの半分は事業者が指名した者（労働組合の推薦不要）でよい．

9 ▶ 衛生委員会の委員は，衛生管理者のうちから事業者が指名することができることになっているので，その事業場に専属ではない労働衛生コンサルタントでも衛生管理者であれば指名することができる．

11▶ 事業場に専属でない産業医（例えば開業医）でも衛生委員会の委員に指名することができる．

14▶ 議長は，総括安全衛生管理者又は総括安全衛生管理者以外の者で当該事業場においてその事業の実施を統括管理するもの若しくはこれに準ずる者のうちから事業者が指名した者と定められている（法18条）．

15▶ 産業医のうちから事業者が指名した者を衛生委員会の委員とすればよい．専属の必要はない（法18条）．

16▶ 衛生委員会は，毎月1回以上開催するようにしなければならない（則23条）．

19▶ 当該事業場の労働者でない作業環境測定士は，衛生委員会の委員に指名することはできない．

20▶ 義務づけられていない（このような定めはない）．

1.8 衛生管理者等に対する教育等（法19条の2）

　事業者は，事業場における安全衛生の水準の向上を図るため，安全管理者，衛生管理者，安全衛生推進者，衛生推進者その他労働災害の防止のための業務に従事する者に対し，これらの者が従事する業務に関する能力の向上を図るための教育，講習等を行い，又はこれらを受ける機会を与えるように努めなければならない．

過去出題問題

1（　）常時50人以上の労働者を使用する事業場の事業者は，衛生管理者等の能力向上を図るための教育，講習等を行い，又はこれらを受ける機会を与えるように努めなければならない．

解答 1 ○

1.9 安全衛生管理体制のまとめ

□ 表4 □

	総括安全衛生管理者	衛生管理者	産業医	衛生推進者
事業場規模	① 100 人以上 ② 300 人以上 ③ 1 000 人以上	50 人以上	50 人以上	10 人以上 50 人未満
選任人数	1 人	50 人以上 → 1 人以上 200 人超 → 2 人以上 500 人超 → 3 人以上 1 000 人超 → 4 人以上 2 000 人超 → 5 人以上 3 000 人超 → 6 人以上 (なお、500 人超で、かつ有害業務に 30 人以上の事業場は、衛生管理者のうち、1 人は衛生工学衛生管理者の選任が必要)	50 人以上 → 1 人以上 3 000 人超 → 2 人以上	(定めなし) 当然 1 人以上
専属	(定めなし)	原則専属(2 人以上選任を要するときは、うち 1 人はコンサルタントで可)	1 000 人以上又は有害業務(深夜業務含む)に 500 人以上の事業場は専属必要	原則専属(コンサルタントを選任する場合は専属不要)
専任	(定めなし)	・1 000 人超 又は ・500 人超で有害業務に 30 人以上	(定めなし)	(定めなし)
選任期間	14 日以内	14 日以内	14 日以内	14 日以内
選任報告	必要	必要	必要	不要
代理者	必要	必要	(定めなし)	(定めなし)
巡視義務	(定めなし)	少なくとも毎週 1 回	少なくとも毎月 1 回(条件付きで少なくとも 2 月に 1 回)	(定めなし)
資格要件	(定めなし)	免許	医師で必要な医学に関する知識について一定の要件を備えた者	実務経験者又は講習修了者

1.10 | 安全衛生教育

(1) 雇入れ時等の教育 (法59条, 則35条)

① 労働者を雇い入れ, 又は労働者の作業内容を変更したときは, 当該労働者に対し, 遅滞なく, 次の事項のうち当該労働者が従事する業務に関する安全又は衛生のため必要な事項について, 教育を行わなければならない.

ただし, 非工業的業種 (3ページ表1) の事業場の労働者については, a～dまでの事項についての教育を省略することができる.

　　a. 機械等, 原材料等の危険性又は有害性及びこれらの取扱い方法に関すること.

　　b. 安全装置, 有害物抑制装置又は保護具の性能及びこれらの取扱い方法に関すること.

　　c. 作業手順に関すること.

　　d. 作業開始時の点検に関すること.

----

　　e. 当該業務に関して発生するおそれのある疾病の原因及び予防に関すること.

　　f. 整理, 整頓及び清潔の保持に関すること.

　　g. 事故時等における応急措置及び退避に関すること.

　　h. 前各号に掲げるもののほか, 当該業務に関する安全又は衛生のために必要な事項.

② 十分な知識及び技能を有していると認められる労働者については, 当該事項についての教育を省略することができる.

③ 雇入れ時や作業内容変更時の教育の議事録については, 保管義務は定められていない.

④ 短期間の雇用契約の者でも, 雇入れ時の教育は行わなければならない.

⑤ 雇入れ時の安全衛生教育は, 業種の規模に関係なく (少人数の規模でも) 行わなければならない.

わかるわかる! 雇入れ時等の教育に関する省略事項

▶ a～dまでの事項は, 主に安全作業をするための教育であるため, 重大災害の発生が少ない金融業や警備業などの「非工業的業種」(本編 1.3 節 (1) 項 (3ページ)) では, 省略することができる.

▶e〜hまでの事項は，安全衛生の一般的，かつ普遍的な内容であるため，いずれの業種でも省略できない．

過去出題問題

1 雇入れ時の安全衛生教育について，
(1)（　）労働者を雇い入れたときは，従事させる業務に関する安全衛生教育を行わなければならない．
(2)（　）「機械等の取扱い方法」については，金融業において省略することができる教育科目である．

類題 ▶ a（　）「従事させる業務に関して発生するおそれのある疾病の予防」では？
　　　b（　）「作業手順」では？
　　　c（　）「清潔の保持」では？

(3)（　）事故時等における応急措置に関することについては，業種にかかわらず教育事項とされている．
(4)（　）非工業的業種の事業場では，従事させる業務に関して発生するおそれのある疾病の原因及び予防に関する教育を省略することができる．
(5)（　）従事させる業務に関して発生するおそれのある疾病の原因及び予防に関することについては，業種にかかわらず教育事項とされている．
(6)（　）特定の業種に属する事業場では，作業手順に関することについての教育を省略することができる．
(7)（　）「百貨店など各種商品小売業」の事業場においては，作業手順に関することについての教育を省略することができる．

類題 ▶ a（　）「旅館業」では？
　　　b（　）「通信業」では？
　　　c（　）「病院などの医療業」では？
　　　d（　）「飲食店の事業場」では？

(8)（　）「警備業」の事業場においては，教育事項のうち，作業開始時の点検に関することについては省略することができる．

類題 ▶ a（　）「旅館業」では？

(9)（　）教育が必要とする事項について，十分な知識及び技能を有していると認められる労働者については，当該事項についての教育を省略することが

できる.

(10)（　）同一業種のほかの事業場に勤務した経歴のある労働者については，雇入れ時の安全衛生教育を行わなくてもよい.

(11)（　）事業者は，雇入れ時の安全衛生教育について，記録を作成し，一定期間保存しなければならない.

(12)（　）1月以内の期間を定めて経理事務職員として雇用するパートタイム労働者であっても，教育を行わなければならない.

(13)（　）3月以内の期間を定めて雇用する労働者については，危険又は有害な業務に従事する者を除き，教育を省略することができる.

(14)（　）常時使用する労働者数が10人未満の事業場であっても，教育を省略することはできない.

(15)（　）衛生管理者を選任しなければならない事業場では，衛生管理者に教育を行わせなければならない.

(16)（　）労働者の作業内容を変更したときは，当該労働者に対し，その従事する業務に関する安全衛生教育を行わなければならない.

解答								
1(1) ○	(2) ○	a ×	b ○	c ×	(3) ○	(4) ×
(5) ○	(6) ○	(7) ×	a ×	b ×	c ○	d ○	(8) ○
a ×	(9) ○	(10) ×	(11) ×	(12) ○	(13) ×	(14) ○	(15) ×
(16) ○

解　説

1(4) ▶非工業的業種の事業場では，省略できる事項があるが，設問の事項に関しては省略できない（則35条）.

1(7) ▶百貨店などの各種商品小売業は，「非工業的業種」に該当しない．したがって省略できる教育事項はない.

1(10) ▶必要とする事項について，十分な知識及び技能を有していると認められる労働者については，当該事項についての教育を省略することができるとされているが，同一業種のほかの事業場に勤務した経歴のある労働者が，すべての科目においてこれに該当するとは限らないので誤り（則35条）.

1(11) ▶雇入れ時の教育記録の保存については，義務づけられていない.

1(13) ▶短期間の雇用契約の者でも，雇入れ時の教育は行わなければならない（則35条）.

1(14) ▶（注：雇入れ時の安全衛生教育で省略できるケースは，2つしかなくて，「十分な知識及び技能を有している」ケースと，「業種による」ケースだけである．）

1(15) ▶このような定めはない．

1.11 健康診断等

(1) 雇入れ時の健康診断（則43条）

① 事業者は，常時使用する労働者を雇い入れるときは，当該労働者に対し，医師による健康診断を行わなければならない．

ただし，医師による健康診断を受けた後，3月を経過しない者を雇い入れる場合は，その者が当該健康診断の結果を証明する書面を提出したときは，その提出した健診項目については，健康診断を行わなくてもよい．

② 健康診断項目を表5で示す．

□ 表5 □

雇入れ時の健康診断項目
① 既往歴・業務歴調査
② 自覚症状及び他覚症状の有無の検査
③ 身長，体重，腹囲，視力及び聴力の検査（1 000ヘルツ及び4 000ヘルツの音に係る聴力）
④ 胸部エックス線検査
⑤ 血圧の測定
⑥ 貧血検査（血色素量，赤血球数）
⑦ 肝機能検査（GOT，GPT，γ-GTP）
⑧ 血中脂質検査（LDLコレステロール，HDLコレステロール，血清トリグリセライド（中性脂肪））
⑨ 血糖検査
⑩ 尿検査（尿中の糖及びたん白の有無の検査）
⑪ 心電図検査

健康診断項目は，定期健康診断のうち，40歳以上及び35歳の者が受ける項目（次項で記す．32ページ）とほとんど同じであるが，異なる点は，雇入れ時の健康診断には「喀痰（かくたん）」の項目がないことのみである．

わかるわかる！ 雇入れ時の健康診断

▶労働者を雇い入れる際に，その労働者が例えば2月前に健康診断を受け，その健康診断の結果を証明する書面を提出したときは，その健診項目については，健

康診断を省略することができる.

▶雇入れ時の健康診断で,健診項目を省略できるのは上記のケースだけであり,通常の場合は省略できる項目はない(要するに,すべての健診項目を行わなければならない).

▶学卒の若い者を雇い入れた場合でも,健診項目としては,定期健康診断における「40歳以上の者及び35歳の者」を対象とした項目(ただし喀痰検査のみは不要)を受けなければならない.

(2) 定期健康診断 (則44条)

事業者は,常時使用する労働者に対し,1年以内ごとに1回(ただし,則45条で定める特定業務従事者は6月以内ごとに1回),定期に,表6の項目について医師による健康診断を行わなければならない.

なお,健康診断を行う項目は,表6に示すように年齢層によって大きく異なる.それは,若年層は,厚生労働大臣が定める基準に基づき医師の判断により健康診断を省略できる項目が多くあるからである.

□ 表6 □

	40歳以上及び35歳の者 (次の全項目を受けなければならない)	40歳未満の者(35歳を除く)が省略できる項目
①	既往歴・業務歴調査	(省略不可)
②	自覚症状及び他覚症状の有無の検査	(省略不可)
③	身長,体重,腹囲,視力及び聴力の検査(*1)	・身長(20歳以上),腹囲は省略できる ・聴力は他の方法でもよい(*2) ・(体重と視力は省略不可)
④	胸部エックス線検査及び喀痰検査	・喀痰(胸部エックス線検査で病変のない者)は省略できる
⑤	血圧の測定	(省略不可)
⑥	貧血検査(血色素量,赤血球数)	・これら4項目は,省略できる.
⑦	肝機能検査(GOT, GPT, γ-GTP)	
⑧	血中脂質検査(LDLコレステロール,HDLコレステロール, 血清トリグリセライド(中性脂肪))	
⑨	血糖検査	
⑩	尿検査(尿中の糖及びたん白の有無の検査)	(省略不可)
⑪	心電図検査	・省略できる

(注) 聴力の検査は,年齢層による区分が次のように変則的である.
　　(*1)1000ヘルツ及び4000ヘルツの音に係る検査を受けなければならない者…45歳以上及び40歳,35歳の者
　　(*2)医師が適当と認める方法(音叉の検査等)による検査でよい者…45歳未満(40歳と35歳を除く)の者

わかるわかる！ 定期健康診断

- ▶定期健診は，年齢層によって健診項目が大きく異なる．1つは40歳以上＋35歳の中高年グループで，もう1つはそれ以外の若年グループである（35歳だけは，節目の年齢ということで，中高年グループに入っている）．中高年グループは，全部の項目を受けなければならない．
- ▶一方，若年グループは，受けなくてもよい項目がけっこうたくさんある．表6の③身長・腹囲，④喀痰のほか⑥，⑦，⑧，⑨の血液検査及び⑪心電図検査といった，いわゆる生活習慣病（成人病）関連のものを受けなくてもよい．
- ▶聴力だけは，年齢層によるグループの分け方が異なっていることに注意．
  なお，表6の注（＊2）欄に，45歳未満（40歳と35歳を除く）の者は医師が適当と認める方法として，音叉の検査等とされているが，音叉はあくまでも例示であって，実際的には，ほとんどの健診機関は音叉による検査をしていない．会話法で行っているのが普通である．すなわち，健診中に通常の会話ができれば，これをもって医師が適当と認める方法とし，あえて特別な検査をしていないことが普通．

(3) 特定業務従事者の健康診断 （則45条）

① 事業者は，特定業務に常時従事する労働者に対し，

- ●当該業務への配置替えの際
- ●6月以内ごとに1回，定期に

前記（2）項に掲げる項目（すなわち定期健康診断と同じ項目）について医師による健康診断を行わなければならない．

② この場合において，胸部エックス線検査及び喀痰検査の項目のみについては，1年以内ごとに1回行えばよい．

③ 医師の判断により省略できる項目もある（詳細省略）．

④ 特定業務とは有害な業務（暑熱業務や粉じん業務など）をいうが，その中で第二種衛生管理者試験では，深夜業務が特定業務の対象となる．

わかるわかる！ 特定業務従事者に対する健康診断

- ▶特定業務は，健康を害するおそれのある業務であるので，これに従事している者は健康診断を6月ごとに1回として，回数を増やすことが趣旨である．

(4) 海外派遣労働者の健康診断 （則45条の2）

① 労働者を本邦外の地域に6月以上派遣をしようとするときは，あらかじめ，当該労働者に対し，医師による健康診断を行わなければならない．

② 本邦外の地域に6月以上派遣した労働者を本邦の地域内における業務に

就かせるとき（一時的に就かせるときを除く）は，当該労働者に対し，医師による健康診断を行わなければならない．

③　健康診断を行う項目は次のとおりである．

a.　本編 1.11 節（2）項（32 ページ）の定期健康診断の項目

b.　医師が必要と認める次の項目

●腹部画像検査……この検査は胃部 X 線及び腹部超音波検査をいう．

●血液中の尿酸の量の検査

● B 型肝炎ウイルス抗体検査

● ABO 式及び Rh 式の血液型検査……派遣前のみ行う．

●糞便塗抹検査……派遣後のみ行う．

④　本邦外の地域に労働者を派遣する際に行う健康診断では，定期健診などの法令に基づくほかの健康診断実施の日から 6 月間に限り，相当する項目を省略することができる．

⑤　身長の検査及び喀痰検査については，医師が必要でないと認めるときは省略することができる．

(5) 給食従業員の検便（則 47 条）

事業に附属する食堂又は炊事場における給食の業務に従事する労働者に対し，その雇入れの際又は当該業務への配置替えの際，検便による健康診断を行わなければならない．

> **わかるわかる！　給食従業員の検便**
> ▶検便による健康診断は，定期的に行わなくてもよい．

(6) 健康診断の記録の作成等（則 51 条）

事業者は，健康診断の結果に基づき，健康診断個人票を作成して，これを 5 年間保存しなければならない．

> **わかるわかる！　健康診断の保存結果**
> ▶すべての健康診断について，健康診断個人票を作成し，これを原則 5 年間保存しなければならない．

(7) 健康診断の結果についての医師等からの意見聴取（法 66 条の 4）

①　健康診断の結果，その項目に異常所見が認められた労働者について，健康を保持するため必要な措置について事業者が医師又は歯科医師から行う意見聴取は，3 月以内に行わなければならない．

② 聴取した医師又は歯科医師の意見を健康診断表に記載すること.

> **わかるわかる！　歯科医師からの意見聴取**
> ▶歯を損ねる有害物質を扱う労働者を対象とした，歯科医師による健診がある．その結果，歯に異常所見がある者に対しては，歯科医師による意見聴取ということになる．そのため，条文には医師と歯科医師の両者が記載されているわけである．

(8) 健康診断実施後の措置（法66条の5）

事業者は，医師又は歯科医師の意見を勘案し，必要があると認めるときは，労働者の実情を考慮して，就業場所の変更，作業の転換，労働時間の短縮等の措置を講じなければならない.

(9) 保健指導等（法66条の7）

健康診断の結果，特に健康の保持に努める必要があると認められる労働者に対し，医師又は保健師による保健指導を行うように努めなければならない.

> **わかるわかる！　健康診断の事後措置**
> ▶(7)項から(9)項は，健康診断の結果，異常所見がある者に対して，事業者が行わなければならない措置である．事業者は，ただ健康診断を行うだけでなく，(7)項のようにちゃんと異常所見等の状況を把握しておかなければならない．そして，程度のひどい者に対しては(8)項の措置を講じなければならない．ただし，このときは，対象となる労働者の意見を聞き，十分な話し合いを通じてその労働者の了解が得られるようにすることが大切である．

(10) 健康診断の結果の通知（法66条の6，則51条の4）

雇入れ時の健康診断，定期健康診断，特定業務従事者の健康診断，海外派遣労働者の健康診断を受けた労働者に対し，遅滞なく，健康診断の結果を通知しなければならない.

(11) 健康診断結果報告（則52条）

常時50人以上の労働者を使用する事業者は，健康診断（定期のものに限る）を行ったときは，遅滞なく，定期健康診断結果報告書（様式第6号）を所轄労働基準監督署長に提出しなければならない.

> **わかるわかる！　健康診断結果報告**
> ▶常時50人以上の労働者を使用する事業者が，結果報告を要する健康診断とは，①定期健康診断，②特定業務従事者の健康診断である（雇入れ時の健診は，報告不要であるので，混同しないように！）．

(12) 健康診断実施後における事業者としての事後措置のまとめ

図1の健診実施後における事業者としての事後措置の流れを見てみよう.

● A 健康診断実施後→ B 健康診断個人票を作成→ C 健康診断を受診した全員に対して,健康診断結果の通知（異常所見のある者だけに通知ではない）.さらに,D だれが異常所見者であるかをチェック→ E 異常所見者に対し,健診後3月以内に医師又は歯科医師から意見聴取→ F この結果を健康診断個人票に記載→意見聴取した中で,G 必要な者には就業場所の変更などの措置をとる.また,異常所見のある者に対して,H 医師又は保健師による保健指導を受けさせる.

● 健康診断個人票は,5年間保存する義務がある.

● 常時50人以上の労働者を使用する事業者は,定期健康診断結果報告書を,遅滞なく,所轄労働基準監督署長に提出しなければならない.

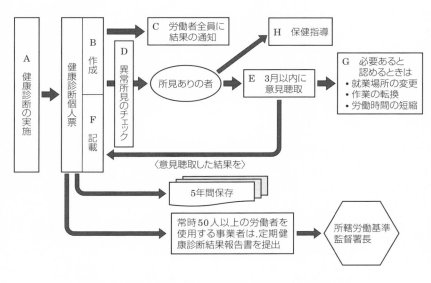

□ 図1　健康診断実施後における事業者としての事後措置 □

(13) 面接指導等（法66条の8,則52条の2～則52条の6）

① 事業者は,その労働時間の状況その他の事項が労働者の健康の保持を考慮して下記の要件に該当する労働者に対し,医師による面接指導を行わなけれ

ばならない．なお，面接指導とは，問診その他の方法により心身の状況を把握し，これに応じて面接により必要な指導を行うことをいう．

● 要件に該当する労働者とは，休憩時間を除き1週間当たり40時間（法定労働時間）を超えて労働させた場合におけるその超えた時間が1月当たり80時間（以前は100時間であったが，平成31年(2019年)4月施行の法改正により変更）を超え，かつ，疲労の蓄積が認められる者である．

● 超えた時間の算定は，毎月1回以上，一定の期日を定めて行わなければならない．

● 事業者は，超えた時間の算定を行ったときは，速やかに，超えた時間が1月当たり80時間を超えた労働者に対し，当該労働者に係る当該超えた時間に関する情報を通知しなければならない．

② 面接指導は，①の要件に該当する労働者の申出により行うものとする．申出があったときは事業者は遅滞なく行わなければならない．なお，産業医は，①の要件に該当する労働者に対して，面接指導の申出を行うよう勧奨することができる．

③ 労働者は，事業場の指定した医師による面接指導を希望しない場合は，他の医師の行う面接指導を受け，その結果を証明する書面を事業者に提出することができる．

④ 医師は，対象となる労働者の面接指導を行うにあたり，勤務の状況，疲労の蓄積の状況その他心身の状況について確認を行うものとする．

⑤ 事業者は，面接指導の結果に基づき，その記録を作成し，5年間保存しなければならない．この記録は，上記④に掲げる事項のほか，次に掲げる事項を記載したものでなければならない．

　　a．実施年月日　b．当該労働者の氏名　c．面接指導を行った医師の氏名
　　d．面接指導を行った医師の意見

⑥ 事業者は，面接指導の結果に基づき，医師からの意見聴取を，面接指導が行われた後，遅滞なく行わなければならない．

わかるわかる！　面接指導

▶面接指導は，過重労働によって脳・心臓疾患が増悪したり，メンタルヘルス不全者が増加したりするのを防止するためのものである．

▶面接指導を行うのは，原則として事業者の指定する医師（産業医も含む）であり，

対象となる労働者に対して面接指導を受けるための申出をするよう勧奨できるのは産業医である．混同しないこと．

過去出題問題

1（　）事業者は，3月を超えて使用する労働者を雇い入れるときは，当該労働者に対し，医師による健康診断を行わなければならない．ただし，医師による健康診断を受けた後，6月を経過しない者を雇い入れる場合において，その者が，当該健康診断の結果を証明する書面を提出したときは，当該健康診断の項目に相当する項目については，省略することができる．

類題 a（　）健康診断受診後6月を経過しない者が，その健康診断結果を証明する書面を提出したときは，雇入れ時の健康診断において相当する項目を省略することができる．

b（　）雇入れの6月前に医師による健康診断を受けた労働者に対して，法定のすべての項目について雇入れ時の健康診断を行わなければならない．

2（　）雇入れ時の健康診断及び定期の健康診断の項目には，既往歴，業務歴の調査及び腹囲が含まれる．

3（　）雇入れ時の健康診断では，厚生労働大臣が定める基準に基づき，医師が必要でないと認めるときは，「血圧の測定と心電図検査」を省略することができる．

類題 a（　）「身長，体重，心電図等の一定の検査項目」では？

4（　）雇入れ時の健康診断の項目には，腹囲の検査が含まれている．

5（　）雇入れ時の健康診断の項目には，1 000ヘルツ及び4 000ヘルツの音に係る聴力の検査が含まれている．

6（　）雇入れ時の健康診断項目とされていないものはどれか．

（1）心電図検査

（2）腹部画像検査

（3）血色素量及び赤血球数の検査

（4）GOT，GPT及びγ-GTPの検査

（5）LDLコレステロール，HDLコレステロール及び血清トリグリセライドの量の検査

（6）血糖検査

（7）血液中の尿酸の量の検査

7（　）雇入時の健康診断の項目のうち，聴力の検査は，35歳及び40歳の者並

びに 45 歳以上の者に対しては，1 000 Hz 及び 4 000 Hz の音について行っているが，その他の者に対しては，医師が適当と認めるその他の方法により行っている．

8（　）労働安全衛生規則に基づく次の定期健康診断項目のうち，「厚生労働大臣が定める基準に基づき医師が必要でないと認めるときは省略することができるもの」に該当しない項目はどれか．

 (1)　貧血検査
 (2)　血圧の測定
 (3)　心電図検査
 (4)　肝機能検査
 (5)　血中脂質検査
 (6)　自覚症状及び他覚症状の有無の検査
 (7)　身長
 (8)　喀痰

9（　）定期健康診断の項目のうち，聴力の検査は，35 歳及び 40 歳の者並びに 45 歳以上の者に対しては，1 000 ヘルツ及び 4 000 ヘルツの音について行わなければならないが，その他の年齢の者に対しては，医師が適当と認める方法により行うことができる．

10（　）深夜業を含む業務に常時従事する労働者に対しては，6 月以内ごとに 1 回，定期に，健康診断を行わなければならないが，胸部エックス線検査は 1 年以内ごとに 1 回行えばよい．

11（　）本邦外の地域に 6 月以上派遣しようとする労働者に対し，医師による海外派遣労働者の健康診断を行わなければならない．

12（　）本邦外の地域に 6 月以上派遣した労働者を本邦の地域内の業務に就かせるとき（一時的な場合を除く）は，医師による海外派遣労働者の健康診断を行わなければならない．

13（　）海外派遣労働者の健康診断では，身長の検査及び喀痰検査については，厚生労働大臣が定める基準に基づき，医師が必要でないと認めるときは省略することができる．

14（　）海外派遣労働者に対し派遣前及び派遣後に行う健康診断において，医師が必要と認めた場合に派遣前の健康診断においてのみ行うこととされている項目は次のうちどれか．

 (1)　血液中の尿酸の量の検査
 (2)　B 型肝炎ウイルス抗体検査

(3) 糞便塗抹検査

(4) ABO 式及び Rh 式の血液型検査

(5) 腹部画像検査

15 （ ） 労働者を派遣する際に行う海外派遣労働者の健康診断では，法令に基づくほかの健康診断の実施の日から 1 年間に限り，相当する項目を省略することができる．

16 （ ） 給食の業務に配置替えする労働者に対しては，検便による健康診断を行わなければならない．

17 （ ） 雇入れ時の健康診断結果に基づく健康診断個人票は，5 年間保存しなければならない．

18 （ ） 事業者は，健康診断（雇入れ時，定期健康診断，特定業務従事者の健康診断，海外派遣労働者の健康診断）の結果に基づき作成した健康診断個人票を 5 年間保存しなければならない．

19 （ ） 雇入れ時の健康診断の項目に異常の所見があると診断された労働者については，その結果に基づき，健康を保持するために必要な措置について，健康診断実施日から 3 月以内に，医師の意見を聴かなければならない．

20 （ ） 定期健康診断の結果，その項目に異常所見が認められた労働者について，健康を保持するため必要な措置について事業者が医師又は歯科医師から行う意見聴取は，3 月以内に行わなければならない．

21 （ ） 健康診断の結果に基づき医師又は歯科医師から聴取した意見は，健康診断個人票に記載しなければならない．

22 （ ） 医師又は歯科医師の意見を勘案し，必要があると認めるときは，労働者の実情を考慮して，就業場所の変更，作業の転換，労働時間の短縮等の措置を講じなければならない．

23 （ ） 一般健康診断の結果，特に健康の保持に努める必要があると認める労働者に対し，医師又は保健師による保健指導を行うように努めなければならない．

24 （ ） 定期健康診断を受けた「労働者に対しては，異常の所見が認められなかった者も含め」，遅滞なく，健康診断の結果を通知しなければならない．

類題 ▶ a （ ） 「労働者のうち，無所見の者を除き，再検査を必要とする者及び異常の所見があると診断される者を対象として」では？

25 （ ） 雇入れ時の健康診断の結果については，事業場の規模にかかわらず，所轄労働基準監督署長に報告する必要はない．

26 （ ） 「常時 50 人以上」の労働者を使用する事業者は，定期健康診断を行ったとき，遅滞なく，定期健康診断結果報告書を所轄労働基準監督署長に提出しなけ

れればならない.

類題 ▶ a（　）「常時 30 人以上」では？

27（　）面接指導とは，問診その他の方法により労働者の心身の状況を把握し，これに応じて面接により必要な指導を行うことをいう.

28（　）面接指導の対象となる労働者は，「深夜業に 1 月当たり 3 回以上従事し，かつ，1 週 40 時間を超えて労働した時間数が 1 月当たり 120 時間を超える者」である.

類題 ▶ a（　）「休憩時間を除き 1 週間当たり 40 時間を超えて労働させた場合におけるその超えた時間が 1 月当たり 100 時間を超え，かつ，疲労の蓄積が認められる者」では？

29（　）面接指導は，面接指導の要件に該当する労働者の申出により行うこととされている.また，申出があったときは遅滞なく行わなければならない.

30（　）面接指導は，その対象となる労働者の上司の勧奨に基づき，医師が行うものである.

31（　）医師は，対象となる労働者の面接指導を行うに当たり，勤務の状況，疲労の蓄積の状況その他心身の状況について確認を行う.

32（　）労働者は，事業場の指定した医師による面接指導を希望しない場合は，他の医師の行う面接指導を受け，その結果を証明する書面を事業者に提出することができる.

33（　）面接指導を行う医師として事業者が指定することのできる医師は，当該事業場の産業医に限られる.

34（　）面接指導の結果に基づき，その記録を作成し，5 年間保存しなければならない.

35（　）面接指導の結果は，健康診断個人票に記載しなければならない.

36（　）事業者は，面接指導の結果に基づき，労働者の健康を保持するために必要な措置について，面接指導実施後遅滞なく，医師の意見を聴かなければならない.

37（　）医師による面接指導の結果に基づく記録に記載しなければならない事項として「面接指導を行った医師の氏名」は定められている.

類題 ▶ a（　）「面接指導を受けた労働者の氏名」では？

b（　）「面接指導を受けた労働者の家族の状況」では？

c（　）「面接指導を受けた労働者の疲労の蓄積の状況」では？

d（　）「面接指導の結果に基づき，労働者の健康を保持するために必要な措置について医師から聴取した意見」では？

解答	1	×	a	×	b	○	2	○	3	×	a	×	4	○
	5	○	6	(2),(7)	7	×	8	(2),(6)	9	○	10	○	11	○	12	○
	13	○	14	(4)	15	×	16	○	17	○	18	○	19	○	20	○
	21	○	22	○	23	○	24	○	a	×	25	○	26	○	a	×
	27	○	28	×	a	○	29	○	30	×	31	○	32	○	33	×
	34	○	35	×	36	○	37	○	a	○	b	×	c	○	d	○

解 説

1 ▶ 事業者は，常時使用する労働者を雇い入れるときは，…3月を経過しない者を雇い入れる場合…（則43条）．

3 ▶ 雇入れ時の健康診断で，健診項目を省略できるのは，設問1の解説文のケースのみであり，医師が必要でないと認めた項目を省略できるというものはない（全項目を行わなければならない．則43条）．

7 ▶ 雇入れ時の健康診断において，聴力検査は，雇入れ者の年齢に関係なく全員，1 000 Hz 及び 4 000 Hz の音について行わなければならない．

15 ▶ 本邦外の地域に労働者を派遣する際に…診断実施の日から 6 月間に限り…（則45条の2）．

28 ▶ 面接指導の対象となる労働者は，1週間当たり40時間（法定労働時間）を超えて労働し，その超えた時間が1月当たり80時間を超えていて，かつ，疲労の蓄積が認められる者をいう（法66条の8，則52条の2）．

30 ▶ 面接要件に該当する労働者の申出により，医師が行うものである．なお，当該労働者に対して面接指導の申出を行うよう勧奨することができるのは産業医である．上司の勧奨ではない．

33 ▶ 設問のような定めはない．

35 ▶ 面接指導の結果は，その記録（所定項目の記載が必要）を作成しなければならないが，健康診断個人票への記載は定められていない．

37b ▶ 「面接指導を受けた労働者の家族の状況」の記載は定められていない．

1.12 ストレスチェック

(1) ストレスチェックの実施 （法66条の10，則52条の9，則52条の10）

常時使用する労働者数が50人以上の事業場の事業者は，労働者に対して，医師，保健師又は厚生労働大臣が定める研修を修了した歯科医師，看護師，精神保健福祉士若しくは公認心理師（以下「医師等」という）により，1年以内ごとに1回，定期に，次に掲げる事項について，心理的な負担の程度を把握するための検査（ストレスチェック）を行わなければならない．なお，50人未満の事業場においては，当分の間，努力義務とされている．

- a. 職場における当該労働者の心理的な負担の原因に関する項目（職場でのストレス）．
- b. 心理的な負担による心身の自覚症状に関する項目（心身のストレス）．
- c. 職場における他の労働者による当該労働者への支援に関する項目（職場のサポート）．

(2) ストレスチェックの結果の通知 （法66条の10）

事業者は，検査を受けた労働者に対し，当該検査を行った医師等から当該検査の結果が通知されるようにしなければならない．この場合において，当該医師等は，あらかじめ当該検査を受けた労働者の同意を得ないで，当該労働者の検査の結果を事業者に提供してはならない．

(3) 面接指導 （法66条の10，則52条の15，則52条の16）

① 事業者は，通知を受けた労働者であって，次のa.に掲げる労働者が医師による面接指導を受けることを希望する旨を申し出たときは，当該申出をした労働者に対し，遅滞なく医師による面接指導を行わなければならない．

- a. 検査の結果，心理的な負担の程度が高く面接指導を受ける必要があると当該検査を行った医師等が認めた労働者

② 面接指導を受けることは当該労働者の申出に基づくものとされているため，申出をしないことも考えられる．この場合，検査を行った医師等から上記a.に該当する労働者に対して申出を行うよう勧奨することができる．

(4) 面接指導結果の結果後の措置 （法66条の10，則52条の18，則52条の19）

① 事業者は，面接指導の結果に基づき，当該面接指導の結果の記録（任意の様式にて）を作成し，これを5年間保存しなければならない．

② 事業者は，面接指導の結果に基づき，当該労働者の健康を保持するために必要な措置について，面接指導が行われた後，遅滞なく医師の意見を聴かなければならない．

④ 事業者は，面接指導を実施した医師から，遅滞なく就業上の措置に関する意見を聴取しなければならない．

⑤ 事業者は，医師の意見を勘案し，その必要があると認めるときは，当該労働者の実情を考慮して，就業場所の変更，作業の転換，労働時間の短縮，深夜業の回数の減少等の措置を講ずるほか必要に応じて，就業上の措置を講ずるほか，当該医師の意見を衛生委員会等へ報告したりその他の適切な措置を講じたりしなければならない．

(5) 検査及び面接指導結果の報告 (則 52 条の 20)

常時 50 人以上の労働者を使用する事業者は，1 年以内ごとに 1 回，定期に，「心理的な負担の程度を把握するための検査結果等報告書」(様式第 6 号の 2) を所轄労働基準監督署長に提出しなければならない．

わかるわかる！　ストレスチェック制度の背景及び医師等と医師の役割区分

▶仕事による強いストレスが原因で精神障害を発病する労働者が増えており，労働者のメンタルヘルス不調を未然に防止することがますます重要な課題となっている．こうした背景を踏まえ，心理的な負担の程度を把握するための検査（ストレスチェック）及びその結果に基づく面接指導の実施及びその後の措置の実施を，事業者に義務づけること等を内容としたのがストレスチェック制度である．

▶医師等の役割と医師の役割区分について把握が必要．すなわち，医師等（医師から公認心理師までの者）は，検査（ストレスチェック），結果の通知，面接指導必要者のピックアップ，面接勧奨ができるが，医師だけしかできない役割は，面接指導とその後のフォローである．

過去出題問題

1 ( ) すべての事業者は,常時使用する労働者に対し,1年以内ごとに1回,定期に,ストレスチェックを行わなければならない.

2 ( ) 事業者は,ストレスチェックの結果が,衛生管理者及びストレスチェックを受けた労働者に通知されるようにしなければならない.

3 ( ) 労働者に対するストレスチェックの事項は,「当該労働者の心理的な負担の原因」,「当該労働者の心理的な負担による心身の自覚症状」及び「他の労働者による当該労働者への支援」に関する項目である.

4 ( ) 事業者は,ストレスチェックの結果,心理的な負担の程度が高い労働者全員に対し,医師による面接指導を行わなければならない.

5 ( ) 事業者は,医師による面接指導の結果に基づき,当該面接指導の結果の記録を作成し,これを3年間保存しなければならない.

6 ( ) 労働安全衛生法に基づく心理的な負担の程度を把握するための検査について,検査の実施者は,医師及び保健師とその他に法定の研修を修了した看護師と精神保健福祉士などである.

7 ( ) 労働安全衛生法に基づく心理的な負担の程度を把握するための検査(「ストレスチェック」という.)の結果に基づき実施する面接指導に関し,面接指導を行う医師として,当該事業場の産業医を指名しなければならない.

8 ( ) ストレスチェックにおける面接指導の結果は,健康診断個人票に記載しなければならない.

9 ( ) ストレスチェックにおいて,面接指導の対象となる要件に該当する労働者から申出があったときは,申出の日から3月以内に,面接指導を行わなければならない.

10 ( ) 事業者は、面接指導の結果に基づき,当該労働者の健康を保持するため必要な措置について、面接指導が行われた日から3月以内に,医師の意見を聴かなければならない.

11 ( ) ストレスチェックと面接指導の実施状況について,面接指導を受けた労働者数が50人以上の場合に限り,労働基準監督署長へ報告しなければならない.

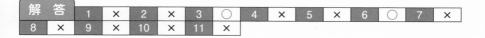

解　答	1	×	2	×	3	○	4	×	5	×	6	○	7	×
	8	×	9	×	10	×	11	×						

解　説

1 ▶ 常時使用する労働者数が50人以上の事業者は，1年以内ごとに1回，定期に，ストレスチェックを行わなければならない．なお，50人未満の事業場においては，当分の間，努力義務とされていて，絶対義務ではない．

2 ▶ ストレスチェックの結果は，ストレスチェックを受けた労働者本人に通知しなければならない．衛生管理者に通知してはいけない．

4 ▶ 事業者は，ストレスチェックの結果，心理的な負担の程度が高い労働者であって，面接指導を受ける必要があると当該ストレスチェックを行った医師等が認めたものが面接指導を受けることを希望する旨を申し出たときは，当該申出をした労働者に対し，面接指導を行わなければならない．

5 ▶ 事業者は，医師による面接指導の結果に基づき，当該面接指導の結果の記録を作成し，これを5年間保存しなければならない．

7 ▶ 面接指導を行う医師としては，当該事業場の産業医のみならず，産業医でない医師でもよい．

8 ▶ ストレスチェックにおける面接指導の結果は，記録（任意の様式にて）しなければならないとされているが，健康診断個人票への記載は定められていない．ストレスチェックと健康診断はまったく別物である．

9 ▶ 面接指導の対象となる要件に該当する労働者から申出があったときは，遅滞なく，面接指導を行わなければならない．

10 ▶ 事業者は，面接指導の結果に基づき，当該労働者の健康を保持するため必要な措置について，面接指導が行われた後，遅滞なく医師の意見を聴かなければならない．

11 ▶ 常時50人以上の労働者を使用する事業者は，1年以内ごとに1回，定期に，ストレスチェックと面接指導の実施状況について，検査結果の報告書を労働基準監督署長へ報告しなければならない．報告義務は面接指導を受けた労働者の人数に左右するものではない．

1.13 その他

(1) 労働者死傷病報告（則97条）

労働者が労働災害その他就業中負傷，窒息又は急性中毒により死亡し，又は4日以上休業したときは，遅滞なく，労働者死傷病報告を所轄労働基準監督署長に提出しなければならない．

- なお，4日未満の休業の場合は，1月から3月まで，4月から6月まで，7月から9月まで及び10月から12月までの期間における当該事実についての報告書を，それぞれの期間における最後の月の翌月末日までに，所轄労働基準監督署長に提出しなければならない．

(2) 派遣労働者の労働者死傷病報告（派遣法45条）

派遣労働者が派遣中に労働災害に被災し休業したときは，派遣元及び派遣先双方の事業者が，労働者死傷病報告を作成し，それぞれの事業場を所轄する労働基準監督署長に提出しなければならない．

> **わかるわかる！** 派遣労働者の労働者死傷病報告
>
> ▶派遣元とは労働者を派遣するほうの事業場であり，派遣先とは派遣労働者を受け入れるほうの事業場である．
>
> ▶「派遣先の事業者は，労働者死傷病報告を提出したとき，その写しを派遣元の事業者に送付しなければならない」と派遣則42条で定められている．派遣労働者が派遣先で業務中に被災した場合は，派遣先が災害状況をよくわかっているのでまず作成し，その写しを派遣元に送付することになっている．双方の労働基準監督署長に提出する理由は，監督署が安全対策指導（主に派遣先に対する）または安全管理（双方の事業場に対する）を進める上で，双方の監督署で把握しておく必要があるからである．

1（ ）労働者が労働災害により休業したとき，休業日数が4日以上であるものについては，遅滞なく，所定の報告書を所轄労働基準監督署長に提出しなければならない．

2（ ）労働者が労働災害により休業したとき，休業日数が4日未満であるものについては，4半期ごとにまとめた所定の報告書を所轄労働基準監督署長に提出しなければならない．

3（ ）派遣労働者が派遣中に労働災害を被災し休業したときは，派遣元の事業者のみが，労働者死傷病報告を作成し，所轄労働基準監督署長に提出しなければならない．

解答　1　○　2　○　3　×

解　説

3 ▶ 派遣元及び派遣先双方の事業者が作成し，それぞれの事業場を所轄する労働基準監督署長に提出しなければならない．

48

2.1 気積及び換気

(1) 気積（則600条）

労働者を常時就業させる屋内作業場の気積を，設備の占める容積及び床面から4 m を超える高さにある空間を除き，労働者1人について，10 m³ 以上としなければならない.

> **わかるわかる！ 気 積**
>
> ▶「気積」とは，読んで字のごとく，作業場の空気の容積（ただし，設備の占める容積と床面から4 m を超える高さにある空間を除く）をいう.
> ▶縦15 m，横7 m，高さ3 m の作業場があり，この中に設置されている設備の容積が90 m³ の場合，作業場の気積は，$15 \times 7 \times 3 - 90 = 315 - 90 = 225$ m³ となる. この作業場で同時に就業させてもよい最大の労働者数は，$225 \div 10 = 22.5$ となり，答えとしては22人である（小数点以下四捨五入ではなく，切り捨てること. 四捨五入して23人とすると1人当たり10 m³ を確保できなくなる）.
> ▶高さが4 m を超える作業場の場合は，何 m でも，高さ4 m として計算する.

(2) 換気（則601条）

① 労働者を常時就業させる屋内作業場においては，窓その他の開口部の直接外気に向かって開放することができる部分の面積が，常時床面積の20分の1以上になるようにしなければならない. ただし，換気が十分行われる性能を有する設備を設けたときは，この限りでない.

② 屋内作業場の気温が10℃以下であるときは，換気に際し，労働者を毎秒1 m 以上の気流にさらしてはならない.

過去出題問題

1（　）気積は，設備の占める容積及び床面から4mを超える高さにある空間を除き，労働者1人について10m^{3}以上としなければならない．

2（　）間口が18m，奥行が9m，天井の高さが5mの建屋において，内部の機械設備等の高さが最高2.5m，その容積が215m^{3}であるとき，この建屋内で同時に就業させてもよい最大の労働者数は59人である．

3（　）常時60人の労働者を就業させている天井の高さが3mの屋内作業場の気積が，設備の占める容積を除いて800m^{3}である．この屋内作業場は安全衛生規則の衛生基準に違反していない．

4（　）ある屋内作業場の床面から4mをこえない部分の容積が150m^{3}であり，かつ，このうちの設備の占める分の容積が55m^{3}であるとき，法令上，常時就業させることのできる最大の労働者数は10人である．

5（　）換気が十分に行われる性能を有する設備を設けたとき以外は，窓その他の開口部の直接外気に向かって開放することができる部分の面積を，常時床面積の20分の1以上になるようにしなければならない．

6（　）労働衛生上有害な業務を行っておらず，換気設備を設けていない屋内作業場で，直接外気に向かって開放することができる窓の面積が床面積の1/15である．この屋内作業場は安全衛生規則の衛生基準に違反していない．

解答 　1 ○ 　2 × 　3 ○ 　4 × 　5 ○ 　6 ○

解 説

2 ▶（18 × 9 × 4 − 215）÷ 10 = 43.3 となり，答えは43人である（高さを4mで計算すること）．

3 ▶（注：800 ÷ 60 = 13.3 m^3．すなわち，1人当たり10m^{3}以上を確保できている．）

4 ▶（150 − 55）÷ 10 = 9.5．よって正解は9人（10人とすると1人当たり10m^{3}を確保できなくなる）．

6 ▶（注：窓の面積を床面積の1/20（5%）以上にしなければならないが，設問は1/15（6.6%）であるので違反していない．）

2.2 照度，採光及び照明

(1) 照度（則604条）

労働者を常時就業させる場所の作業面の照度を，作業の区分に応じて，表1の基準に適合させなければならない．

□表1□

作業の区分	照度の基準
精密な作業	300ルクス以上
普通の作業	150ルクス以上
粗な作業	70ルクス以上

(2) 採光及び照明（則605条）

① 採光及び照明については，明暗の対照が著しくなく，かつ，まぶしさを生じさせない方法によらなければならない．

② 労働者を常時就業させる場所の照明設備について，6月以内ごとに1回，定期に，点検しなければならない．

過去出題問題

1（ ）作業面の照度については，普通の作業では150ルクス以上，精密な作業では，300ルクス以上としなければならない．

2（ ）「普通の作業を常時行う場所の作業面の照度を200ルクス」としている．これは安全衛生規則の衛生基準に違反していない．

類題 ▶ a（ ）「精密の作業を常時行う場所の照度を400ルクス」では？

3（ ）常時就業させる場所の照明設備について，1年以内ごとに1回，定期に点検しなければならない．

解答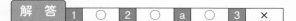

| 1 | ○ | 2 | ○ | a | ○ | 3 | × |

解 説

3 ▶ 常時就業させる場所の照明設備について，<u>6月以内ごとに1回</u>，…（則605条）．

2.3 睡眠，仮眠及び休養

(1) 睡眠及び仮眠の設備（則 616 条）

夜間に労働者に睡眠を与える必要のあるとき，又は労働者が就業の途中に仮眠することのできる機会があるときは，適当な睡眠又は仮眠の場所を，男性用と女性用に区別して設けなければならない．

(2) 休養室等（則 618 条）

常時 50 人以上又は常時女性 30 人以上の労働者を使用するときは，労働者が臥床することのできる休養室又は休養所を，男性用と女性用に区別して設けなければならない．

わかるわかる！ 臥床とは？ 休養室等の意義

▶臥床とは床について寝ることであり，ここでいう休養室等はこれを必要としている．それゆえ，単に椅子などを設けた休憩室とは異なる．なお，休養室等は，病弱者，生理日の女性等に使用させるために設けるものである．

過去出題問題

1（ ）「常時男性 48 人，女性 6 人」を使用する事業場では，労働者が臥床することのできる休養室又は休養所を男性用と女性用に区別して設けなければならない．

類題 a（ ）「常時男性 24 人，女性 28 人」では？
b（ ）「男性 5 人，女性 35 人」では？
c（ ）「男性 25 人，女性 25 人」では？
d（ ）「男性 5 人，女性 55 人」では？

2（ ）常時男性 5 人と女性 25 人の労働者が就業している事業場で，女性用の臥床できる休養室を設けているが，男性用には，休養室の代わりに休憩設備を利用させていることは労働安全衛生規則の衛生基準に違反していない．

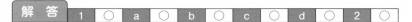

解答　1 ◯　a ◯　b ◯　c ◯　d ◯　2 ◯

2.4　清　潔

(1) 清掃等の実施（則619条）

① 日常行う清掃のほか，大掃除を，6月以内ごとに1回，定期に，統一的に行うこと．

② ねずみ，昆虫等の発生場所及び侵入経路並びにねずみ，昆虫等による被害の状況について，6月以内ごとに1回，定期に，統一的に調査を実施し，当該調査の結果に基づき，ねずみ，昆虫等の発生を防止するため必要な措置を講ずること．

(2) 便所（則628条）

原則として，次に定めるところにより便所を設けなければならない．

① 男性用と女性用に区別すること．

② 男性用大便所の便房の数は，同時に就業する男性労働者60人以内ごとに1個以上とすること．

③ 男性用小便所の箇所数は，同時に就業する男性労働者30人以内ごとに1個以上とすること．

④ 女性用便所の便房の数は，同時に就業する女性労働者20人以内ごとに1個以上とすること．

過去出題問題

1（　）事業場の建物，施設に関し，日常行う清掃のほか，1年に1回，定期的に大掃除を行っている．

2（　）ねずみ，昆虫等の発生場所，生息場所及び侵入経路並びにねずみ，昆虫等による被害の状況について，6月以内ごとに1回，定期に統一的に調査を実施し，その調査結果に基づく必要な措置を講じている．

解　答　1　×　2　○

解 説

1▶ 大掃除は，6月以内ごとに1回，定期的に行わなければならない（則619条）.

2.5　食堂及び炊事場

(1) 食堂及び炊事場（則630条）

事業場に附属する食堂又は炊事場については，次に定めるところによらなければならない.

① 食堂と炊事場とは区別して設け，採光及び換気が十分であって，掃除に便利な構造とすること.

② 食堂の床面積は，食事の際の1人について，1 m^2 以上とすること.

③ 食堂には，食卓及び労働者が食事をするためのいすを設けること（いすについては，坐食の場合を除く）.

④ 炊事従業員専用の休憩室及び便所を設けること.

⑤ 炊事場には，炊事場専用の履物を備え，土足のまま立ち入らせないこと.

(2) 栄養士（則632条）

事業場において，労働者に対し，1回100食以上又は1日250食以上の給食を行うときは，栄養士を置くように努めなければならない.

過去出題問題

1 （ ）食堂の床面積は，食事の際の1人について「1 m^2 以上としなければならない」.

類題 a （ ）「1.5 m^2 以上となるようにしている」では？

2 （ ）炊事従業員については，専用の休憩室及び便所を設けなければならない.

3 （ ）事業場に附属する食堂の炊事従業員について，専用の便所を設けているが，休憩室は一般従業員と共用にしている.

4 （ ）労働者に対し，1回100食以上又は1日250食以上の給食を行うときは，栄養士を置くように努めなければならない.

5 （ ）事業場に附属する炊事場の入口には，土足のまま立ち入ることができるよ

うに，洗浄剤を含浸させたマットを設置している．

解　説

3 ▶ 食堂の炊事従業員用専用の便所と休憩室を設けなければならない（則630条）．

5 ▶ 炊事場には，炊事場専用の履物を備え，土足のまま立ち入らせないことと定められている（則630条）．

2.6　救　急　用　具

(1) 救急用具の内容（則634条）

救急用具及び材料として，少なくとも，次の品目を備えなければならない．

① ほう帯材料，ピンセット及び消毒薬．

② 高熱物体を取り扱う作業場その他火傷のおそれのある作業場については，火傷薬．

③ 重傷者を生ずるおそれのある作業場については，止血帯，副木，担架等．

3.1 事務室の環境管理

(1) 換気（事務所則3条）

① 室においては，窓その他の開口部の直接外気に向かって開放することができる部分の面積が，常時床面積の20分の1以上になるようにしなければならない．ただし，換気が十分に行われる性能を有する設備を設けたときは，この限りでない．

② 室における一酸化炭素及び二酸化炭素の含有率を，それぞれ100万分の50以下及び100万分の5000以下としなければならない．

(2) 温度（事務所則4条）

① 室の気温が10℃以下の場合は，暖房する等適当な温度調節の措置を講じなければならない．

② 室を冷房する場合は，当該室の気温を外気温より著しく低くしてはならない．ただし，電子計算機等を設置する室において，その作業者に保温のための衣類等を着用させた場合は，この限りでない．

(3) 空気調和設備等による調整（事務所則5条）

空気調和設備[*1]又は機械換気設備[*2]を設けている場合は，次の各号に適合するように，当該設備を調整しなければならない．

① 室に供給される空気中の浮遊粉じん量は，空気$1 m^3$中に0.15 mg以下であること．

② 室に供給される空気中の一酸化炭素の含有率が，100万分の10以下であること．

③ 室に供給される空気中の二酸化炭素の含有率が，100万分の1000以下であること．

④ 室に供給される空気中のホルムアルデヒドの量が，空気$1 m^3$中に0.1 mg以下であること．

⑤ 室内の気流を毎秒0.5 m以下としなければならない．

⑥ 室の気温が17℃以上28℃以下及び相対湿度が40%以上70%以下になるように努めなければならない．

*1　空気調和設備とは，空気を浄化し，その温度，湿度及び流量を調節して供給することができる設備をいう.

*2　機械換気設備とは，空気を浄化し，その流量を調節して供給することができる設備をいう.

(4) 燃焼器具（事務所則6条）

① 燃焼器具（発熱量が著しく少ないものを除く）を使用する室又は箇所には，排気筒，換気扇その他の換気のための設備を設けなければならない.

② 燃焼器具（発熱量が著しく少ないものを除く）を使用するときは，毎日，当該器具の異常の有無を点検しなければならない.

> **わかるわかる！** 燃焼器具とは？
>
> ▶燃焼器具とは，湯沸器（瞬間湯沸器を含む），石油ストーブ，ガスこんろ等燃焼を利用する器具をいう.
>
> ▶発熱量が著しく少ないものとしては，アルコールランプ，石油ランプ等がある.

(5) 作業環境測定等（事務所則7条）

① 中央管理方式の空気調和設備を設けている建築物の室で，事務所の用に供されるものについて，原則として2月以内ごとに1回，定期に，次の事項を測定しなければならない.

　a.　一酸化炭素及び二酸化炭素の含有率

　b.　室温及び外気温

　c.　相対湿度

なお，室温，外気温と相対湿度は，測定値が安定していれば，3月に1回の測定でもよい.

② 測定を行ったときは，そのつど，所定の事項を記録して，これを3年間保存しなければならない.

③ 作業環境測定結果報告書は，所轄労働基準監督署長に報告する必要はない.

(6) 大規模修繕等後のホルムアルデヒドの測定（事務所則7条の2）

室の建築，大規模の修繕又は大規模の模様替えを行ったときは，当該室の使用開始後所定の時期に1回，当該室における空気中のホルムアルデヒドの濃度について，測定しなければならない.

（注）所定の時期とは，建築等を完了し，当該室の使用を開始した日以後最初に到来する6月から9月までの期間をいう.

(7) 測定方法（事務所則 8 条）

① 供給空気中の浮遊粉じん量：吹出し口で，ディジタル粉じん計で測定.

② 供給空気中及び室内の一酸化炭素及び二酸化炭素の濃度：検知管で測定.

③ 気温：0.5℃目盛の温度計で測定.

④ 室内の相対湿度：0.5℃目盛の乾湿球の湿度計で測定.

⑤ 室内の気流：毎秒 0.2m 以上の気流を測定することができる風速計で測定.

⑥ 一酸化炭素及び二酸化炭素の含有率，気温，相対湿度並びに気流：室の通常の使用時間中に，室内中央部の床上 75cm 以上 120cm 以下の位置において測定（ただし，ホルムアルデヒドのみは，床上 50cm 以上 150cm 以下の位置において測定）.

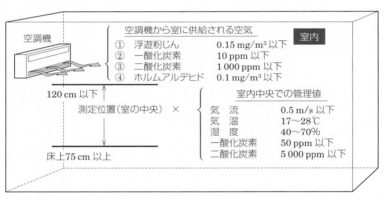

□ 図 1 □

(8) 点検等（事務所則 9 条）

① 機械による換気のための設備について，次のときに異常の有無を点検し，その結果を記録して，これを 3 年間保存しなければならない.

● はじめて使用するとき

● 分解して改造又は修理を行ったとき

● 2 月以内ごとに 1 回

わかるわかる！　機械による換気のための設備とは？

▶ 機械による換気のための設備とは，空調設備，機械換気設備，換気扇等の動力による換気のための設備すべてをいう.

(9) 空気調和設備内の各装置の点検，清掃等（事務所則9条の2）

空気調和設備を設けている場合は，病原体によって室の内部の空気が汚染されることを防止するため，次の措置を講じなければならない．

① 冷却塔及び冷却水について，原則として，1月以内ごとに1回，定期に，その汚れの状況を点検し，必要に応じ，その清掃，及び換水等を行うこと．

② 空気調和設備の加湿装置について，原則として，1月以内ごとに1回，定期に，その汚れの状況を点検し，必要に応じ，その清掃等を行うこと．

③ 空気調和設備内に設けられた排水受けについて，原則として，1月以内ごとに1回，定期に，その汚れ及び閉塞の状況を点検し，必要に応じ，その清掃等を行うこと．

④ 冷却塔，冷却水の水管及び加湿装置の清掃を，それぞれ1年以内ごとに1回，定期に，行うこと．

わかるわかる！　点検とは

▶加湿機等の水質の問題として，レジオネラ菌類等の病原体によって室の内部の空気が汚染されることを防止するため，冷却塔，加湿装置等について，定期に，点検を実施しなければならないとされている．

▶①から③に規定する「点検」は，目視等により行うことでよい．

▶④は，上記と異なり「点検」ではない．日常的な維持管理の如何に関わらず，1年以内ごとに1回，冷却水の完全換水を実施することが求められている．

(10) 照度等（事務所則10条）

① 室の作業面の照度を，作業の区分に応じて，表1の基準に適合させなければならない．ただし，感光材料の取扱い等特殊な作業を行う室については，この限りでない．

□ 表1 □

作 業 の 区 分	照 度 の 基 準
精 密 な 作 業	300 ルクス以上
普 通 の 作 業	150 ルクス以上
粗 な 作 業	70 ルクス以上

② 室の採光及び照明については，明暗の対照が著しくなく，かつ，まぶしさを生じさせない方法によらなければならない．

③ 室の照明設備について，6月以内ごとに1回，定期に，点検しなければならない．

(11) 騒音伝ぱの防止（事務所則 12 条）

カードせん孔機，タイプライターその他の事務用機器で騒音を発するものを，5台以上集中して同時に使用するときは，騒音の伝ぱを防止するため，しゃ音及び吸音の機能をもつ天井及び壁で区画された専用の作業室を設けなければならない．

(12) 清掃等の実施（事務所則 15 条）

① 日常行う清掃のほか，大掃除を 6 月以内ごとに 1 回，定期に，統一的に行うこと．

② ねずみ，昆虫類の発生場所，生息場所及び侵入経路並びにねずみ，昆虫等による被害の状況について，6 月以内ごとに 1 回，定期に，統一的に調査を実施し，当該調査の結果に基づき，ねずみ，昆虫等の発生を防止するため必要な措置を講ずること．

(13) 睡眠又は仮眠の設備（事務所則 20 条）

① 夜間，労働者に睡眠を与える必要のあるとき，又は労働者が就業の途中に仮眠することのできる機会のあるときは，適当な睡眠又は仮眠の場所を，男性用と女性用に区別して設けなければならない．

② 事業者は，前項の場所には，寝具，かやその他の必要な用品を備え，かつ，疾病感染を予防する措置を講じなければならない．

(14) 休養室等（事務所則 21 条）

常時 50 人以上又は常時女性 30 人以上の労働者を使用するときは，労働者が臥床することのできる休養室又は休養所を，男性用と女性用に区別して設けなければならない．

(15) 気積（事務所則 2 条）・便所（事務所則 17 条）

＊これらについては，安全衛生規則と内容は同じであるので，本編 2.1 節（49ページ），2.4 節（53 ページ）を参照されたい．

過去出題問題

1 （　）室の気温が 10℃以下の場合は，暖房等適当な温度調節の措置を講じなければならない．

2 （　）空気調和設備が設けられた事務室の空気環境の基準として，室に供給される空気中の浮遊粉じん量は，1 m³ 中に 0.5 mg 以下とする．

3（　）空気調和設備が設けられた事務室の空気環境の基準として，室に供給される空気中の二酸化炭素の含有率は，100万分の1000以下とする．

4（　）空気調和設備が設けられた事務室の空気環境の基準として，室に供給される空気中の一酸化炭素の含有率は，「100万分の100以下」とする．

類題 a（　）「100万分の50以下」では？

5（　）室に供給される空気1 m³中に含まれるホルムアルデヒド量は，0.1 mg以下とすること．

6（　）室内の気流は，毎秒1.0 m以下とする．

7（　）室内の気温は，「17℃以上28℃以下」になるように努める．

類題 a（　）「15℃以上26℃以下」では？

8（　）室内の相対湿度は，30%以上60%以下になるように努める．

9（　）石油ストーブ，ガスコンロ等を使用する室には，排気筒，換気扇等を設けなければならない．

10（　）室で使用している燃焼器具について，毎日，異常の有無を点検することは事業者に義務づけられていない．

類題 a（　）燃焼器具を使用するときは，発熱量が著しく少ないものを除き，毎日，異常の有無を点検しなければならない．

11（　）中央管理方式の空気調和設備を設けている事務室の作業環境測定は，2月以内ごとに1回，定期に，行わなければならない．

類題 a（　）中央管理方式の空気調和設備を設けた建築物内の事務室における空気中の一酸化炭素及び二酸化炭素の含有率については，2月以内ごとに1回，定期に，測定しなければならない．

12（　）空気調和設備を設けた事務室の作業環境測定を行ったときは，記録を作成し3年間保存しなければならない．

13（　）作業環境測定結果報告書を所轄労働基準監督署長へ提出する必要はない．

14（　）事務室の建築，大規模の修繕又は大規模の模様替えを行ったときは，事務室の使用開始後所定の時期に1回，その室における空気中のホルムアルデヒドの濃度について，測定しなければならない．

15（　）空気調和設備を設けている事務室の一酸化炭素及び二酸化炭素の含有率の測定は，検知管方式の検定器等により行う．

16（　）空気調和設備を設けている事務室の室温の測定は，1℃目盛の温度計により行う．

17（　）空気調和設備を設けている事務室の相対湿度の測定は，0.5℃目盛の乾湿球湿度計により行う．

18（　）空気調和設備を設けている事務室の気温の測定は，室の通常の使用時間中に，室の中央部の床上 75 cm 以上 120 cm 以下の位置で行う.

19（　）機械による換気のための設備について，定期点検の実施頻度は，6 月以内ごとに 1 回である.

20（　）空気調和設備について，2 月以内ごとに 1 回，定期に，異常の有無を点検することは事業者に義務づけられている.

21（　）空気調和設備内に設けられた排水受けについては，原則として，6 月以内ごとに 1 回，定期に，その汚れ及び閉塞（そく）の状況を点検し，必要に応じ，その清掃等を行わなければならない.

22（　）空気調和設備の加湿装置については，原則として，1 月以内ごとに 1 回，定期に，その汚れの状況を点検し，必要に応じ，その清掃等を行わなければならない.

23（　）空気調和設備の冷却塔，冷却水の水管及び加湿装置の清掃を，それぞれ 1 年以内ごとに 1 回，定期に，行わなければならない.

24（　）室の照明設備について，6 月以内ごとに 1 回，定期に，点検しなければならない.

25（　）事務用機器で騒音を発するものを 5 台以上集中して同時に使用する場合は，専用の作業室を設けなければならない.

26（　）常時男性 10 人，女性 35 人の労働者を使用する事業場では，労働者が臥床することのできる休養室又は休養所を，男性用と女性用に区別して設けなければならない.

27（　）常時男性 10 人，女性 25 人の労働者を使用する事業場では，労働者が臥床することのできる休養室又は休養所を，男性用と女性用に区別して設けなければならない.

解答

1	○	2	×	3	○	4	×	a	×	5	○	6	×
7	○	a	×	8	×	9	○	10	×	a	○	11	○	a	○
12	○	13	○	14	○	15	○	16	×	17	○	18	○	19	×
20	○	21	×	22	○	23	○	24	○	25	○	26	○	27	×

解説

2▶空気中の浮遊粉じん量は，0.15mg/m³ 以下である（事務所則 5 条）.

4▶一酸化炭素の含有率は，100 万分の 10 以下である（事務所則 5 条）.

6▶室内の気流は，毎秒 0.5m 以下である（事務所則 5 条）.

8 ▶ 室内の相対湿度は，40 %以上 70 %以下である（事務所則 5 条）．

10 ▶ 義務づけられている（事務所則 6 条）．

16 ▶ 室温の測定は，0.5 ℃目盛の温度計により行う（事務所則 8 条）．

19 ▶ 定期点検の実施頻度は，2 月以内ごとに 1 回である（事務所則 9 条）．

21 ▶ 排水受けの定期点検は，原則として，1 月以内ごとに 1 回である（事務所則 9 条の 2）．

27 ▶ 全従業員 50 人以上又は女性 30 人以上の要件のいずれかを満たしていないので，区別して設ける必要はない．

4.1　労働契約及び平均賃金

(1) 労働条件の明示（基準法 15 条）

① 労働契約の締結に際し，労働者に対して賃金，労働時間その他の労働条件を明示しなければならない．

② 明示された労働条件が事実と相違する場合は，労働者は，即時に労働契約を解除することができる．

(2) 労働契約での明示事項（労基則 5 条）

労働契約で必ず明示しなければならない事項は，次の 5 つの事項である．

● 労働契約の期間

● 就業の場所，従事すべき業務

● 労働時間（始業・終業の時刻等），休憩，休日，休暇等

● 賃金（賃金の決定，計算，支払方法，締切及び支払の時期等）

● 退職に関する事項

> **わかるわかる！　退職手当**
>
> ▶ 退職手当（退職金）や休職に関する事項は，必ず明示しなければならない事項ではない．

(3) 平均賃金（基準法 12 条）

平均賃金は，算定すべき事由の発生した日以前 3 箇月の賃金総額を，その期間の総日数で除したものである．

$$平均賃金 = \frac{算定すべき事由の発生した日以前 3 箇月の賃金総額}{その期間の総日数}$$

分母の"その期間の総日数"とは，暦日数のことである．

> **わかるわかる！　平均賃金の用途**
>
> ▶「平均賃金 30 日分の解雇予告手当」を支払う場合に，この 1 日分にあたる平均賃金は上式により算出した平均賃金を用いる．このほかに休業補償（労災により欠勤する場合の補償金）などを支払う場合にも，この平均賃金を用いる．

(4) 解雇制限（基準法 19 条）

次の期間は解雇してはならない．

① 労働者が業務上負傷し，又は疾病にかかり療養のために休業する期間及び
その後 30 日間.
② 産前産後の女性が休業する期間（基準法 65 条）及びその後 30 日間.
③ ただし，次の場合は，解雇しても労働基準法上違反にはならない.

●打切補償を支払う場合
●天災事変その他やむを得ない事由のために事業の継続が不可能となった場
合（この場合は，その事由について行政官庁の認定が必要）

> **わかるわかる！** 解雇制限
>
> ▶負傷が完全に治ゆしていなくても，いったん出勤したら，出勤後 30 日間経過す
> れば解雇することができる.
> ▶産後 8 週間休業した女性については，原則としてその後 30 日間は解雇してはな
> らない.
> ▶基準法でいう行政官庁とは，所轄労働基準監督署長のことである.

(5) 解雇の予告（基準法 20 条）

① 労働者を解雇しようとする場合は，少なくとも 30 日前にその予告をしな
ければならない. 30 日前に予告をしない場合は，30 日分以上の平均賃金を
支払わなければならない.

なお，予告の日数は，1 日について平均賃金を支払った場合は，その日数
を短縮することができる.

② ただし，次の場合は解雇予告を要しない（解雇予告手当も支払わなくてよ
い）.

●天災事変その他やむを得ない事由のために事業の継続が不可能となった場合
●労働者の責に帰すべき事由に基づいて解雇する場合
いずれの場合も，行政官庁の認定が必要である.

> **わかるわかる！** 解雇予告手当
>
> ▶労働者を解雇しようとする場合には，原則として少なくとも 30 日前にその予告
> をしなければならないが，例えば 16 日分の平均賃金（解雇予告手当）を支払えば，
> 予告は 14 日前に行って差し支えない.

(6) 解雇予告の適用除外（基準法 21 条）

次の場合は，解雇予告を要しない（解雇予告手当を支払わなくてもよい）.

●2 箇月以内の期間を定めて使用された者を，所定の期間内に解雇する場合

●季節的業務に４箇月以内の期間を定めて使用された者を，所定の期間内に解雇する場合

●試みの使用期間中の者を，雇い入れてから14日以内に解雇する場合

いずれの場合も，行政官庁の認定は不要である（この点，上記（5）項②と異なるので混同しないように！）．

わかるわかる！　所定の期間

▶「所定の期間」とは，最初の契約時の期間をいう．例えば，「２箇月以内の期間を定めて使用された者を，所定の期間内に解雇」の場合，最初に「１箇月契約」と定めれば，所定の期間は「１箇月」となる．

過去出題問題

1（　）平均賃金は，算定すべき事由の発生した日「以前３箇月の賃金総額を，その期間の労働日数で除した」ものである．

類題　a（　）「以前３箇月の賃金総額を，その期間の総日数で除した金額の100分の60で除した」では？

b（　）「以前３箇月の賃金総額を，その期間の所定労働日数で除した」では？

c（　）「以前３箇月の賃金総額を，その期間の総日数で除した」では？

d（　）「以前３箇月の賃金総額から，家族手当及び通勤手当を差し引いたものを，その期間の労働日数で除した」では？

2（　）労働者が業務上の疾病にかかり療養のために休業する期間及びその後30日間は，原則として解雇してはならない．

3（　）業務上の負傷をし，療養のため休業していた労働者については出勤しても30日間は解雇できないが，その後も負傷が完全に治ゆするまでは解雇してはならない．

4（　）使用者は，女性労働者が，法令に基づき産前産後休業する期間及びその後30日間は解雇してはならない．

5（　）産後６週間休業していた女性労働者については，その後30日間は解雇してはならないが，産後８週間休業していた者については，その後14日が経過すれば解雇できる．

6（　）労働者を解雇しようとする場合には，原則として少なくとも30日前にその予告をしなければならないが，15日分の平均賃金を支払えば予告は15日前

に行って差し支えない.

7（　）労働者の責に帰すべき事由により，予告手当を支払わずに労働者を即時解雇しようとするときは，所轄労働基準監督署長の認定を受けなければならない.

8（　）試みの使用期間中の者を雇い入れてから14日以内に解雇するときは，解雇の予告を行わなくてもよい.

解答	1	×	a	×	b	×	c	○	d	×	2	○	3	×
4	○	5	×	6	○	7	○	8	○					

解説

1▶ここでは類題 c が正解であるので，違いを把握すること（基準法 12 条）.

3▶「休業する期間及びその後 30 日間は解雇してはならない」という定め（基準法 19 条）であり，負傷が完全に治ゆしていなくても，いったん出勤したら，出勤後 30 日間経過すれば解雇することができる.

5▶産後休業期間が 6 週間であろうと 8 週間であろうと，その女性労働者が職場復帰した日から 30 日間が経過していなければ解雇してはならない（基準法 19 条，65 条）.

4.2 労働時間，変形労働時間制，休日及び年次有給休暇等

（1）労働時間（基準法 32 条）

① 休憩時間を除き 1 週間について 40 時間を超えて，労働させてはならない.

② 1 週間の各日については，労働者に，休憩時間を除き 1 日について 8 時間を超えて，労働させてはならない.

> **わかるわかる!** 労働時間の大原則
>
> ▶この基準法 32 条が，労働時間の大原則である. 事業運営上やむを得ず，時間外労働や休日労働等，各種勤務形態の変更が必要になった場合の例外規定として，基準法 36 条及び 32 条の 2 から 32 条の 5 までを始めとしたさまざまな規定が定められているわけである.

（2）1 箇月単位の変形労働時間制（基準法 32 条の 2）

労働者の過半数で組織する労働組合，若しくはその労働組合がない場合におい

て労働者の過半数を代表する者との書面による協定（労使協定という）により，又は就業規則その他これに準ずるものにより，1箇月以内の期間を平均し1週間当たりの労働時間が法定労働時間（40時間）を超えない定めをしたときは，その定めにより，特定された週において1週の法定労働者時間を超えて，又は特定された日において8時間を超えて労働させることができる．

① この制度に関する定めをした労使協定は，所轄労働基準監督署長に届け出る必要がある．また，就業規則で定めた場合は，常時使用する労働者数が10人以上の事業場であれば就業規則の届出が必要となる．

② この制度を採用した場合であっても，妊娠中又は産後1年を経過しない女性（「妊産婦」という）が請求した場合には，監督又は管理の地位にある者等労働時間に関する規定の適用除外者の場合を除き，当該女性に対して法定労働時間を超えて労働させることはできない（基準法66条，83ページ）．

③ この制度で労働させる場合には，育児を行う者等特別の配慮を要する者に対して，これらの者が育児等に必要な時間を確保できるような配慮をしなければならない（労規則12条の6）．

わかるわかる！　1箇月単位の変形労働時間制

▶1箇月以内の一定期間（1箇月でも4週間でも2週間でもよい）を決めて，この決めた期間内における労働時間の週平均時間が40時間以内であれば，ある日又はある週が法定労働時間を超えていても違反とはしない制度である．

▶この制度の定め方は2通りあって，1つは労使協定，もう1つは就業規則による方法である．その事業場の労働者が何人であっても労使協定は監督署に届出が必要である．一方，後者の場合は，就業規則そのものが労働者10人以上で届出義務が発生する（86ページ）が，逆に10人未満であれば届出は要しない．

▶この制度を定めた事業場であっても，妊産婦（83ページ）に，法定労時間を超えて労働させたり休日労働をさせたりしてはいけない．また，育児を行う者については上記③の特例が定められている．

▶監督又は管理の地位にある者など，労働時間に関する規定の除外者（基準法41条，75ページ）にはこの制度は適用されない．

(3) 1年単位の変形労働時間制（基準法32条の4，32条の4の2）

① 労使協定により，対象期間やその期間の労働時間等（詳細は省略）を定め，その対象期間を平均し1週間当たりの労働時間が40時間を超えない範囲内において，当該協定で定めるところにより，特定された週において40時間

又は特定された日において8時間を超えて，労働させることができる．

② （2）項の1箇月単位の変形労働時間制①を適用する．

③ （2）項の1箇月単位の変形労働時間制②を適用する．

④ （2）項の1箇月単位の変形労働時間制③を適用する．

わかるわかる！　1年単位の変形労働時間制

▶基本的には「1箇月単位の変形労働時間制」と同じであるが，異なる点は対象期間である．1年単位の変形労働時間制は1箇月を超えれば2箇月でもよいし，1年以下であれば何箇月でもよい．しかし，実際上は，上限の1年を対象期間とすることが圧倒的に多い．期間が長い方が，時間外労働のやりくりの調整がしやすいからである．

(4) フレックスタイム制（基準法32条の3）

① 就業規則等により，その労働者に係る始業及び終業の時刻をその労働者の決定に委ねることとした労働者については，労使協定により，次のa.～c.に掲げる事項を定めたときは，b.の清算期間として定められた期間を平均し1週間当たりの労働時間が法定労働時間（40時間）を超えない範囲内において，1週間において法定労働時間（週40時間又は1日8時間）を超えて，労働させることができる．

a. この条の規定による労働時間により労働させることができることとされる労働者の範囲

b. 清算期間（その期間を平均し1週間当たりの労働時間が法定労働時間（40時間）を超えない範囲内において労働させる期間をいい，3箇月以内の期間に限るものとする．

c. 清算期間における総労働時間

② フレックスタイム制に係る労使協定は，清算期間が1箇月以内の場合は所轄労働基準監督署長に届け出る必要はないが，1箇月を超える場合は届け出なければならない．

③ フレックスタイム制の場合，妊娠中又は産後1年を経過しない女性（妊産婦）についても労働をさせることができる．

わかるわかる！　フレックスタイム制

▶毎日の始業及び終業の時刻を労働者の自主管理に委ねる制度であるが，過重労働にならないように，清算期間というものを定める．この清算期間内の週当たり平

均労働時間が 40 時間を超えないようにすることが必要. なお清算期間は長くても 1 箇月とすること.

(平成 31 年 (2019 年) 4 月 1 日施行の法改正により, 従来の 1 箇月が 3 箇月になった.)

(5) 災害等による臨時の必要がある場合の時間外労働等 (基準法 33 条)

　災害その他避けることのできない事由によって, 臨時の必要がある場合においては, 行政官庁の許可を受けて, その必要の限度において法定労働時間を延長し, 又は休日に労働させることができる. ただし, 事態急迫のために行政官庁の許可を受ける暇がない場合においては, 事後に遅滞なく届出をしなければならない.

わかるわかる! 非常災害

　▶非常災害の場合は, 緊急事態の措置として, たとえ労使協定 (36 協定) がなくても, 1 日 8 時間を超えて労働させることができる. ただし, その場合は行政官庁の許可 (事態急迫のときは, 事後届出でもよい) が必要.

(6) 休憩 (基準法 34 条)

① 　労働時間が 6 時間を超える場合においては少なくとも 45 分, 8 時間を超える場合においては少なくとも 1 時間の休憩時間を労働時間の途中に与えなければならない.

② 　休憩時間は, 原則として, 一斉に与えなければならない.

③ 　休憩時間を自由に利用させなければならない.

わかるわかる! 休憩時間

　▶ 8 時間労働は 45 分の休憩を与えればよい. 8 時間を超える場合に 1 時間の休憩となる点に注意.

(7) 休日 (基準法 35 条)

① 　労働者に対して, 毎週少なくとも 1 回の休日を与えなければならない.

② 　ただし, 4 週間を通じ 4 日以上の休日を与えれば, 週 1 回の休日を与えなくてもよい.

③ 　休日振替と代休は異なるものである.

●休日振替は, 事前に計画的に休日を振り替えることをいう (事前の振替).

●代休は, 定休日に緊急的に出勤させ, 後で別の日に休日を与えることをいう (事後の振替).

わかるわかる! 休日振替と代休等

　▶業務の都合により休日に出勤させて代休を与えた場合は休日労働に該当し, 割増

賃金分を支払わなければならない（これが，計画的な休日振替であれば，割増賃金は支払わなくてもよい）.

▶「国民の休日」は，労働基準法の休日ではない．したがって，法定休日というものではない.

▶休日は，4週間を通じ4日以上の休日を与えれば，週1回の休日を与えなくてもよい.

(8) 時間外及び休日の労働（基準法36条，則16条）

① 労使協定をし，これを行政官庁に届け出た場合においては，その協定で定めるところによって労働時間を延長し，又は休日に労働させることができる．労使協定において，次に掲げる事項を定めなければならない（例示）.

a. 労働時間を延長し，又は休日に労働させることができることとされる労働者の範囲.

b. 対象期間（労働時間を延長し，又は休日に労働させることができる期間をいい，1年間に限る）.

c. 労働時間を延長し，又は休日に労働させることができる場合（時間外労働の限度時間は，1箇月について45時間及び1年について360時間．1年単位の変形労働時間制においては1箇月について42時間，1年について320時間）.

② 定められた様式（「時間外労働 休日労働 に関する協定届」）により，所轄労働基準監督署長に届出をしなければならない．届出用紙に記入しなければならない項目を例示する.

a. 時間外・休日労働をさせる必要のある具体的事由，業務の種類，労働者数並びに1日及び1日を超える一定の期間における延長時間，休日労働日数.

b. 協定の有効期間（1年間が多い）.

わかるわかる！ 36協定

▶この労使協定は，基準法36条を根拠にしているところから「36（さぶろく）協定」といわれているが，この協定をしない限り，1日について8時間を超えて労働させることはできない（ただし，例外として非常災害のときは，労使協定がなくても時間外労働をさせることができる．基準法33条参照）.

(9) 時間外，休日及び深夜の割増賃金（基準法37条）

① 法定労働時間を延長し，又は休日に労働させた場合においては，その時間

又はその日の労働については，割増賃金を支払わなければならない．

（割増率は，時間外労働は2割5分以上，休日労働は3割5分以上）

② 午後10時から午前5時までの間において労働させた場合においては，その時間の労働については，割増賃金を支払わなければならない．

（割増率は，深夜労働は2割5分以上）

③ 家族手当，通勤手当，賞与などは，割増賃金の基礎となる賃金に算入しなくてもよい．

④ 賃金が出来高払制によって定められている場合であっても，時間外労働に対しては割増賃金を支払わなければならない．これは出来高払制をとっていても労働者である以上は，法定労働時間を超えれば基準法37条が適用されるからである．

⑤ 1日の労働時間が8時間に満たない労働者であっても，深夜に労働させた場合は割増賃金を支払わなければならない．要するに深夜にわずか1時間だけ労働させた場合でも，その深夜労働に対する割増賃金は支払わなければならないということである．

わかるわかる！ 家族手当・通勤手当と割増賃金の算出

▶時間外労働や休日労働などをさせた場合，割増賃金額の算出に際しては，賃金総額から，家族手当や通勤手当を差し引いた額に対して2割5分の割増をつければよいということである．

(10) 時間計算（基準法38条）

労働時間は，事業場を異にする場合においても，労働時間に関する規定の適用については通算する．

わかるわかる！ 時間計算

▶例えば，派遣会社の社員が，午前中A社で働き，午後B社で働く場合は，1日の労働時間の計算として，A社とB社の労働時間を合計する．

▶C社で6時間，D社で3時間働いた場合，合計9時間となり，超過勤務をさせたほうのD社の事業主に1時間分の割増賃金支払義務が生ずることになる．

(11) みなし労働時間制（基準法38条の2）

労働者が労働時間の全部又は一部について事業場外で業務に従事した場合において，労働時間を算定し難いときは，所定労働時間労働したものとみなす．ただし，その業務を遂行するためには通常所定労働時間を超えて労働することが必要

となる場合においては，その業務の遂行に通常必要とされる時間労働したものと
みなす（この場合は，労使協定を結び，行政官庁への届出をしなければならない）.

(12) 年次有給休暇（基準法39条）

①　その雇入れの日から起算して6箇月間継続勤務し全労働日の8割以上出
勤した労働者に対して，継続し，又は分割した10労働日の有給休暇を与え
なければならない.

②　1年6箇月以上継続勤務した労働者に対しては，雇入れの日から起算して
6箇月を超えて継続勤務する日から1年継続勤務ごとに，表1の日数の有給
休暇を与えなければならない.

□ 表1 □

継続勤続年数	6箇月	1年6箇月	2年6箇月	3年6箇月	4年6箇月	5年6箇月	6年6箇月以上
有給日数	10	11	12	14	16	18	20

③　通常の労働者に比べ，所定労働日数が少ない（週4日以下又は年216日
以下）者であって，かつ，所定労働時間が週30時間未満の者に対しては，
雇入れの日から起算して6箇月を超えて勤務する日から1年勤務ごとに，
表2の日数の有給休暇を与えなければならない.

□ 表2 □

週所定労働日数	1年間の所定労働日数	6箇月	1年6箇月	2年6箇月	3年6箇月	4年6箇月	5年6箇月	6年6箇月以上
4日	216日まで	7	8	9	10	12	13	15
3日	168日まで	5	6	6	8	9	10	11
2日	120日まで	3	4	4	5	6	6	7
1日	72日まで	1	2	2	2	3	3	3

④　使用者は，有給休暇を労働者の請求する時季に与えなければならない. た
だし，請求された時季に有給休暇を与えることが事業の正常な運営を妨げる
場合においては，他の時季にこれを与えることができる.

⑤　使用者は労使協定（労働者の過半数を代表する者との書面による協定）を締
結すれば，有給休暇の日数のうち5日を超える部分については，計画的付与
とすることができる. なお，この労使協定は，行政官庁への届出は不要である.

⑥　労使協定により，時間単位で年次有給休暇を与える対象労働者の範囲，そ
の日数（5日以内に限る）等を定めた場合において，対象労働者が請求した
ときは，年次有給休暇の日数のうち当該協定で定める日数について時間単位

で与えることができる.

⑦　使用者は，有給休暇の付与日数が 10 労働日以上である労働者に対して，有給休暇の日数のうち 5 日については，毎年（基準日から 1 年以内の期間に），労働者ごとにその時季を定めることにより与えなければならない．ただし，既に 5 日以上の請求・取得している労働者に対しては，使用者による時季指定をする必要はなく，またすることもできない．

　　また，使用者は，時季指定にあたっては，あらかじめ労働者の意見を聴取しなければならない．かつ，聴取した意見を尊重するように努めなければならない．

⑧　年次有給休暇付与の可否を決めるにあたって，算定期間中に次の事由により，各々の法令で定められた範囲内で，休業した期間は出勤扱いとする．

●業務上負傷し，又は疾病にかかり療養のために休業した期間

●育児休業，介護休業によって休業した期間

●産前産後の女性が休業した期間

⑨　有給休暇の期間については，原則として，就業規則その他これに準ずるもので定めるところにより，平均賃金（64 ページ（3）項）又は所定労働時間労働した場合に支払われる通常の賃金を支払わなければならない．

⑩　年次有給休暇の請求権は，これを 2 年間行使しなければ時効によって消滅する．この年次有給休暇の請求権は，基準法 115 条（91 ページ）のうちの，「その他の請求権」に該当する．

わかるわかる！ **有給休暇の付与日数，休業期間の計算，計画的付与，比例付与**

▶雇入れ後 6 箇月間継続勤務した者が 8 割以上出勤（この 6 箇月の中で，⑧の休業期間があれば，その期間は出勤扱いとして計算する）していれば，その後 1 年間に 10 日の有給休暇を付与する．これが最初の付与となる．

▶その後は 1 年勤務ごとに出勤率を計算（上記同様に⑧を適用）し，直前の 1 年間で 8 割以上の出勤率があれば勤続年数に応じて，表 1 又は表 2 で示された日数を付与する．もし，8 割未満であればその年の有給休暇の付与はゼロとなる．

▶有給休暇の計画的付与とは，会社が強制的に有給休暇を取得させる制度である．例えば 12 日の有給休暇がある者は，5 日間は個人の自由に使えるが，5 日を超える部分，すなわち残り 7 日間については会社が計画的に休ませることができる（ただし，労使協定の締結が必要）．

▶通常の労働者に比べ所定労働日数の少ない，いわゆるパートタイム労働者は，そ

の所定労働日数に比例して表 2 のように有給休暇の付与日数も少なくなっている．これを比例付与という．なお，パート労働者といっても，週 30 時間未満であるが所定労働日数が週 5 日以上の者や，所定労働日数が週 4 日しかないが週 30 時間以上の者には，通常の労働者（正社員）と同じ表 1 の有給休暇を付与しなければならない．あくまでも週 4 日以下（又は年 216 日以下）で，かつ，週 30 時間未満の両方の条件を満たさなければ比例付与の対象とならない．

わかるわかる！ 年 5 日の有給休暇の確実な取得

▶⑦は，平成 31 年（2019 年）4 月にスタートした「働き方改革」の目玉の 1 つとして施行されたものである．有給休暇の制度はあるものの，同僚への気兼ねや請求することのためらい等の理由から，取得率が低調な現状に鑑み，この取得促進を目的としたものである．この規定は，年 10 日以上の有給休暇が付与される労働者（主に正社員対象．管理監督者も含む）について，たとえば，労働者本人は 3 日しか取得できそうにない場合，あとの 2 日は使用者が時期を指定して（労働者の意見を尊重して）取得させなければならないとしたものである．要するに，最低でも毎年 5 日は取得できるよう，使用者に義務づけをした制度である．

▶⑤の計画的付与と混同しないように！　⑤は労使協定が必要で，趣旨はこの上のわかるわかる！（上から 3 つ目の▶）に記した通り．⑦は，労使協定は不要で，最低限 5 回以上の有給を取得してもらうのが趣旨．

(13) 労働時間等に関する規定の適用除外（基準法 41 条）

次の者については，労働時間，休憩及び休日に関する労働基準法の規定を適用しない．

① 農業，畜産業，水産業従事者（林業を除く）

② 事業の種類にかかわらず，管理・監督の地位にある者又は機密の事務を取り扱う者

③ 監視又は断続的労働に従事する者で，使用者が行政官庁の許可を受けた者

わかるわかる！ 労働時間，休憩，休日に関する適用除外者

▶これらの人は，労働時間，休憩，休日については労働基準法が適用されないので，いくら働いても，時間外手当や休日出勤手当をもらえない（ただし，深夜勤務と有給休暇については，これらの人にも労働基準法を適用することになっている）．

過去出題問題

1（　）労働基準法に基づく1箇月単位の変形労働時間制に関する次の文中の
　　　　□□□内に入れるAからCの語句の組合せとして，正しいものは（1）～（5）
　　　　のうちどれか.
　　　　「労働者の過半数で組織する□A□，若しくはその□A□がない場合において
　　　　労働者の過半数を代表する者との書面による協定により，又は□B□その他こ
　　　　れに準ずるものにより，1箇月以内の一定の期間を平均し1週間当たりの労働時
　　　　間が法定労働時間を超えない定めをしたときは，その定めにより，特定された週
　　　　において1週の法定労働時間を超えて，又は特定された日において□C□労働
　　　　させることができる.」

	A	B	C
(1)	労使委員会	労働協約	8時間を超えて
(2)	労働組合	労働協約	10時間まで
(3)	労使委員会	労働協約	10時間まで
(4)	労働組合	就業規則	8時間を超えて
(5)	労使委員会	就業規則	8時間を超えて

2（　）1箇月単位の変形労働時間制を採用する場合には，労使協定又は就業規則
　　　　により，1箇月以内の一定の期間を平均し1週間当たりの労働時間が40時間を
　　　　超えないこと等，この制度に関する定めをする必要がある.

3（　）1箇月単位の変形労働時間制を採用した場合には，この制度に関する定め
　　　　により特定された週又は日において1週40時間又は1日8時間を超えて労働
　　　　させることができる.

4（　）1箇月単位の変形労働時間制に関する定めをした労使協定は，所轄労働基
　　　　準監督署長に届け出る必要はないが，就業規則は届け出る必要がある.

5（　）1箇月単位の変形労働時間制を採用した場合であっても，妊娠中又は産後
　　　　1年を経過しない女性が請求した場合には，監督又は管理の地位にある者等労働
　　　　時間に関する規定の適用除外者の場合を除き，当該女性に対して法定労働時間を
　　　　超えて労働させることはできない.

6（　）1箇月単位の変形労働時間制で労働させる場合には，育児を行う者等特別
　　　　の配慮を要する者に対して，これらの者が育児等に必要な時間を確保できるよう
　　　　な配慮をしなければならない.

7（　）フレックスタイム制を採用するためには，就業規則により始業及び終業の

時刻を労働者の決定に委ねる旨を定め，かつ，労使協定により対象となる労働者の範囲，清算期間，清算期間における総労働時間等を定める必要がある．

8（ ）フレックスタイム制を採用した場合には，清算期間を平均し1週間当たりの労働時間が40時間を超えない範囲内において，1日8時間又は1週40時間を超えて労働させることができる．

9（ ）フレックスタイム制の清算期間は，1箇月以内の期間に限るものとする．

10（ ）フレックスタイム制に係る労使協定は，所轄労働基準監督署長に届け出る必要はない．

11（ ）妊娠中又は産後1年を経過しない女性については，フレックスタイム制による労働をさせることはできない．

12（ ）災害その他避けることのできない事由により臨時の必要がある場合は，行政官庁への事前の許可又は事後の届出により，必要の限度で休日労働をさせることができる．

13（ ）労働時間が8時間を超える場合には，「少なくとも1時間」の休憩時間を労働時間の途中に与えなければならない．

類題 a（ ）「少なくとも45分」では？

14（ ）所定労働時間が7時間30分である事業場において，延長する労働時間が1時間であるときは，少なくとも45分の休憩時間を労働時間の途中に与えなければならない．

15（ ）業務の都合により休日に出勤させても代休を与えれば休日労働とはならない．

16（ ）4週間を通じて4日以上の休日を定めて与えれば，週1回の休日を与えなくてもよい．

17（ ）「国民の祝日」は，労働基準法上の休日である．

18（ ）時間外労働の協定をしない限り，いかなる場合も1日について8時間を超えて労働させることはできない．

19（ ）1日8時間を超えて労働させることができるのは，時間外労働の協定を締結し，これを所轄労働基準監督署長に届け出た場合に限られている．

20（ ）時間外・休日労働に関する労使協定には，時間外・休日労働をさせる必要のある具体的事由，業務の種類，労働者の数並びに1日及び1日を超える一定の期間における延長時間又は休日労働日数について，定めなければならない．

21（ ）時間外・休日労働に関する労使協定には，労働協約による場合を除き，有効期間の定めをする必要がある．

22（ ）所定労働時間内であっても，深夜労働には割増賃金を支払わなければな

らない.

23 （　）時間外労働が深夜に及ぶ場合は，時間外労働及び深夜労働に対する割増賃金を支払わなければならない.

24 （　）休日労働が 1 日 8 時間を超えても，深夜に及ばない場合は休日労働に対する割増賃金のみを支払えばよい.

25 （　）1 日の労働時間が 8 時間に満たない労働者については，深夜に労働させても割増賃金を支払う必要はない.

26 （　）「通勤手当」は，割増賃金の基礎となる賃金に算入しなければならない.

類題　a （　）「夏季と年末に支給される賞与」では？

　　　b （　）「家族手当」では？

27 （　）賃金が出来高払制によって定められているときは，時間外労働に対して割増賃金を支払う必要はない.

28 （　）事業場を異にする場合，労働時間に関する規定の適用については，労働時間を通算する.

29 （　）労働時間の全部又は一部について事業場外で業務に従事した場合において，労働時間を算定し難いときは，原則として，所定労働時間労働を行ったものとみなす.

30 （　）事業場外で労働時間を算定し難い業務に従事した場合は，すべて所定労働時間労働したものとみなさなければならない.

31 （　）労働者が，入社後 1 年 6 箇月間継続勤務したが，1 年間の全労働日の81％しか勤務しなかったので，年次有給休暇を付与しなかった.

32 （　）所定労働日数週 4 日，所定労働時間 1 日 6 時間勤務のパートタイム労働者が，入社後 6 箇月間で全労働日の 95％勤務したので，7 日の年次有給休暇を与えた.

33 （　）週所定労働時間が 30 時間以上の労働者が，「6 年 6 箇月以上勤務」し，直近の 1 年間に全労働日の 8 割以上出勤した労働者には，年次有給休暇を 15日与えなければならない.

類題　a （　）「5 年 6 箇月」では？

　　　b （　）「3 年 6 箇月」では？

34 （　）労働者の過半数を代表する者との書面による協定を行って，年次有給休暇が 10 日以上の労働者について夏季連続 3 日の期間を計画的年次有給休暇取得日とした.

35 （　）年次有給休暇を請求されたが，その時季は特に業務繁忙で，事業の正常な運営が妨げられるため，他の時季に変更した.

36（　）年次有給休暇付与の可否を決めるにあたって，算定期間中に介護休業した期間を出勤扱いにした.

37（　）年次有給休暇の期間中は，平均賃金の 80％以上の手当を支払う必要がある.

38（　）労働者の過半数で組織する労働組合又は労働者の過半数を代表する者との書面による協定により，年次有給休暇のうち 5 日を超える部分については，時季を定めて計画的に与えることができる.

39（　）労使協定により，時間単位で年次有給休暇を与える対象労働者の範囲，その日数（5 日以内に限る）等を定めた場合において，対象労働者が請求したときは，年次有給休暇の日数のうち当該協定で定める日数について時間単位で与えることができる.

40（　）育児休業又は介護休業で休業した期間は，年次有給休暇付与の可否を決めるにあたっては，継続勤務した期間から除いて算定することができる.

41（　）年次有給休暇の期間については，原則として，最低賃金又は平均賃金の 100 分の 60 の額の手当を支払わなければならない.

42（　）年次有給休暇の請求権は，これを 1 年間行使しなければ時効によって消滅する.

43（　）事業の種類にかかわらず，「監督又は管理の地位にある労働者」については，所轄労働基準監督署長の許可を受けなくても労働時間に関する規定は適用されない.

類題　a（　）「機密の事務を取り扱う労働者」では？

44（　）監視又は断続的労働に従事する労働者であって，所轄労働基準監督署長の許可を受けたものについては，労働時間，休憩及び休日に関する規定は適用されない.

解　答		1	(4)	2	○	3	○	4	×	5	○	6	○	7	○
8	○	9	×	10	×	11	×	12	○	13	○	a	×	14	×
15	×	16	○	17	×	18	×	19	×	20	○	21	○	22	○
23	○	24	○	25	×	26	×	a	×	b	×	27	×	28	○
29	○	30	×	31	×	32	○	33	×	a	×	b	×	34	○
35	○	36	○	37	×	38	○	39	○	40	×	41	×	42	×
43	○	a	○	44	○										

解 説

4 ▶ 労使協定も所轄労働基準監督署長に届け出る必要がある（基準法32条の2）.

9 ▶ 清算期間は，最長3箇月である.

10 ▶ 清算期間が1箇月以内の場合は所轄労働基準監督署長に届け出る必要はないが，1箇月を超える場合は届け出なければならない.

11 ▶ 妊娠中又は産後1年を経過しない女性については，フレックスタイム制の場合は労働をさせることができる.

14 ▶ 実労働時間が8時間30分になるので，少なくとも1時間の休憩時間を労働時間の途中に与えなければならない.

15 ▶ 休日振替であれば休日労働にならないが，代休では休日労働になる（基準法35条）.

17 ▶ このような定めはない.

18 ▶ 災害等による臨時の必要がある場合は，時間外労働の協定をしていなくても，1日について8時間を超えて労働させることはできる（基準法33条）.

19 ▶ 1日8時間を超えて労働させることができるのは，時間外労働の協定が締結されていることが原則として必要である．しかし，例外として災害時等による臨時の必要性がある場合は協定が締結されていなくても労働させることができる（基準法33条）.

24 ▶ （注：休日労働で時間外労働をした場合は，休日労働に対する割増賃金を支払うだけでよい．時間外労働に対する割増賃金をさらに支払う必要はない.）

25 ▶ 1日の労働時間が8時間に満たない労働者であっても，深夜に労働させた場合は割増賃金を支払わなければならない（基準法37条）.

26 ▶ 通勤手当は，割増賃金の基礎となる賃金に算入しなくてもよい（基準法37条）.

27 ▶ 出来高払制をとっていても，労働者である以上は，法定労働時間を超えれば基準法37条が適用され，割増賃金を支払わなければならない.

30 ▶ すべての場合，所定労働時間労働したものとみなすわけではない．その業務を遂行するためには通常所定労働時間を超えて労働することが必要となる場合においては，労使協定により，その業務の遂行に通常必要とされる時間労働したものとみなすというケースもあるからである（基準法38条の2）.

31 ▶ 1年間の出勤率が 80％以上であるので，1年6箇月間継続勤務した者には 11 日の有給休暇を付与しなければならない（基準法 39 条）.

33 ▶ 週所定労働時間が 30 時間の労働者は，73 ページ表1が適用されるので，年次有給休暇を 20 日与えなければならない.

   33a ▶ <u>18 日</u>である.

   33b ▶ <u>14 日</u>である.

37 ▶ 年次有給休暇の期間中の賃金は，原則として2通りあるが，平均賃金で支払う場合は，平均賃金を支払わなければならない（平均賃金の 80％では足りない）（基準法 39 条）.

40 ▶ 育児休業，介護休業で休業した期間は，年次有給休暇付与の可否を決める出勤率を算出するにあたって，その期間は出勤扱いとすることになっているので，設問のように，除いて算出しない.

41 ▶ 年次有給休暇の期間については，原則として，<u>平均賃金又は所定労働時間労働した場合に支払われる通常の賃金</u>を支払わなければならない.

42 ▶ 年次有給休暇の請求権は，これを2年間行使しなければ時効によって消滅する（基準法 115 条）.年次有給休暇の請求権は，基準法 115 条（91 ページ）のうちの，「その他の請求権」に該当する.

4.3 　年　少　者

(1) 労働時間及び休日（基準法 60 条）

①　満 18 歳に満たない者（年少者）については，次の事項は適用できない.

●変形労働時間制（1箇月単位，1年単位，1週間単位）及びフレックスタイム制

● 36 協定による時間外労働

●休日労働

わかるわかる!　**満 18 歳に満たない者は休日労働不可**

▶事業場が休日労働に関する協定の届出（36 協定）をしていても，満 18 歳未満の者には適用できないため，休日労働をさせることはできない.

(2) 深夜業（基準法 61 条）

満 18 歳に満たない者を深夜（午後 10 時から午前5時までの間）において使

用してはならない．ただし，交替制によって使用する満16歳以上の男性については，この限りでない．

過去出題問題

1（　）休日労働に関する協定の届出をすれば，「満16歳以上の男性」を休日に労働させることができる．

解答 1 ×

解説

1▶休日労働に関する協定の届出をしていても，満18歳未満の者にはこの協定が適用できないため，休日に労働させることができない（基準法60条）．

4.4 女　性

(1) 妊産婦等に係る危険有害業務の就業制限（基準法64条の3）

妊娠中の女性及び産後1年を経過しない女性（以下「妊産婦」という）を，有害な業務に就かせてはならない．

(2) 産前産後（基準法65条）

① 6週間（多胎妊娠の場合にあっては，14週間）以内に出産する予定の女性が休業を請求した場合においては，その者を就業させてはならない．

② 産後8週間を経過しない女性を就業させてはならない．ただし，産後6週間を経過した女性が請求した場合は，その者について医師が支障がないと認めた業務に就かせることは，差し支えない．

③ 妊娠中の女性が請求した場合は，ほかの軽易な業務に転換させなければならない．

わかるわかる！ 産前産後の就業

▶産前の場合は，本人が休業を請求しなければ，極端にいえば出産直前まで就業させてもよい．

▶しかし，産後は，6週間までは就業させてはならない．6週経過後は本人の請求があって医師が認めた場合のみ就業させてもよい．原則は8週までは就業させないこと．

(3) 妊産婦の就業制限（基準法66条）

① 妊産婦が請求した場合は，1箇月単位，1年単位及び1週間単位の変形労働時間制を採用した場合であっても，法定労働時間（1週間について40時間，1日について8時間）を超えて労働させてはならない（ただし，フレックスタイム制のみは適用外である）．

② 妊産婦が請求した場合は，非常災害時等（基準法33条（70ページ））や36協定（基準法36条（71ページ））の規定にかかわらず，時間外労働をさせてはならず，又は休日に労働させてはならない．

③ 妊産婦で管理又は監督の地位にある者は，①，②については適用されない．

④ 妊産婦が請求した場合は，妊産婦の管理又は監督の地位にある者を含めて，深夜業をさせてはならない．

わかるわかる！　妊産婦の就業制限は本人請求によることなど

▶基準法66条は，あくまでも本人の「したくない」という請求があった場合の規定であって，請求がなければ時間外労働，休日労働，深夜業をさせても労働基準法違反にはならない．

▶妊産婦のうち，監督又は管理の地位にある者等の労働時間等に関する適用除外（基準法41条，75ページ）の者については，労働時間に関する規定が適用されないため，たとえ本人の請求があっても上記①，②の時間外労働や休日労働をさせることができる．ただし，④の深夜業については適用され，本人が請求した場合は深夜業をさせてはならない．

(3) 育児時間（基準法67条）

① 生後満1年に達しない生児を育てる女性は，基準法34条の休憩時間（70ページ）のほか，1日2回各々少なくとも30分，その生児を育てるための時間を請求することができる．

② 使用者は，上記の育児時間中は，その女性を使用してはならない．

③ 育児時間を請求しない女性労働者に対しては，育児時間を与えなくてもよい．

④ 育児時間は，育児時間を請求することができる女性労働者が請求するとき

に与えなければならない.

⑤　育児時間は，必ずしも有給としなくてもよい.

> **わかるわかる！**　**育児時間**
> ▶１日２回でなくて，一括して１時間を請求することができる.
> ▶この条文は１日８時間労働を想定しているものであり，１日４時間以内の労働の場合は１日１回30分の付与でよい.
> ▶育児時間を有給とするか無給とするかは，法律上定めがなく自由とされている.
> ▶この条文は，もともと授乳のための時間を確保するためのものであったため，今は育児時間と名称は変わったものの，男性には適用されない条文のまま残っている.

(4) 生理日の就業が著しく困難な女性に対する措置（基準法68条）

　生理日の就業が著しく困難な女性が休暇（生理休暇という）を請求したときは，その者を生理日に就業させてはならない.

過去出題問題

1（　）使用者は，８週間（多胎妊娠の場合にあっては，12週間）以内に出産する予定の女性が休業を請求した場合においては，その者を就業させてはならない.また，使用者は，原則として，産後６週間を経過しない女性を就業させてはならない.

2（　）１箇月単位や１年単位の変形労働時間制を採用した場合であっても，妊娠中又は産後１年を経過しない女性が請求した場合には，監督又は管理の地位にある者等労働時間に関する規定の適用除外者の場合を除き，当該女性に対して法定労働時間を超えて労働させることはできない.

3（　）１箇月単位の変形労働時間制の制度を採用した場合であっても，妊娠中又は産後１年を経過しない女性については，法定労働時間を超えて延長する労働時間は１日について２時間以内に限られている.

4（　）時間外・休日労働に関する労使協定を締結し，これを所轄労働基準監督署長に届け出ている場合であっても，妊産婦が請求した場合には，管理監督者等の場合を除き，時間外・休日労働をさせてはならない.

5（　）フレックスタイム制を採用している場合であっても，妊産婦が請求した場合には，管理監督者等の場合を除き，フレックスタイム制による労働をさせては

ならない.

6（　）妊産婦が請求した場合には，管理監督者等の場合であっても，深夜業をさせてはならない.

7（　）生後満2年に達しない生児を育てる女性労働者は，育児時間を請求することができる.

8（　）育児時間は，休憩時間とは別の時間として請求することができる.

9（　）育児時間は，原則として，1日2回，1回当たり少なくとも30分の時間を請求することができる.

10（　）育児時間を請求しない女性労働者に対しては，育児時間を与えなくてもよい.

11（　）育児時間は，育児時間を請求することができる女性労働者が請求する時間に与えなければならない.

12（　）育児時間は，必ずしも有給としなくてもよい.

13（　）育児時間中は，育児時間を請求した女性労働者を使用してはならない.

14（　）生理日の就業が著しく困難な女性が休暇を請求したときは，その者を生理日に就業させてはならない.

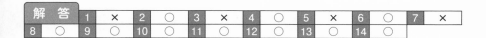

解答	1	×	2	○	3	×	4	○	5	×	6	○	7	×
	8	○	9	○	10	○	11	○	12	○	13	○	14	○

解 説

1▶使用者は，6週間（多胎妊娠の場合にあっては，14週間）以内に出産する予定の女性が休業を請求した場合においては，その者を就業させてはならない.また，使用者は，原則として，産後8週間を経過しない女性を就業させてはならない.

3▶この設問は，妊産婦本人が業務に従事しない旨の請求をしたか否かは不明であるが，もし請求した場合は，1箇月単位の変形労働時間制を採用した場合であっても，法定労働時間を超えて労働させてはならない（基準法第66条（83ページ））.また，請求していない場合は，この制度における特定された日においての時間外労働は認められる（ただし，1日2時間以内に限定されることはない）.従って，いずれにしても設問の，「1日について2時間以内に限られている」ということはない.

5▶フレックス制を採用している場合は，妊産婦もフレックス制度の適用者とすることができる．これは，フレックス制の場合は，自分自身で，勤務時間をある程度自由に調整できるからである．

7▶<u>生後満1年</u>に達しない生児を育てる女性労働者は，育児時間を請求することができる．

4.5 就業規則

(1) 作成及び届出の義務（基準法89条）

① 常時10人以上の労働者を使用する使用者は，就業規則を作成し，行政官庁に届け出なければならない．又，変更した場合においても，同様とする．

② 就業規則に必ず記載しなければならない事項（これを絶対的必要記載事項という）は，次の項目である．

●労働時間（始業・終業の時刻），休憩，休日，休暇等の事項

●賃金に関する事項（賃金の決定，計算及び支払の方法，賃金の締切り及び支払の時期並びに昇給）

●退職に関する事項（解雇の事由を含む）

③ 上記以外の事項は，これを相対的必要記載事項といって，事業場に制度としてある場合は記載しなければならない項目である．

●例えば，退職手当（退職金）の制度があれば記載しなければならないが，制度がなければ記載しなくてもよい．

●退職手当，表彰及び制裁，安全及び衛生，災害補償等が，この相対的必要記載事項に該当する．

> **わかるわかる！** 常時10人以上，退職に関する事項と退職手当
>
> ▶常時10人以上とは，常態として雇用しているパートタイマーも含めた人数をいう．したがって，パートタイマー4人，正社員7人の事業場は就業規則の作成，届出が必要である．ただし，派遣社員の人数は含まない．
>
> ▶退職に関する事項は，必ず定めて記載しておかなければならない事項（絶対的必要記載事項）であるが，退職手当（退職金）は相対的必要記載事項である．混同しないよう注意．

(2) 作成の手続（基準法90条）

① 就業規則の作成又は変更について，労働者の過半数を代表する者の意見を聴かなければならない．

② 行政官庁への届出をするときは，労働者代表の意見書を添付しなければならない．

わかるわかる！ 就業規則は意見書添付

▶作成又は変更の場合には，労働者の過半数を代表する者の意見を聴かなければならないが，同意は必要な要件とされていない．あくまでも「意見書」であって「同意書」ではない点に注意．

(3) 制裁規定の制限（基準法91条）

就業規則で，労働者に対して減給の制裁を定める場合は，その減給の額は，

① 1回の額…平均賃金の1日分の半額を超えてはならない．

かつ，

② 総額…1賃金支払期における賃金総額の10分の1を超えてはならない．

わかるわかる！ 減給の金額

▶就業規則で減給の制裁を定める場合においては，減給の額は，1回当たりの額と総額の上限が定められており，むやみに多額の減給をすることはできない．

(4) 法令及び労働協約との関係（基準法92条）及び効力（基準法93条）

① 就業規則は，労働基準法又は労働協約に反してはならない．

② 就業規則で定める基準に達しない労働条件を定める労働契約は，その部分については無効とする．この場合，無効となった部分は，就業規則で定める基準による．

わかるわかる！ 効力の強い順

▶労働基準法の効力が最も強くて，労働協約，就業規則，労働契約の順となる．

（強）労働基準法＞労働協約＞就業規則＞労働契約（弱）

▶例えば，就業規則で定める基準に達しない労働条件を定める労働契約は，その部分については無効である．

(5) 法令等の周知義務（基準法106条）

就業規則は，常時各作業場の見やすい場所へ掲示し，又は備え付けること，書面を交付すること等の一定の方法によって，労働者に周知させなければならない．

過去出題問題

1 ( ) パートタイマー2人を含めて常時10人の労働者を使用する使用者は，就業規則の作成及び届出の義務がない．

2 ( ) 就業規則には，「休日及び休暇に関する事項」を必ず定めておかなければならない．

類題
a ( ) 「退職手当に関する事項」では？
b ( ) 「表彰及び制裁に関する事項」では？
c ( ) 「災害補償に関する事項」では？
d ( ) 「賃金に関する事項」では？
e ( ) 「退職に関する事項（解雇の事由を含む）」では？
f ( ) 「始業及び終業の時刻，休憩時間，休日並びに休暇に関する事項」では？
g ( ) 「安全及び衛生に関する事項」では？

3 ( ) 安全衛生に関する定めをする場合は，これに関する事項を就業規則に定めておかなければならない．

4 ( ) 就業規則を労働基準監督署長に届け出る場合は，労働者代表の同意書を添付しなければならない．

5 ( ) 就業規則の作成又は変更の場合，労働者の過半数を代表する者の意見を聴かなければならないが，同意は必要な要件とされていない．

6 ( ) 就業規則で減給の制裁を定める場合においては，減給の1回の額は，平均賃金の1日分の半額を超えてはならない．

7 ( ) 就業規則で定める基準に達しない労働条件を定める労働契約は，その部分については無効である．

8 ( ) 就業規則は，常時作業場の見やすい場所へ掲示すること，各労働者に書面を交付すること等の一定の方法によって，労働者に周知させなければならない．

解答

1	×	2	◯	a	×	b	×	c	×	d	◯	e	◯
f	◯	g	×	3	◯	4	×	5	◯	6	◯	7	◯	8	◯

解 説

1 ▶ 常時10人以上の労働者を使用する使用者は，就業規則を作成し，行政官庁に届け出なければならない（基準法89条）．なお，常時10人以上とは，常態

として雇用しているパートタイマーも含めた人数をいうので，届け出なければならない．

2g▶ 安全及び衛生に関する事項は，必ず定めておかなければならないものではない．

4▶ 就業規則を労働基準監督署長に届け出る場合は，労働者代表の<u>意見書</u>を添付しなければならない（基準法 90 条）．

4.6 寄 宿 舎

(1) 寄宿舎生活の自治（基準法 94 条）

① 使用者は，事業の附属寄宿舎に寄宿する労働者の私生活の自由を侵してはならない．

② 使用者は，寮長，室長その他寄宿舎生活の自治に必要な役員の選任に干渉してはならない．

(2) 寄宿舎生活の秩序（基準法 95 条）

① 事業の附属寄宿舎に労働者を寄宿させる使用者は，次の事項について寄宿舎規則を作成し，行政官庁に届け出なければならない．これを変更した場合においても同様である．

 a. 起床，就寝，外出及び外泊に関する事項

 b. 行事に関する事項

 c. 食事に関する事項

 d. 安全及び衛生に関する事項

 e. 建設物及び設備の管理に関する事項

② 使用者は，上記 a 〜 d までの事項に関する規定の作成又は変更については，寄宿舎に寄宿する労働者の過半数を代表する者の同意を得なければならない．

③ 使用者は，届出をするときは，同意書を添付しなければならない．

④ 使用者及び寄宿舎に寄宿する労働者は，寄宿舎規則を遵守しなければならない．

わかるわかる！ 寄宿舎規則の記載事項，寄宿舎規則は同意書添付

▶寄宿舎とは，会社の社員寮のことである．

▶安全及び衛生に関する事項は，必ず定めておかなければならない事項である．

▶「建設物及び設備の管理に関する事項」については，寄宿舎規則に必ず定めなければならないが，労働者代表の同意を得る必要はない．

▶寄宿舎規則は，「同意書」の添付であり，就業規則は「意見書」の添付である．混同しないように注意．

過去出題問題

1 （　）寄宿舎規則には，安全及び衛生に関する事項を必ず定めておかなければならない．

2 （　）寄宿舎規則には，建設物及び設備の管理に関する事項は必ずしも定めなくてもよい．

3 （　）寄宿舎規則を労働基準監督署長に届け出る場合には，寄宿労働者代表の意見書を添付しなければならない．

解答 　1　○　　2　×　　3　×

解説

2 ▶寄宿舎規則には，建設物及び設備の管理に関する事項は<u>必ず定めなくてはならない</u>（基準法95条）．

3 ▶寄宿舎規則を労働基準監督署長に届け出る場合には，寄宿労働者代表の<u>同意書</u>を添付しなければならない（基準法95条）．

4.7 その他

(1) 監督機関に対する申告（基準法104条）

① 事業場に，労働基準法等に違反する事実がある場合は，労働者は，その事実を行政官庁又は労働基準監督官に申告することができる．

② 使用者は，前項の申告をしたことを理由として，労働者に対して解雇その他不利益な取扱いをしてはならない．

(2) 法令等の周知義務（基準法 106 条）

使用者は法令，就業規則等を常時労働者の見やすい場所に掲示し，又は備え付けること，書面を交付すること等の方法によって，労働者に周知させなければならない．

(3) 時効（基準法 115 条）

この法律の規定による賃金（退職手当を除く），災害補償その他の請求権は 2 年間,この法律の規定による退職手当の請求権は 5 年間行わない場合においては，時効によって消滅する．

過去出題問題

1（　）就業規則は，常時作業場の見やすい場所へ掲示すること，各労働者に書面を交付すること等の一定の方法によって，労働者に周知させる必要がある．

2（　）就業規則の労働者への周知は，書面を交付することにより行わねばならず，各作業場の見やすい場所へ掲示することのみによって行ってはならない．

3（　）使用者は，その事業場の労働基準法違反の事実を労働基準監督署に申告した労働者を，そのことを理由に解雇してはならない．

4（　）年次有給休暇の請求権は，これを 1 年間行使しなければ時効によって消滅する．

解答 | 1 | ○ | 2 | × | 3 | ○ | 4 | × |

解 説

2 ▶ 書面の交付だけでなく，常時作業場の見やすい場所に掲示するか，又は備え付ける等の方法でもよい（基準法 106 条）．

4 ▶ 年次有給休暇の請求権は，これを <u>2 年間</u>行使しなければ時効によって消滅する（基準法 115 条）．年次有給休暇の請求権は，基準法 115 条のうちの，「その他の請求権」に該当する．

第2編
労 働 衛 生

第1章 作業環境要素

1.1 温熱環境

(1) 温熱条件

人間が暑さや寒さを感じることを温度感覚という．この温度感覚を左右するものとして，主に気温，湿度，気流，ふく射熱の4つの要素がある．

① 気温

●空気の温度であり，温度感覚を最も左右する．

●夏期等暑熱時に室内を冷房する場合，外気温との差が大きくなると身体の体温調節機能に支障が生じやすいので，この場合外気温と室温の差は7℃以内が目安とされている．

② 湿度

●気温が高い夏場は，湿度が高くなると蒸し暑さを感じる．気温の低い冬場は，湿度が高くなると寒冷感が増す．

●湿度が高いと，皮膚からの水分の蒸発作用が悪くなる．

●湿度には，絶対湿度と相対湿度があるが，単に湿度といえば相対湿度を指す．相対湿度は，乾球温度と湿球温度によって求められる．

●相対湿度とは，ある温度における空気中の水蒸気分圧と飽和水蒸気圧との比を百分率で示したものである．また，水蒸気圧は水蒸気量に比例するので，相対湿度とは，ある温度における空気中の水蒸気量とその温度における飽和水蒸気量との比を百分率で示したものである，ともいえる．

③ 気流

気流があると涼しさを感じるが，体温よりも気温のほうが高いところでは，気流があると逆に蒸し暑さを感じる．

④ ふく射熱

●高温物体からは，ふく射熱を発散しているので，気温以上の暑さを感じる．高熱炉のある作業場ではこのふく射熱の影響が非常に大きい．

●ふく射熱は，黒球温度計で測定する．

わかるわかる！ ある温度における飽和水蒸気圧

▶ある温度において，密閉された容器の中に水があるとする．水の上部空間は空気である．時間とともに，この水は水の表面から上部の空気の中に蒸発をしていく．そのうち，もうこれ以上蒸発ができなくなってしまう．上部の空気自体がこれ以上水蒸気を含むことができなくなったからである．この状態を飽和状態といい，このときの水蒸気量をある温度における飽和水蒸気量といい，単位としては空気 $1 \, m^3$ 中の飽和水蒸気量〔g/m^3〕で表す．又は，このときの飽和水蒸気の圧力を飽和水蒸気圧といい，hPa（ヘクトパスカル）の単位で表す．

(2) 温熱指標

上記の 4 つの要素を組み合わせて，暑さ寒さ感を表す指標（温熱指標）としている．この指標として，①実効温度（感覚温度），②修正実効温度，③ WBGT，④不快指数等がある．

① 実効温度 ET（Effective Temperature）

● 実効温度は，温度感覚の指標となる．感覚温度ともいわれる．

● 気温や湿度の測定に際しては，ふく射熱の影響を防ぐことができるアスマン通風乾湿計を用いる．

● 実効温度は，人の温熱感に基礎を置いた指標で，気温，湿度，気流の総合効果を温度目盛で表したものである．

② 修正実効温度（Corrected Effective Temperature）

実効温度は，ふく射熱が考慮されていないので直射日光等のふく射熱にさらされる場合は，乾球温度の代わりに黒球温度を用いた修正実効温度で表したほうがよい．それゆえ，修正実効温度は，黒球温度，湿度，気流の 3 要素となる．

③ WBGT（Wet Bulb Globe Temperature：湿球黒球温度）

● WBGT は，労働環境において作業者が受ける暑熱環境による熱ストレスの評価を行う簡便な指標である．暑熱環境を評価する場合には，気温に加え，湿度，風速，ふく射熱の 4 要素を考慮して総合的に評価する必要があり，WBGT はこれらの基本的温熱諸要素を総合したものとなっている．なお，WBGT の値は，自然湿球温度と黒球温度を測定し，また，屋外で太陽照射のある場合は乾球温度も測定し，それぞれの測定値を基に次式により求める．WBGT の単位は，℃で表される．

a． 屋内及び屋外で太陽照射のない場合

$$\text{WBGT} = 0.7 \times \text{自然湿球温度} + 0.3 \times \text{黒球温度}$$

b. 屋外で太陽照射のある場合

$$\text{WBGT} = 0.7 \times \text{自然湿球温度} + 0.2 \times \text{黒球温度} + 0.1 \times \text{乾球温度}$$

・自然湿球温度：水で湿らせたガーゼにくるんだ温度計が示す温度（強制通風することなく，ふく射熱を防ぐために球部の囲いをしない環境下が必要）．

・黒球温度：熱ふく射をよく吸収する中空黒球（つや消し黒色塗装）の中心に挿入された温度計が示す温度（99 ページ）．

・乾球温度：通常，「気温」と呼ばれる温度．周囲の通風を妨げない状態で，ふく射熱による影響を受けないように球部を囲って測定された乾球温度計が示す値．

●作業場所での WBGT の値の測定を行うためには，状況に応じて，自然湿球温度計，黒球温度計又は乾球温度計を使用し，それぞれの測定値を基に，上記の a. 又は b. の式により計算する．なお，作業場所で，WBGT の値を自動的に計算する機能を有した携帯用の簡易な WBGT 測定機器も市販されている．

作業場所において，WBGT の値の測定を行う場合に注意すべき事項は，次のとおりである．

・屋内では，熱源ごとに熱源に最も近い位置で測定すること．また，測定位置は，床上 0.5 m ～ 1.5 m とすること．

・屋外では，乾球に直接日光が当たらないように温度計を日陰に置き測定すること．

・自然湿球温度計は強制通風することなく，自然気流中での温度を測定すること．

・黒球温度は安定するまでに時間がかかるので，15 分以上は放置した後に温度を測定すること．

・少なくとも事前に WBGT の値が WBGT 基準値を超えることが予想されるときは，WBGT の値を作業中に測定すること．

●測定した WBGT の値が，表 1 に示す作業内容に応じて設定された WBGT 基準値を超える場合には，熱中症が発生するリスクが高まると考えられるため，熱中症の予防対策をより徹底して実施することが望まれる．

□ 表1　WBGT熱ストレス指数の基準値表（各条件に対応した基準値）（抜粋）□

区　分	身体作業強度の例	WBGT基準値			
		熱に順化している人（℃）		熱に順化していない人（℃）	
0 安静	安静	33		32	
1 低代謝率	楽な座位：軽い手作業（書く，描く）	30		29	
2 中程度代謝率	継続した頭と腕の作業：軽量な荷車や手押し車を押したり引いたりする	28		26	
3 高代謝率	強度の腕と胴体の作業：重い荷物の荷車や手押し車を押したり引いたりする	気流を感じないとき 25	気流を感じるとき 26	気流を感じないとき 22	気流を感じるとき 23
4 極高代謝率	最大速度の速さでとても激しい活動：おのを振るう	23	25	18	20

注1：日本工業規格Z8504附属書A「WBGT熱ストレス指数の基準値表」を基に作成された資料の中で，身体作業強度の例については，代表的なものを抜粋して表1に示す.
注2：熱に順化していない人とは，「作業する前の週に毎日熱にばく露されていなかった人」をいう.

● WBGT基準値は，身体に対する負荷が大きな作業のほうが，負荷が小さな作業より小さな値となる.

● WBGT基準値は，熱に順化している人に用いる値のほうが，熱に順化していない人に用いる値より大きな値となる.

わかるわかる！　作業区分に応じたWBGT基準値と熱中症のリスクの関係

▶表1で，区分0が安静状態で，区分の数値が大きくなるにしたがい身体に対する負荷が大きくなり，区分4が負荷の最も大きい作業となる.

▶区分4で，熱に順化している人の場合（気流を感じないときで），WBGT値が23℃を超えると早くも熱中症のリスクが高まるが，区分1の楽な座位作業の場合は，30℃までは熱中症のリスクが高まらないといえる.

このことから，WBGT基準値は，身体に対する負荷が大きな作業のほうが，負荷が小さな作業より小さな値となる.

▶区分4で，熱に順化している人の場合（気流を感じないときで），WBGT値が23℃を超えると熱中症のリスクが高まるが，熱に順化していない人の場合（気流を感じないときで）は，もっと早く18℃で熱中症のリスクが高まるといえる.

● 高温多湿作業場所において労働者を作業に従事させる場合には，計画的に，熱への順化期間を設ける.

● WBGT 値がその基準値を超えるおそれのあるときには，冷房などにより WBGT 値を低減すること，代謝率レベルの低い作業に変更することなどの対策が必要である．

④ TGE 指数

●高温作業場の評価の一方法として用いられる指数であり，次式で示す．

TGE 指数 $= T \times G \times E$ （T:作業場の平均温度，G: その場の平均黒球温度，E：平均エネルギー代謝率）

⑤ 不快指数

●気温と湿度との2つの要素から算出する指標であり，不快度を表す．

●不快指数 $= 0.72 \times$（乾球温度℃ ＋湿球温度℃） ＋ 40.6 で算出する．

●不快指数が 70 までは快適．75 で半数の人が不快，80 以上で大部分の人が不快を感じる．

湿度，不快指数，実効温度，修正実効温度の各要素
・乾球温度と湿球温度の2つの要素で表すもの……湿度，不快指数
・気温，湿度，気流の3つの要素で表すもの………実効温度
・黒球温度，湿度，気流の3つの要素で表すもの…修正実効温度

---

(3) 至適温度

暑からず，寒からずという温度感覚を伴う温度を至適温度という．

① 作業強度が強い作業や作業時間が長い作業の場合は疲労が大きいので，至適温度は低くなる．

② 至適温度は，飲食物，年齢，性別等によって異なってくる．

③ 至適温度は，知的作業のほうが，筋的作業より高くなる．

④ 至適温度は，冬は低く，夏は高くなる．これは，人間が環境に順応するためである．

⑤ 至適温度は，気温と湿度とから計算によって求めるような温度ではない．

わかるわかる！ 至適温度

▶至適温度とは，上記のように「ちょうどいいな」という温度である．

▶作業強度が強い作業をするときは，気温が低いほうが作業をしやすい．すなわち，至適温度は低くなる．

(4) 測定機器

① アスマン通風乾湿計（図 1）

●乾湿計とは，2 個の同型の温度計を並べ，一方の感部を湿らせたガーゼ等で包んだもので，湿らせたほうを湿球，乾いたほうを乾球といい，湿度測定の標準的な測器である．湿度は，乾球温度と湿球温度から湿度表を用いて求める．

●通風乾湿計は乾球と湿球に風を当てることで，風を当てない乾湿計に比べて正確な湿度が測定できる．

●アスマン通風乾湿計はドイツのアスマンが考案したものであり，翼車（頂部にある）をぜんまい仕掛け又はモーターで回転させて通風することにより，ふく射熱の影響を避けることができるようにしたものである．

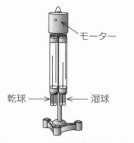
□図1　アスマン通風乾湿計[*1]□

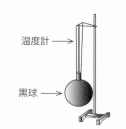
□図2　黒球温度計[*2]□

② アウグスト乾湿計

●乾球温度計と湿球温度計からなる，普通，よく見かける乾湿計である．

●湿球に風を当てないため，高温環境下ではふく射熱の影響を受ける．

③ 黒球温度計（図 2）

　熱ふく射をよく吸収する黒球（つや消し黒色塗装）の中に，温度計を挿入したものであり，ふく射熱吸収による温度上昇を温度計により測定する．

④ 熱線風速計

　気流を測定する計器である．

過去出題問題

1 （　）「温度感覚」は，気温，湿度，気流，ふく射熱（放射熱）によって影響される.
類題　a（　）「温熱環境」では？
2 （　）温度感覚を左右する最大のものは，気温である.
3 （　）夏期等暑熱時に室内を冷房する場合，外気温との差が大きくなると身体の体温調節機能に支障が生じやすいので，この場合外気温と室温の差は7℃以内が目安とされている.
4 （　）湿度が高いと，皮膚からの水分の蒸発作用が促進される.
5 （　）相対湿度とは，ある温度における空気中の水蒸気分圧と飽和水蒸気圧との比を百分率で示したものである. また，相対湿度は，乾球温度と湿球温度によって求められる.
6 （　）相対湿度は，空気中の水蒸気量と，その温度における飽和水蒸気量との比を百分率で示したものである.
7 （　）「実効温度」は，温度感覚を表す指標として用いられ，感覚温度ともいわれる.
類題　a（　）「至適温度」では？
8 （　）実効温度は，人の温熱感に基礎を置いた指標で，気温，湿度，気流の総合効果を温度目盛で表したものである.
9 （　）高温環境の評価には，一般にWBGT（湿球黒球温度）指数が用いられる.
10 （　）WBGTは，自然湿球温度，黒球温度及び乾球温度から求められる指標で，暑熱環境による熱ストレス評価に用いられる.
11 （　）WBGTは，気温，黒球温度，及びエネルギー代謝率から求められる指標で，高温環境の評価に用いられる.
12 （　）WBGTは，気温，湿度及び気流の3つの要素から暑熱環境の程度を示す指標として用いられ，その単位は気温と同じ℃で表される.
13 （　）WBGTは，暑熱環境のリスクを評価するための指標で，屋外で太陽照射がある場合は，自然湿球温度，黒球温度及び乾球温度の測定値から算出される.
14 （　）屋内の場合及び屋外で太陽照射のない場合は，WBGT値は自然湿球温度及び黒球温度の値から算出される.
15 （　）WBGT(温球黒球温度)に関する次の文中の　　　　内に入れるAからDの数値の組合せとして，正しいものは（1）〜（5）のうちどれか.
　　「WBGTは，労働環境において作業者が受ける暑熱環境による熱ストレスの評価を行う簡便な指標で，その値は次の式により算出される.

屋外で太陽照射のある場合：

WBGT ＝ ボックスA ×自然湿球温度＋ ボックスB ×黒球温度＋ 0.1 ×乾球温度

屋内の場合又は屋外で太陽照射のない場合：

WBGT ＝ ボックスC ×自然湿球温度＋ ボックスD ×黒球温度」

	A	B	C	D
(1)	0.6	0.3	0.8	0.2
(2)	0.7	0.2	0.7	0.3
(3)	0.7	0.2	0.8	0.2
(4)	0.8	0.1	0.7	0.3
(5)	0.8	0.1	0.9	0.1

16（　）WBGT には，基準値が定められており，WBGT 値が WBGT 基準値を超えている場合は，熱中症にかかるリスクが高まっていると判断される．

17（　）算出した WBGT の値が，作業内容に応じて設定された WBGT 基準値未満である場合には，熱中症が発生するリスクが高まる．

18（　）WBGT 基準値は，身体に対する負荷が大きな作業のほうが，負荷が小さな作業より小さな値となる．

19（　）WBGT 基準値は，熱に順化している人に用いる値のほうが，熱に順化していない人に用いる値より大きな値となる．

20（　）高温多湿作業場所において労働者を作業に従事させる場合には，計画的に，熱への順化期間を設ける．

21（　）WBGT 値がその基準値を超えるおそれのあるときには、冷房などにより WBGT 値を低減すること，代謝率レベルの低い作業に変更することなどの対策が必要である．

22（　）TGE 指数は，乾球温度と湿球温度のみで求められる．

23（　）不快指数は，乾球温度，湿球温度及び気流から計算で求める．

24（　）乾球温度と湿球温度のみから求められるものは，湿度と不快指数である．

25（　）暑からず，寒からずという温度感覚を伴う温度を至適温度という．

26（　）デスクワークの場合の至適温度は，筋肉作業の場合のそれより低い．

27（　）作業強度が強かったり，作業時間が長いときは，一般に至適温度は低くなる．

28（　）至適温度は，作業中の温度感覚を表す指標として，作業に対応するエネルギー代謝率と職場の平均気温から求められ，感覚温度ともいわれる．

29（　）至適温度は飲食物，年齢，性別等によって異なる．

30（　）至適温度は，気温や湿度から計算で求めることができる．

31（　）至適温度は，季節や被服が変わると影響を受けることはない．

32（　）至適温度は感覚温度ともいわれる.

33（　）至適温度は, 気温, 湿度, 気流及びふく射熱（放射熱）の総合効果を表す温度指標である.

34（　）アスマン通風乾湿計は, 気温と湿度のほか, ふく射熱も測定することができる.

35　中央管理方式の空気調和設備を設けている事務室の空気環境の測定において,

（1）（　）湿度は, 普通, アスマン通風乾湿計で測定する.

（2）（　）気温の測定は, ふく射熱の影響を受けないアウグスト乾湿計により行う.

（3）（　）気流は, 一般に熱線風速計で測定する.

解答	1	○	a	○	2	○	3	○	4	×	5	○	6	○
7	○	a	×	8	○	9	○	10	○	11	×	12	×	13	○
14	○	15	(2)	16	○	17	×	18	○	19	○	20	○	21	○
22	×	23	×	24	○	25	○	26	×	27	○	28	×	29	○
30	×	31	×	32	×	33	×	34	×	35		(1)○	(2)×	(3)○	

解説

4 ▶ 湿度が高いと, 皮膚からの水分の蒸発作用が<u>抑制される</u>.

11▶ WBGT は, <u>湿球温度と黒球温度から求められる</u>指標である. なお, 屋外で太陽照射のある場合は, 乾球温度も必要になる.

12▶ WBGT は, 気温, 湿度, 気流, <u>及びふく射熱の4つの要素</u>から暑熱環境の程度を示す指標として用いられ, その単位は気温と同じ℃で表される.

17▶ 算出した WBGT の値が, 作業内容に応じて設定された <u>WBGT 基準値を超える場合</u>には, 熱中症が発生するリスクが高まる.

22▶ TGE 指数は, 高温作業場の評価の一方法として用いられる指数であり, 次の式で示す.

　　　　TGE 指数 = $T \times G \times E$（T…職場の平均温度, G…その場の平均黒球温度, E…平均エネルギー代謝率）である.

23▶ 不快指数は, 乾球温度と湿球温度から求める.

26▶ デスクワークの場合の至適温度は, 筋肉作業の場合のそれより<u>高い</u>.

28▶ 至適温度は, 暑からず, 寒からずという温度感覚を伴う温度をいう. 設問の, 作業に対応するエネルギー代謝率と職場の平均気温などから求められるのは,

TGE 指数である.

30 ▶ 至適温度は，気温や湿度から計算で求めることができない.

31 ▶ 至適温度は，季節や被服が変わると影響を受ける.

32 ▶ 実効温度は感覚温度ともいわれる.

33 ▶ 至適温度は，暑からず，寒からずという温度感覚を伴う温度である.

34 ▶ ふく射熱は測定できない．ふく射熱は黒球温度計で測定する.

35（2）▶ 気温の測定は，ふく射熱の影響を受けないアスマン通風乾湿計により行う.

1.2 採光及び照明

（1）採光とは，太陽光線（自然光）を採って，室内の明るさを得る方法である.

（2）採光においては，窓の大きさ，方向，形が重要であり，その良し悪しにより効果が異なってくる.

　① 大きさ…窓の面積は大きいほどよく，床面積の 1/5 以上が必要とされている.

　② 方向…南向きの窓は，夏は直射日光が少なく，冬は多い.

　③ 形…横に広いよりも縦に長い窓のほうが採光には有利である．その理由は，開角と仰角が大きくなるからである.

（3）天窓は，採光については，普通の窓に比べ 3 倍の効果がある.

（4）照明は，採光とは違って，人工的に明るさを得ることである.

（5）照明には，全般照明と局部照明，及び直接照明と間接照明がある.

　① 全般照明は，作業場全体を明るくする方法である.

　② 全般照明は，所要照度があまり大きくない普通の作業場に用いられる.

　③ 局部照明は，検査作業場のように，特に手元が高照度であることを要する場合に用いられる.

　④ 局部照明だけに頼ると，作業場の照度が不均一になりすぎて眼の疲労を起こすことがあるから，全般照明を併用するのがよい.

　⑤ 全般照明と局部照明を併用する場合の全般照明の照度は，局部照明の照度の少なくとも 1/10（10％）以上であることが望ましい．普通は 1/5（20％）くらいが適切である.

　⑥ 立体視を必要とする作業には，適当な影のできる照明が必要である．ただ

し，強い影は眼が疲れるのでよくない．

⑦　まぶしさが少なく，適当な影ができる照明がよい．

⑧　天井や壁に反射させた光線が作業面にくるようにした照明方法を間接照明という．

⑨　照明設備は，6月以内ごとに1回，定期に点検をし，汚れなどがあれば清掃又は交換を行う．

(6) 明るさの単位

①　カンデラ〔cd〕…光源そのものの明るさをいう．

②　ルクス〔lx〕…光を受ける面の明るさをいう．照度の単位である．1lx は，1cd の光源から1m 離れたところで，その光に直角な面が受ける明るさのことをいう．

(7) 明　度

明度の高い照明ほどまぶしさが増す．

わかるわかる！　明　度
▶「明度」とは，同じ赤でも明るい赤と暗い赤があるように色の明るさを示す用語．最も明度が高いのは白，最も明度が低いのは黒である．

(8) 光の方向

前方から明かりをとるとき，目と光源を結ぶ線と視線とが作る角度が，30°以上あるとよい．

これよりも，低いところからの光（照明）はまぶしく感じる．

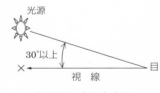

□ 図3　光の方向 □

(9) 彩色

①　部屋の彩色として，目より上方の壁や天井は照明効果を良くするために明るい色にし，目の高さ以下の壁面はまぶしさを防ぎ安定感を出すために濁色にするとよい．

②　室内の彩色で，明度を高くすると光の反射率が高くなり照度を上げる効果があるが，彩度を高くしすぎると交感神経の緊張を招きやすく，長時間にわたる場合は疲労を招きやすい．明度については上記（7）項の **わかるわかる！** を参照されたい．一方，彩度とは色の鮮やかの度合いをいい，無彩色は白や黒である．

過去出題問題

1 （　） 全般照明は，作業場全体を明るくする方法である．

2 （　） 全般照明は，所要照度があまり大きくない普通の作業場に用いられる．

3 （　） 局部照明だけに頼ると，作業場の照度が不均一になりすぎて眼の疲労を起こすことがあるから，全般照明を併用するのがよい．

4 （　） 天井や壁に反射させた光線が作業面にくるようにした照明方法を全般照明という．

5 （　） 局部照明は，検査作業等のように，特に手元が高照度であることを要する場合に用いられる．

6 （　） 全般照明と局部照明を併用する場合の全般照明の照度は，局部照明の照度の少なくとも 1/10（10%）以上であることが望ましい．普通は，1/5（20%）くらいが適切である．

7 （　） 作業室全体の明るさは，作業面局所の明るさの 10% 以下になるようにする．

8 （　） 立体視を必要とする作業には，影のできない照明が適している．

9 （　） あらゆる方向から同程度の明るさの光がくると，見るものに影ができなくなり，立体感がなくなってしまうことがある．

10 （　） 普通の業務状態でまぶしさを起こさせないことは，望ましい照明の条件の1つとされている．

11 （　） まぶしさが少なく，適当な影ができる照明がよい．

12 （　） 照明設備は，1年以内ごとに1回，定期に点検し，異常があれば電球の交換などを行っている．

13 （　） 照度の単位はルクスで，1ルクスは光度1カンデラの光源から1m離れた所で，その光に直角な面が受ける明るさに相当する．

14 （　） 高齢者は，若年者に比較して，一般に，高い照度が必要であるが，水晶体の混濁により，まぶしさを感じやすくなっている場合もあるので，注意が必要である．

15 （　） 明度の高い照明ほどまぶしさが少なくなる．

16 （　） 光の色は，通常の作業では白色光を用いるのがよい．

17 （　） 前方から明かりをとるとき，目と光源を結ぶ線と視線とが作る角が，30°以上あるとよい．

18 （　） 部屋の彩色として，目より上方の壁や天井は照明効果を良くするため明るい色にし，目の高さ以下の壁面はまぶしさを防ぎ安定感を出すために濁色にすると

よい.

19 （ ） 室内の彩色で，明度を高くすると光の反射率が高くなり照度を上げる効果があるが，彩度を高くしすぎると交感神経の緊張を招きやすく，長時間にわたる場合は疲労を招きやすい.

解答	1	○	2	○	3	○	4	×	5	○	6	○	7	×
8	×	9	○	10	○	11	○	12	×	13	○	14	○	15	×
16	○	17	○	18	○	19	○								

解 説

4 ▶ 天井や壁に反射させた光線が作業面にくるようにした照明方法を間接照明という.

7 ▶ 作業室全体の明るさは，作業面局所の明るさの 10 %以上になるようにする.

8 ▶ 立体視を必要とする作業には，適当な影のできる照明が必要である（ただし，強い影は眼が疲れるので良くない）.

12 ▶ 照明設備は，6 月以内ごとに 1 回，定期に点検をしなければならない. 点検時に異常があれば当然電球の交換などを行う.

15 ▶ 明度の高い照明ほどまぶしさが多くなる.

1.3 換気（室内の換気）

(1) 換気

換気には，自然換気と機械換気の 2 通りがある.

昔の建物は，すき間が多く自然に室内の空気が入れ換わっていたが，現在の建物は密閉度が良いため，ストーブ，湯沸し等の燃焼器具を使用する場合は機械換気が必要である.

(2) 気積

1 人当たり必要とする室内空気の容積のことで，1 人当たり 10 m³ 以上の気積が必要である.

(3) 換気量

① 室内に取り入れられる空気の量を換気量という.

② 空気の組成は，酸素約 21 %，窒素約 79 %，二酸化炭素 0.03 ～ 0.04 %等

である.

③　作業場内にいる成人1人に対して，衛生上入れ換える必要のある空気の量を必要換気量といい，1時間に交換される空気量で表す．単位は〔m³/h〕である.

必要換気量は二酸化炭素濃度を基準として算出する.

$$必要換気量〔m^3/h〕= \frac{室内にいる人が1時間に呼出する二酸化炭素量〔m^3/h〕}{室内二酸化炭素基準濃度-外気の二酸化炭素濃度}$$

分母の二酸化炭素濃度は，実際に出題される単位として，〔%〕又は〔ppm〕の2つがあり，それぞれ次の a. 又は b. の算出式を適用する.

a. 分母の二酸化炭素濃度が〔%〕である場合は，右辺を100倍する．すなわち，
必要換気量〔m³/h〕

$$= \frac{室内にいる人が1時間に呼出する二酸化炭素量〔m^3/h〕}{室内二酸化炭素基準濃度〔\%〕-外気の二酸化炭素濃度〔\%〕} \times 100$$

b. 分母の二酸化炭素濃度が〔ppm〕である場合は，右辺を1 000 000倍する．すなわち，

必要換気量〔m³/h〕

$$= \frac{室内にいる人が1時間に呼出する二酸化炭素量〔m^3/h〕}{室内二酸化炭素基準濃度〔ppm〕-外気の二酸化炭素濃度〔ppm〕} \times 1\,000\,000$$

＊室内二酸化炭素基準濃度 = 0.1%（又は1 000ppm）である.

＊外気の二酸化炭素濃度として用いられる数値は，0.03% ～ 0.04%（又は300 ppm ～ 400 ppm）である.

＊実際に必要換気量を計算するときは，分母の濃度が〔%〕で出題されたときは，その〔%〕の数値をそのまま算出式に用いる．例えば，0.1%は0.001と換算しなくて，0.1を用いて，右辺を100倍する（上記 a. 式）.

また，分母の濃度が〔ppm〕で出題されたときは，同様に，出題された〔ppm〕の数値をそのまま用いて，右辺を100万倍する（上記 b. 式）.

＊参考までに，1% = 0.01，1 ppm = 100万分の1.

④　必要換気回数（1時間に必要とする換気回数）は，必要換気量を気積で除した値である．すなわち，気積33 m³の室で，必要換気量を30 m³/hとすれば，必要換気回数は30 ÷ 33 = 0.9 回/h となる.

⑤　人間の呼気の成分は，酸素（O_2）16%，二酸化炭素（CO_2）4%である（参考までに，人間が事務作業程度の活動状態であるときの二酸化炭素発生量（呼出量）は，1人当たり20 l/h（0.02 m^3/h）くらいである）．

⑥　高温環境下の作業では，普通より多くの換気が必要である．

過去出題問題

1（　）新鮮外気中の酸素濃度は約21%，二酸化炭素濃度は0.03〜0.04%である．

2（　）室内の空気の清浄度を保つために入れ換える必要のある空気の量を必要換気量といい，1時間に交換される空気量で表す．

3（　）必要換気量を算出するときは，酸素濃度を基準として行う．

4（　）必要換気量の算出にあたって，室内一酸化炭素（CO）濃度として用いられる数値は，0.03%とする．

5（　）必要換気量算出にあたっては，普通，室内の二酸化炭素基準濃度を0.1%としている．

6（　）必要換気量は，通常室内にいる人が1時間に呼出する二酸化炭素量を室内の二酸化炭素基準濃度で除して算出する．

7（　）必要換気量〔m^3/h〕を算出する式は

$$\frac{室内にいる人の呼出二酸化炭素量〔m^3/h〕}{（室内二酸化炭素基準濃度）-（外気の二酸化炭素濃度）}$$ である．

8（　）事務室の必要換気量は，次の式により算出することができる．

$$必要換気量〔m^3/h〕=\frac{在室者の1時間当たりの呼出 CO_2 量〔m^3/h〕}{（室内 CO_2 基準濃度）-（外気の CO_2 濃度）}$$

この式における「室内 CO_2 基準濃度」，「外気の CO_2 濃度」，及び「在室者の1時間当たりの呼出 CO_2 量」を計算するために必要な「呼気中の CO_2 濃度」として用いられる数値の組合せとして，適切なものは次のうちどれか．

	室内 CO_2 基準濃度〔%〕	外気の CO_2 濃度〔%〕	呼気中の CO_2 濃度〔%〕
(1)	0.5	0.1〜0.2	0.4
(2)	0.3	0.1〜0.2	4
(3)	0.3	0.1〜0.2	0.4

| (4) | 0.1 | $0.03 \sim 0.04$ | 0.4 |
| (5) | 0.1 | $0.03 \sim 0.04$ | 4 |

9（ ）事務室における必要換気量 Q〔m³/h〕を算出する式として，正しいものは（1）～（5）のうちどれか．

　　ただし，A から D は次のとおりとする．

　　A　室内二酸化炭素濃度の測定値〔ppm〕

　　B　室内二酸化炭素基準濃度〔ppm〕

　　C　外気の二酸化炭素濃度〔ppm〕

　　D　在室者全員が呼出する二酸化炭素量〔m³/h〕

　（1）$Q = \dfrac{D}{A - B} \times 100$　　　　（2）$Q = \dfrac{D}{A - C} \times 100$

　（3）$Q = \dfrac{D}{B - C} \times 100$　　　　（4）$Q = \dfrac{D}{A - B} \times 1\,000\,000$

　（5）$Q = \dfrac{D}{B - C} \times 1\,000\,000$

10（ ）事務室において，在室人員が 20 人，外気の二酸化炭素濃度が 0.03％であるとき，この事務室の必要換気量〔m³/h〕は，次のうちどれか．ただし，室内の二酸化炭素基準濃度は 0.1％，呼気中の二酸化炭素濃度は 4％，1 人当たりの呼気量は毎分 10ℓ とする．

　（1）343　　（2）549　　（3）686　　（4）857　　（5）1 143

11（ ）在室者が 12 人の事務室において，二酸化炭素濃度を 1 000 ppm 以下に保つために必要な換気量〔m³/h〕として最小の値は次のうちどれか．ただし，在室者が呼出する二酸化炭素量を 1 人当たり 0.018 m³/h，外気の二酸化炭素濃度を 300 ppm とする．

　（1）600　　（2）310　　（3）260　　（4）220　　（5）130

12（ ）事務室内において，空気を外気と入れ換えて二酸化炭素濃度を 1 000 ppm 以下に保った状態で，在室することのできる最大の人数は次のうちどれか．

　　ただし，外気の二酸化炭素濃度を 400 ppm，外気と入れ換える空気量を 500 m³/h，1 人当たりの呼出二酸化炭素量を 0.018 m³/h とする．

　（1）14 人　　（2）16 人　　（3）18 人　　（4）20 人　　（5）22 人

13（ ）必要換気量と気積から，その作業場の必要換気回数が求められる．

14（ ）必要換気量が同じであれば，気積が大きいほど換気回数は少なくてよい．

15（ ）換気回数の増減と，作業場内の気流の増減とは無関係である．

16（ ）換気回数は，多ければ多いほどよい．

17 （　） 必要換気量は，そこで働く人の労働の強度（エネルギー代謝率）によっ
て変化することはない.
18 （　） 人間の呼気の成分は，酸素（O_2）16%，二酸化炭素（炭酸ガス：CO_2）4%
である.

解答													
1	○	2	○	3	×	4	×	5	○	6	×	7	○
8	(5)	9	(5)	10	(3)	11	(2)	12	(2)	13	○	14	○	15	×
16	×	17	×	18	○								

解説

3▶ 必要換気量を算出するときは，二酸化炭素濃度を基準として行う.

4▶ 必要換気量の算出にあたっては，室内二酸化炭素（CO_2）濃度として用いら
れる数値は，0.1%とする.

6▶ 分母は，室内二酸化炭素基準濃度から外気の二酸化炭素濃度を差し引いた値
で算出する（問7の算出式参照）.

10▶ 計算手順：

分母の二酸化炭素濃度が〔%〕で出題されているので，本節(3)項③ a. の算
出式（107ページ）にて計算する.

よって，分母の〔%〕の数値はそのまま用い，（例えば，0.1%の数値は，0.001
ではなく 0.1 の数値を算出式に用いる），右辺を 100 倍する.

① 分子：1 ℓ = 0.001 m³ で，呼気中の二酸化炭素濃度は4%であるので，毎
分 10 ℓ を呼気する在室者 20 人が，1 時間（60 分）あたりに呼気する二酸
化炭素量（単位：m³/h）は，20〔人〕× 10 × 0.001〔m³〕× 60〔分〕× 0.04 = 0.48
m³/h になる.（注：分子の濃度4%は，0.04として計算する）.

② 分母：室内二酸化炭素基準濃度 0.1%，外気の二酸化炭素濃度 0.03%の
数値は，そのまま用いる.

③ 右辺を 100 倍する.

$$必要換気量〔m³/h〕= \frac{20〔人〕× 10 × 0.001〔m³〕× 60〔分〕× 0.04}{0.1 - 0.03} × 100$$

$$= 685.7 \rightarrow 686 〔m³/h〕（小数点以下は切り上げること）$$

なお，小数点以下は四捨五入でなく，切り上げること. もし，四捨五入に
より切り捨てられた場合は，必要換気量に満たなくなってしまうからである.

よって，正解は（3）686である．

11 ▶ 計算手順：

　二酸化炭素濃度が〔ppm〕で出題されているので，本節(3)項③b. の算出式（107ページ）にて計算する．

　よって，〔ppm〕の数値はそのまま用いる（例えば，1 000 ppm の数値は，1 000 の数値を算出式に用いる）．

① 　分子：呼出する二酸化炭素量が1人当たり 0.018 m³/h であるので，在室者12人分は，12〔人〕×0.018〔m³/h〕= 0.216 m³/h になる．

② 　分母：室内二酸化炭素濃度 1 000 ppm，外気の二酸化炭素濃度 300 ppm の数値は，そのまま用いる．

③ 　右辺を100万倍する．

$$必要換気量〔m³/h〕= \frac{12〔人〕×0.018〔m³〕}{1000 - 300} × 1\,000\,000 = 308.57$$

　算出値 308.57 よりも大きくて，選択肢のうち最小の値は，（2）310 が正解となる（小数点以下は四捨五入でなく，切り上げること．もし，四捨五入により切り捨てられた場合は，必要換気量に満たなくなってしまうからである）．

12 ▶ 計算手順：

　二酸化炭素濃度が〔ppm〕で出題されているので，本節(3)項③b. の算出式（107ページ）にて計算する．

　よって，〔ppm〕の数値はそのまま用いる（例えば，1 000 ppm の数値は，1 000 の数値を算出式に用いる）．

① 　左辺：換気量は 500〔m³/h〕である．

② 　右辺の分子：呼出する二酸化炭素量が1人当たり 0.018 m³/h であり，在室者を χ 人とすると，χ〔人〕×0.018〔m³/h〕になる．

③ 　右辺の分母：室内二酸化炭素濃度 1 000 ppm，外気の二酸化炭素濃度 400 ppm の数値は，そのまま用いる．

$$500〔m³/h〕= \frac{\chi〔人〕×0.018〔m³〕}{1\,000 - 400} × 1\,000\,000$$

$$∴ \chi = 16.67$$

　算出値の 16.67 よりも小さくて，選択肢のうち最大の人数は，（2）16 人が正解となる（算出値の 16.67 よりも大きい 17 人とすると，呼出量が基準より

多くなり換気不十分になるからである）．

15 ▶ 換気回数の増減と，作業場内の気流の増減とは<u>関係がある</u>．

16 ▶ 換気回数は，<u>多ければ多いほどよいというものではない</u>（多すぎれば，気流が増加して，室内が寒くなることがある）．

17 ▶ 必要換気量は，そこで働く人の労働の強度（エネルギー代謝率）によって<u>変わる</u>（それは，労働の強度が強いほど呼出する二酸化炭素量が多くなるからである）．

第 2 章　労働衛生管理

2.1　労働衛生の 3 管理

(1)　労働衛生の 3 管理とは，作業環境管理，作業管理，健康管理のことをいう．これらを効果的に進めるには，労働衛生管理体制の整備や労働衛生教育の実施等が必要である．

(2)　労働衛生管理対策を効果的に進めるためには，組織を整える必要がある．法的に定められているものとしては，次のものがある．これらの職務については，第 1 編第 1 章（3 〜 27 ページ）を参照．

①　総括安全衛生管理者
②　産業医
③　衛生管理者，衛生工学衛生管理者
④　衛生推進者
⑤　衛生委員会

2.2　作業環境管理

(1)　作業環境管理とは，作業環境中の有害要因を除去することにより，良い作業環境を作るための諸対策をいう．3 管理の中でも最も基本となる対策であるから，「健康診断によって健康障害が発見されたので，その原因を究明し職場の作業環境を改善する」というような後追いの対策にならないようにすべきである．

(2)　作業環境管理とは，換気設備の改善等工学的な対策によって，作業環境を良好な状態に維持することをいう．

(3)　対策としては，作業環境測定を行い，その結果を把握・評価し，設備の改善等を行うことが必要である．

2.3 作業管理

(1) 作業管理とは，作業の内容や進め方を適切に管理することによって，労働者の健康障害（職業性疾病）を防止することである．

(2) 作業管理の内容は，作業強度，作業密度，作業時間，作業姿勢，休憩等極めて広範囲にわたる．

(3) 作業管理の進め方としては，適切な作業を行うための手順や方法を定め，それを，訓練等を通じて現場の労働者に徹底させることが必要である．

(4) 作業管理を進める手順としては，労働負荷の程度，作業手順，作業姿勢など作業そのものの分析から始める．

(5) 作業管理の手法としては，心身に対する負荷が少ない作業の手順や方法等を定めることが必要である．

(6) 作業管理では，作業標準による作業の進め方について教育することが必要である．

(7) 作業管理を進める際，職場の実状を把握することが基本であり，衛生管理者が作業者とともに，改善方法を検討していくことが有効である．

(8) 作業管理を進めていく上で無視することができない産業疲労は，生体に対する労働負荷が大きすぎることによって引き起こされるが，疲労の回復には日常生活も大きくかかわっている．

過去出題問題

1（　）作業環境管理，作業管理，健康管理を効果的に進めるには，労働衛生管理体制の整備や労働衛生教育の実施が必要である．

2（　）作業環境管理の最終目的は，健康診断によって発見された健康障害の原因を究明し，職場の作業環境を改善することにある．

3（　）作業管理とは，換気設備の改善等工学的な対策によって，作業環境を良好な状態に維持することをいう．

4（　）作業管理の内容は，作業強度，作業密度，作業時間，作業姿勢，休憩等極めて広い範囲にわたる．

5（　）作業管理の進め方としては，適切な作業を行うための手順や方法を定め，訓練等を通じて現場の労働者に徹底させることが必要である．

6（　）作業管理を進める手順としては，労働負荷の程度，作業手順，作業姿勢など作業そのものの分析から始める．

7（　）作業管理の手法としては，心身に対する負荷が少ない作業の手順や方法等を定めることが必要である．

8（　）作業管理を進める際，職場の実状を把握することが基本であり，衛生管理者が作業者とともに，改善方法を検討していくことが有効である．

9（　）作業管理では，作業標準による作業の進め方について教育することが必要である．

10（　）作業管理を進める上で，産業疲労を考える場合，日常生活とのかかわりを無視することはできない．

11（　）作業管理を進めていく上で無視することができない産業疲労は，生体に対する労働負荷が大きすぎることによって引き起こされるが，疲労の回復には日常生活も大きくかかわっている．

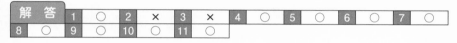

解答　1　○　2　×　3　×　4　○　5　○　6　○　7　○
8　○　9　○　10　○　11　×

解 説

2 ▶ 作業環境管理の最終目的は，<u>作業環境から有害要因となるものを除去すること</u>である．決して健康診断によって発見された健康障害の原因を究明し，職場の作業環境を改善することではない．

3 ▶ <u>作業環境管理</u>とは，換気設備の改善等工学的な対策によって，作業環境を良好な状態に維持することをいう．

2.4 ┃ 健康管理

(1) 健康管理とは，健康診断の実施及びその結果に基づく事後措置のみならず，健康の保持増進のための措置，さらに日常生活の保健指導等をも含む管理とされている．

(2) 健康管理では，身体の健康に関するもののほか，ストレス等に関連した心の健康の確保対策も必要とされている．

(3) 肥満，高血圧症，高脂血症，耐糖能異常（糖尿病）の4つは「死の四重奏」といわれ，これらの1つひとつが軽い症状であっても，合併したときは深刻な脳・心臓疾患に至るリスクが大きく高まるとされている．

過去出題問題

1（　）健康管理では，身体の健康に関するもののほか，ストレス等に関連した心の健康の確保対策が必要とされている．

2（　）健康管理の目的としては，健康を保持増進し，労働適応能力を向上させることまで含めて考えられている．

3（　）「死の四重奏」などといわれる4つの因子で，合併したときは深刻な脳・心臓疾患に至るリスクが大きく高まるとされているものの組合せとして，正しいものは次のうちどれか．

（1）肥満，高血圧症，高脂血症，肝機能低下

（2）頭痛，高血圧症，狭心症，肝機能低下

（3）肥満，高血圧症，高脂血症，耐糖能異常

（4）高血圧症，高尿酸血症，耐糖能異常，肝機能低下

（5）頭痛，高血圧症，肝機能低下，高脂血症

解答 1 ○ 2 ○ 3 （3）

2.5 労働衛生教育

(1) 職場教育の方法として，代表的なものにOJT（On the Job Training）がある．これは仕事を通じて，個々人に教育するものである．大勢を集めて行う集合教育とは対をなすものである．特徴としては，次の過去出題問題を参照されたい．

1 （ ） 労働衛生教育の方法の１つである OJT（職場研修）の長所として，誤っているものはどれか．
  (1) 一度に多くの者に集中的な指導ができる．
  (2) 個人の能力に応じた指導ができる．
  (3) 日常的に機会をとらえて指導ができる．
  (4) 個人の仕事に応じた指導ができる．
  (5) 教育効果の把握が容易である．
  (6) 教育内容の原理・原則を体系的に指導できる．
2 （ ） 講義法は，一度に多くの内容を大勢の学習者に確実に伝達することができるが，指導者と学習者との間に人間的な触れ合いがまったくできない方法であり，学習者の反応を見ながら学習指導を展開することはできない．
3 （ ） 討議法は，学習者が積極的に学習活動に参加でき，相互の発言により思考を深めることができる方法であるが，全員が討議に参加できるよう配慮が必要で，進行が逸脱したり，時間の浪費を招く場合もある．
4 （ ） 役割演技法（ロールプレイング）は，対人関係を実際に近い状態で学習することができ相手の気持ちを洞察する力を養うことができる方法であるが，進行が停滞したり，個人批判に陥ったりすることのないよう管理する必要がある．
5 （ ） 事例研究法は，具体的な事例を素材として積極的に学習することができる方法であるが，事例作成に手間がかかり，リーダーに指導技術が要求される．
6 （ ） 視聴覚的方法は，現場に行かなくても実物に近い状態を見ることができ学習者に強い印象を与えることができる方法であるが，設備に経費がかかり，準備に時間を要することが多い．

解 答	1 (1), (6)	2 ✕	3 ◯	4 ◯	5 ◯	6 ◯

解 説

2 ▶ 講義法は，一度に多くの内容を大勢の学習者に確実に伝達することができ，かつ，指導者と学習者との間に人間的な触れ合いができる方法であり，学習者の反応を見ながら学習指導を展開することができる．

3.1　職場における喫煙対策

　厚生労働省により，「職場における喫煙対策のためのガイドライン」が策定されている．

(1)　ガイドラインの基本的考え方

　喫煙による健康への影響に関する社会的関心が高まる中で，自らの意思とは関係なく，環境中のたばこの煙を吸入すること（以下「受動喫煙」という）により，非喫煙者が健康障害を受け，また，不快感，ストレス等を生じている．このことから，受動喫煙を防止するための労働衛生上の対策が一層求められている．事業場において講ずべき措置を示し，喫煙対策に積極的に取り組むため，厚生労働省により本ガイドラインが策定された．以下に要点を示す．

　適切な喫煙対策の方法としては，①事業場全体を常に禁煙とする方法（全面禁煙）と，②一定の要件を満たす喫煙室又は喫煙コーナー（以下「喫煙室等」という）でのみ喫煙を認めそれ以外の場所を禁煙とする方法（空間分煙）がある．これらにより受動喫煙を防止しようとするものである．

(2)　経営首脳者，管理者及び労働者の果たすべき役割

　職場における喫煙対策は組織の中で実施すべきものであることから，喫煙対策についての経営首脳者，管理者及び労働者が協力して取り組むことが重要であり，それぞれの役割を果たすよう努めること．それぞれの役割については，省略する．

(3)　喫煙対策の推進体制

　喫煙問題を喫煙者と非喫煙者の個人間の問題として，当事者にその解決を委ねることは，その両者の間の人間関係の悪化を招くなど，問題の解決を困難にする可能性がある．このような事態が生ずることを避け，喫煙対策を効果的に進めるには，事業者の責任の下に労働衛生管理の一環として，①喫煙対策委員会，②喫煙対策の担当部課等を設け，喫煙対策の推進体制を整備すること．

(4)　施設・設備

　①　施設・設備面の対策として，喫煙室等の設置を行うこと．
　②　設置にあたっては，可能な限り，喫煙室を設置することとし，喫煙室の設置が困難である場合には，喫煙コーナーを設置すること．

③　喫煙室等には，たばこの煙が拡散する前に吸引して屋外に排出する方式の喫煙対策機器を設置し，これを適切に稼働させるとともに，その点検等を行い，適切に維持管理すること.

わかるわかる！　旧ガイドラインとの比較

▶旧ガイドラインでは，たばこの煙が拡散する前に吸引して屋外に排出する方式のほかに，たばこの煙を除去して屋内に排気する方式（空気清浄装置）でもよいとされていた. しかし，空気清浄装置ではガス状成分を除去できないという問題点が出てきたことから，局所排気装置や換気扇等にて屋外に排出する方式のみを喫煙対策として推奨することとなった.

④しかし，やむを得ず，空気清浄装置を設置する場合には，この装置はガス状成分を除去できない問題点があることを留意して，次の対策を講じることが必要である. それは，この装置を適切に稼働させ，その点検等を行い，適切に維持管理するとともに，喫煙室等の換気に特段の配慮を行うことなどである.

(5) 職場の空気環境

①　職場の空気環境の測定を行い，浮遊粉じんの濃度を 0.15 mg/m^3 以下及び一酸化炭素の濃度を 10 ppm 以下とするように必要な措置を講じること.

②　喫煙室又は喫煙コーナーからのたばこの煙やにおいの漏れを防止するため，非喫煙場所との境界において，喫煙室又は喫煙コーナーへ向かう気流の風速を 0.2 m/s 以上とするように必要な措置を講じること（図1）.

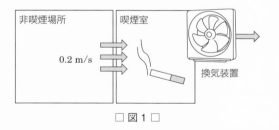

非喫煙場所　　喫煙室

0.2 m/s

換気装置

□ 図1 □

わかるわかる！　喫煙室の設備対策

▶たばこの煙にはさまざまな物質が含まれているが，空気環境への影響を判定するものとしては浮遊粉じん，一酸化炭素が代表的なものであるので，これらについて測定するものとする.

▶喫煙室の出入口には空気取入れ用のガラリのあるドアを設け，喫煙室内に屋外排

第3章

作業環境管理

出方式の喫煙対策を講じることにより，喫煙室に向かう風速を 0.2 m/s 以上確保する．

(6) 喫煙に関する教育等

事業者は，管理者や労働者に対して，受動喫煙による健康への影響，喫煙対策の内容，喫煙行動基準に関する教育や相談を行い，喫煙対策に関する意識の高揚を図ること．

(7) 喫煙対策の評価

喫煙対策の担当部課等が定期的に喫煙対策の推進状況及び効果を評価すること．

なお，喫煙対策の評価については，その結果を経営首脳者や衛生委員会等に報告し，必要に応じて喫煙対策の改善のための提言を行うことが望ましい．

(8) その他喫煙対策を進める上での留意事項

① 喫煙者と非喫煙者の相互理解

喫煙対策を円滑に推進するためには，喫煙者と非喫煙者の双方が相互の立場を十分に理解することが必要である．喫煙者は，非喫煙者の受動喫煙の防止に十分な配慮をする一方，非喫煙者は，喫煙者が喫煙室等で喫煙することに対して理解することが望まれる．

② 妊婦等への配慮

妊婦及び呼吸器・循環器等に疾患を持つ労働者については，受動喫煙による健康への影響を一層受けやすい懸念があることから，空間分煙を徹底する等の配慮を行う．

③ 喫煙対策の周知

喫煙対策の周知を図るため，ポスターの掲示，パンフレットの配布，禁煙場所の表示等を行う．また，これらにより外来者に対しても喫煙対策への理解と協力を求める．

④ 情報の提供等

喫煙対策の担当部課等は，各職場における喫煙対策の推進状況，ほかの事業場の喫煙対策の事例，喫煙と職場の空気環境に関する資料，受動喫煙による健康への影響に関する調査研究等の情報を収集し，これらの情報を衛生委員会等に適宜提供する．また，効果のあった職場における喫煙対策の事例等の情報は，積極的に外部に公表することが望ましい．

1 （ ） 適切な喫煙対策としては，事業場全体を禁煙とする全面禁煙と，喫煙室又は喫煙コーナーでのみ喫煙を認めそれ以外の場所を禁煙とする空間分煙がある．

2 （ ） 管理者や労働者に対して，受動喫煙による健康への影響，喫煙対策の内容，喫煙行動基準等に関する教育や相談を行い，喫煙対策に対する意識の高揚を図る．

3 （ ） 喫煙対策は，労働衛生管理の一環として組織的に取り組む必要がある．

4 （ ） 空間分煙による施設・設備面の対策としては，可能な限り，喫煙室を設置することとし，これが困難である場合には，喫煙コーナーを設置する．

5 （ ） 喫煙室及び喫煙コーナーには，たばこの煙が拡散する前に吸引して屋外に排出する換気扇，局所排気装置等の喫煙対策機器を設置する．

6 （ ） 喫煙室又は喫煙コーナーには，喫煙対策機器として，たばこの煙を除去して屋内に排気する方式の空気清浄装置を設置し，これが困難である場合には，局所排気装置や換気扇を設置する．

7 （ ） 喫煙室は，壁やガラス等で区画した独立の部屋とし，入口ドアのすき間，吸気口など空気が流入する箇所がない密閉構造とする．

8 （ ） 喫煙対策機器として，やむを得ず空気清浄装置を設置する場合には，空気清浄装置はガス状成分を除去できない問題点があることに留意して対策を講ずる．

9 （ ） 職場の空気環境の測定を定期的に行い，浮遊粉じんの濃度を $0.15\,\mathrm{mg/m^3}$ 以下及び一酸化炭素の濃度を $10\,\mathrm{ppm}$ 以下とするように必要な措置を講じる．

10 （ ） 喫煙室又は喫煙コーナーからのたばこの煙やにおいの漏れを防止するため，非喫煙場所との境において，喫煙室又は喫煙コーナーへ向かう気流の風速を $0.2\,\mathrm{m/s}$ 以上とするように必要な措置を講じる．

11 （ ） 妊婦及び呼吸器・循環器等に疾患を持つ労働者は，受動喫煙による健康への影響を一層受けやすい懸念があることから，空間分煙を徹底する等の配慮を行う．

解答	1	○	2	○	3	○	4	○	5	○	6	×	7	×
	8	○	9	○	10	○	11	○						

解　説

6 ▶ 喫煙室又は喫煙コーナーには，たばこの煙が拡散する前に吸引して，屋外に排出する方式である喫煙対策機器を設置すること．やむを得ない措置として，たばこの煙を除去して屋内に排気する方式である空気清浄装置を設置する場

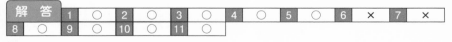

合には，喫煙室等の換気に特段の配慮を行うこと．設問の「空気清浄装置を設置する」は，あくまでもやむを得ない措置で行うものである．

7 ▶ 喫煙室は密閉構造ではなく，喫煙室等から非喫煙場所へのたばこの煙やにおいの漏れを防止するため，非喫煙場所と喫煙室等との境界において喫煙室等へ向かう気流の風速を 0.2 m/s 以上となるようにすることが必要．

3.2 快適な職場環境の形成

厚生労働省により，「事業者が講ずべき快適な職場環境の形成のための措置に関する指針」が公表されている．その概要は次のとおり．

(1) 指針の目的

この指針は，事業者が講ずべき快適な職場環境の形成のための措置に関し，その目標に関する事項，それを適切かつ有効な実施を図るために講ずべき措置の内容及び実施に関し考慮すべき事項を定め，事業者の自主的な取組を促進し，もって快適な職場環境の形成に資することを目的とするものである．

(2) 指針の中で，快適な職場環境の形成のための措置の実施に関し考慮すべき事項としてあげられているのは次のとおり．

① 継続的かつ計画的な取組

必要な施設・設備を整備する等の措置を講ずることだけでは足りず，その後においても継続的かつ計画的な取組みが不可欠である．

② 労働者の意見の反映

職場環境の影響を最も受けるのは，その職場で働く労働者であることにかんがみ，その職場で働く労働者の意見ができるだけ反映されるよう必要な措置を講ずること．

③ 個人差への配慮

作業をするにあたっての温度，照明等の職場の環境条件についての感じ方や作業から受ける心身の負担についての感じ方等には，その労働者の年齢等による差を始めとして個人差があることから，そのような個人差を考慮して必要な措置を講ずること．

④ 潤いへの配慮

職場は，仕事の場として効率性や機能性が求められることは言うまでもな

いが，同時に，労働者が一定の時間を過ごしてそこで働くものであることから，生活の場としての潤いを持たせ，緊張をほぐすよう配慮すること．

過去出題問題

1（　）厚生労働省の「事業者が講ずべき快適な職場環境の形成のための措置に関する指針」において，快適な職場環境の形成のための措置の実施に関し，考慮すべき事項とされていないものは次のうちどれか．

(1) 継続的かつ計画的な取組
(2) 経営者の意向の反映
(3) 労働者の意見の反映
(4) 個人差への配慮
(5) 潤いへの配慮

解答　1 (2)

4.1 情報機器作業（従来の VDT 作業）

厚生労働省から平成14年（2002年）に公表されていた「VDT作業における労働衛生管理のためのガイドライン」が廃止され，新たに令和元年（2019年）7月12日付けで，名称を変えて，「情報機器作業における労働衛生管理のためのガイドライン」が公表された.

近年，職場におけるIT化はますます進行しており，作業形態はより多様化している．このような状況を踏まえ，情報機器を使用する作業のための基本的な考え方は維持しつつ，多様な作業形態に対応するよう健康管理を行う作業区分の見直しをした内容が主になっている，その概要は次のとおり.

なお，VDTの用語が一般になじみがないこと等を踏まえ，今般「VDT」の用語は「情報機器」に置き換えられた.

(1) 作業環境管理

① 照明及びグレア防止

● グレアとは，視野内で過度に輝度が高い点や面が見えることによっておきる不快感や見にくさのことで，光源から直接又は間接に受けるギラギラしたまぶしさなどをいう.

● 室内は，できる限り明暗の対照が著しくなく，かつ，まぶしさを生じさせないようにすること.

● ディスプレイ画面に直接又は間接的に太陽光等が入射する場合は，必要に応じて窓にブラインド又はカーテン等を設け，適切な明るさとなるようにすること.

● 間接照明等のグレア防止用照明器具を用いること.

● 情報機器作業従事者がディスプレイを注視している時に，視野内に高輝度の照明器具・窓・壁面や点滅する光源があると，まぶしさを感じたり，ディスプレイに表示される文字や図形が見にくくなったりして，眼疲労の原因となる．また，これらがディスプレイ画面上に映り込む場合も同様である．したがって，ディスプレイを置く位置を工夫して，グレアが生じないようにする必要がある．映り込みがある場合には，ディスプレイ画面の前後の傾き，左右の

向き等を調整することなどにより，映り込みを少なくすることが必要である．

●映り込みを少なくする方法としては，フィルターを取り付ける等の方法があるが，フィルターの性能によっては，表示文字の鮮明度が低下したり，フィルター自身の表面が反射したりすることがあるため，反射率の低いものを選ぶ等の注意が必要である．

② 照度

●ディスプレイを用いる場合のディスプレイ画面上における照度は 500 ルクス以下，書類上及びキーボード上における照度は 300 ルクス以上を目安とし，作業しやすい照度とすること．また，ディスプレイ画面の明るさ，書類及びキーボード面における明るさと周辺の明るさの差はなるべく小さくすること．

わかるわかる！ ディスプレイ画面上における照度

▶「ディスプレイ画面上における照度」とは，ディスプレイ画面自体の明るさのことではなく，ディスプレイ画面に入射する光（照明）の明るさをいう．500 ルクスより明るいと文字がぼやけてしまう．

▶「書類上及びキーボード上における照度」も同様に，書類やキーボード等に入射する光（照明）の明るさをいう．

▶文言の相違に留意！　→　500 ルクス以下と 300 ルクス以上

③ 情報機器等

情報機器には，用途に応じ，デスクトップ型，ノート型，タブレット型，携帯情報端末等のさまざまな種類があり，その特性等も異なることから，労働者への健康影響を考慮し，作業者が行う作業に最も適した機器を選択し導入する必要がある．

④ 椅子

●個人専用の椅子については，作業者の体形，好み等に合わせて適切に調整できるものがよい．

●複数の作業者が交替で同一の椅子を使用する場合には，高さの調整が容易であり，調整中に座面が落下しない構造であること．

⑤ 騒音の低減措置

●情報機器及び周辺機器から不快な騒音が発生する場合には，騒音の低減措置を講じること．

(2) 作業管理

作業者が，心身の負担が少なく作業を行うことができるよう，次により作業時間の管理を行うとともに，整備した情報機器，関連什器等を調整し，作業の特性や個々の作業者の特性に合った適切な作業管理を行うこと．

①作業時間等

● 1 日の作業時間

情報機器作業が過度に長時間にわたり行われることのないように指導すること．

● 1 連続作業時間及び作業休止時間

1 連続作業時間が 1 時間を超えないようにし，次の連続作業までの間に 10 分〜 15 分の作業休止時間を設ける．かつ，1 連続作業時間内において 1 回〜 2 回程度の小休止を設けるよう指導すること．

●業務量への配慮

作業者の疲労の蓄積を防止するため，個々の作業者の特性を十分に配慮した無理のない適度な業務量となるよう配慮すること．

わかるわかる！ 連続作業時間・作業休止時間・小休止

▶同じ姿勢を 1 時間以上も続けて行うこと自体が良くないので，作業休止時間を入れること．この作業休止時間とは，休憩時間ではなく，ほかの作業を入れたり，ストレッチ運動等を行ったりする時間である．

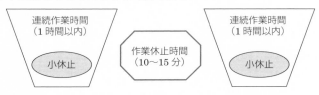

▶「小休止」とは，1 連続作業時間の途中でとる 1 〜 2 分程度の作業休止のことであり，作業者が自由にとれるようにする．

▶人間が本当に集中できるのは 30 分くらいとしたもの．それゆえ，1 時間も経つとミスを生じやすいとして，作業休止時間は必要とされている．

② 調整

作業者に自然で無理のない姿勢で情報機器作業を行わせるため，次の事項を作業者に留意させ，椅子の座面の高さ，机又は作業台の作業面の高さ，キーボード，マウス，ディスプレイの位置等を総合的に調整させること．

●作業姿勢

座位のほか，時折立位を交えて作業することが望ましく，座位においては，次の状態によること．

  a. 椅子に深く腰をかけて背もたれに背を十分にあて，履物の足裏全体が床に接した姿勢を基本とすること．また，十分な広さを有し，かつ，すべりにくい足台を必要に応じて備えること．

  b. 椅子と大腿部膝側背面との間には手指が押し入る程度のゆとりがあり，大腿部に無理な圧力が加わらないようにすること．

●ディスプレイ

  a. おおむね 40 cm 以上の視距離が確保できるようにし，この距離で見やすいように必要に応じて適切な眼鏡による矯正を行うこと．

  b. ディスプレイは，その画面の上端が眼の高さとほぼ同じか，やや下になる高さにすることが望ましい．

  c. ディスプレイ画面とキーボード又は書類との視距離の差が極端に大きくなく，かつ，適切な視野範囲になるようにすること．

  d. ディスプレイは，作業者にとって好ましい位置，角度，明るさ等に調整すること．

  e. ディスプレイに表示する文字の大きさは，小さすぎないように配慮し，文字高さがおおむね 3 mm 以上とするのが望ましい．

●入力機器

マウス等のポインティングデバイスにおけるポインタの速度，カーソルの移動速度等は，作業者の技能，好み等に応じて適切な速度に調整すること．

(3) 健康管理

作業者の健康状態を正しく把握し，健康障害の防止を図るため，作業者に対して，次により健康管理を行うこと．

① 作業区分に応じて健康診断を行う

労働者の作業状況により，下記の2つの作業区分を定め，「相当程度拘束性があると考えられる作業」区分に該当する者は，全員健康診断を行うが，「上記以外の作業」区分に該当する者については，自覚症状を訴える者のみ健康診断を行う．

●「作業時間又は作業内容に相当程度拘束性がある作業」区分

1日に4時間以上情報機器作業を行う者であって，次のいずれかに該当するものをいう．

    a. 常時ディスプレイを注視，又は入力装置を操作する必要がある．

    b. 作業中，労働者の裁量で適宜休憩を取ることや作業姿勢を変更することが困難である．

●「上記以外の作業」区分

上記以外の情報機器作業者で，次にその作業例をあげる．

    a. 1日に4時間未満の情報機器作業を行うもの．

    b. 4時間以上の作業であるが，労働者の裁量により休憩をとることができるもの

    c. 文書作成作業

    d. 主な作業として会議や講演の資料作成を行う業務(4時間以上のものも含む)

    e. 経理業務，庶務業務，情報機器を使用した研究(4時間以上のものも含む)

② 健康診断の種類と検査項目

健康診断には，配置前健康診断と定期健康診断との2種類がある．

●配置前健康診断

  新たに情報機器作業を行うこととなった作業者（再配置の者を含む．以下同じ．）の配置前の健康状態を把握し，その後の健康管理を適正に進めるため，情報機器作業の作業区分に応じて，次の項目について必要な調査又は検査を実施すること．なお，配置前健康診断を行う前後に一般定期健康診断（32ページの検査）が実施される場合は，その時に併せて実施して差し支えない．

    a. 業務歴の調査

    b. 既往歴の調査

    c. 自覚症状の有無の調査

    d. 眼科学的検査

    e. 筋骨格系に関する検査…上肢の運動機能等の検査

●定期健康診断

  情報機器作業を行う作業者の配置後の健康状態を定期的に把握し，継続的な健康管理を適正に進めるため，情報機器作業の作業区分に応じて，1年以内ごとに1回，定期に，次の項目について必要な調査又は検査を実施すること．なお，

一般定期健康診断（32 ページの検査）を実施する際に，併せて実施して差し支えない．

    a．業務歴の調査

    b．既往歴の調査

    c．自覚症状の有無の調査

    d．眼科学的検査

    e．筋骨格系に関する検査…上肢の運動機能等の検査

    （注：a〜e の検査項目は，配置前健康診断と同じであるが，眼科学的検査の一つひとつの検査事項については，少し異なる点があるがこれについては省略する．）

(4) 情報機器作業では，視覚以外に，姿勢，騒音，作業時間その他種々の疲労誘発要因があるので，これらに対する対策が必要である．

(5) 情報機器作業による疲労には，種々の部位の局所疲労や，不快感を主とする精神的疲労がある．

(6) 情報機器作業による健康障害は，筋骨格系疾患については，自覚症状が他覚的検査よりも先行することが多い．

わかるわかる！ **他覚的検査**

▶検査機器による検査のことである．自覚症状と相対する用語である．

過去出題問題

＊ガイドラインの改訂により，過去出題問題を新ガイドラインに沿った文で作成し直したものも含めている．

1（　）ディスプレイ画面の位置，前後の傾き，左右の向き等を調整してグレアを防止している．

2（　）ディスプレイ画面上における照度は 500 ルクス以下となるようにしている．

3（　）書類上及びキーボード上における照度は 300 ルクス以上となるようにしている．

4（　）照明器具等の高輝度の光源が，ディスプレイ画面に映りこまないようにする．

5（　）作業室内には，間接照明等のグレア防止用照明器具を用いている．

6（　）反射防止型ディスプレイを選択するとともに，直接照明の照明器具を用い
てグレアを防ぐようにする.

7（　）複数の作業者が交替で同一の椅子を使用する場合には，高さの調整が容易
であり，調整中に座面が落下しない構造であること.

8（　）1連続作業時間が1時間を超えないようにし，次の連続作業までの間に
10分～15分の作業休止時間を設ける.

9（　）ディスプレイは，おおむね30 cm以内の視距離が確保できるようにし，
画面の上端を眼の高さよりもやや下になるように設置している.

10（　）ディスプレイに表示する文字の大きさは，小さすぎないように配慮し，
文字高さがおおむね3 mm以上とするのが望ましい.

11（　）1日の情報機器作業の作業時間が4時間未満である労働者については，自覚
症状を訴える者についてのみ，情報機器作業に係る定期健康診断の対象としている.

12（　）情報機器作業に係る定期健康診断は，一般定期健康診断を実施する際に，
併せて実施して差し支えない.

13（　）情報機器作業者に対する健康診断の検査項目は，自覚症状の有無の調査
と眼科学検査の2項目である.

14（　）情報機器作業者に対する健康診断では，視力検査などの眼科学的検査の
ほか，上肢及び下肢の運動機能などの筋骨格系に関する検査も行っている.

15（　）情報機器作業では，視覚以外に，姿勢，騒音，作業時間その他種々の疲
労誘発要因があるので，これらに対する対策が必要である.

16（　）情報機器作業による疲労には，種々の部位の局所疲労や，不快感を主と
する精神的疲労がある.

17（　）情報機器作業による健康障害は，初期にはほとんど自覚症状がないので，
眼の検査及び筋骨格系の他覚的検査により異常を発見することが必要である.

解答	1	○	2	○	3	○	4	○	5	○	6	×	7	○
8	○	9	×	10	○	11	○	12	○	13	×	14	×	15	○
16	○	17	×												

解 説

6 ▶ 反射防止型ディスプレイを選択するとともに，間接照明の照明器具を用いて
グレアを防ぐようにする.

9 ▶ ディスプレイは，おおむね40 cm以上の視距離が確保できるようにし，画面
の上端を眼の高さよりもやや下になるように設置している.

13 ▶ 健康診断の検査項目は，業務歴の調査，既往歴の調査，自覚症状の有無の調査，眼科学的検査，筋骨格系に関する検査の 5 項目である．

14 ▶ 情報機器作業者に対する健康診断では，視力検査などの眼科学的検査のほか，上肢の運動機能などの筋骨格系に関する検査も行っている．下肢の運動機能は行っていない．

17 ▶ 情報機器作業による健康障害は，筋骨格系疾患については，自覚症状が他覚的検査よりも先行することが多い．

4.2 腰痛予防対策

　厚生労働省より「職場における腰痛予防対策指針」が示されている．その中から要点を記す．

(1) 本指針では，一般的な腰痛の予防対策を示した上で，腰痛の発生が比較的多い次の作業における予防対策をあげている．

　① 重量物取扱い作業　　② 立ち作業　　③ 座り作業

　④ 福祉・医療分野等における介護・看護作業　　⑤ 車両運転の作業

(2) **重量物取扱い作業**

　① 満 18 歳以上の男子労働者が人力のみにより取り扱う物の重量は，体重のおおむね 40％以下となるように努めること．満 18 歳以上の女子労働者では，さらに男性が取り扱うことのできる重量の 60％くらいまでとする．

　② 取り扱う物の重量は，できるだけ明示し，著しく重心の偏っている荷物は，その旨を明示する．

　③ 重量物を持ち上げたり，押したりする動作をするときは，できるだけ身体を対象物に近づけ，重心を低くするような姿勢を取る．

　④ 重量物を取り扱うときは，急激な身体の移動をなくし，前屈やひねり等の不自然な姿勢はとらず，かつ，身体の重心の移動を少なくする．

　⑤ 重量物を持ち上げるときは，できるだけ身体を対象物に近づけ，片足を少し前に出し，膝を曲げてしゃがむように抱え，この姿勢から膝を伸ばすようにすることによって持ち上げる．

　⑥ 必要に応じて腰部保護ベルトの使用を考えること．腰部保護ベルトについては，一律に使用させるのではなく，労働者ごとに効果を確認してから使用

の適否を判断する.

(3) 立ち作業

① 床面が硬い場合は，立っているだけでも腰部への衝撃が大きいので，クッション性のある作業靴やマットを利用して，衝撃を緩和する.

(4) 腰掛け作業

① 椅子に深く腰を掛けて，背もたれで体幹を支え，履物の足裏全体が床に接する姿勢を基本とすること. また，必要に応じて，滑りにくい足台を使用する.

(5) 作業床面

労働者の転倒，つまずきや滑りなどを防止するため，作業床面はできるだけ凹凸がなく，防滑性，弾力性，耐衝撃性及び耐へこみ性に優れたものとすることが望ましい.

(6) 健康診断

腰部に著しい負担のかかる作業に常時従事する労働者に対しては，当該作業に配置する際及びその後6月以内ごとに1回，定期に，次のとおり医師による腰痛の健康診断を実施する.

① 配置前の健康診断

配置前の労働者の健康状態を把握し，その後の健康管理の基礎資料とするため，配置前の健康診断の項目は，次のとおりとする.

a. 既往歴（腰痛に関する病歴及びその経過）及び業務歴の調査.

b. 自覚症状（腰痛，下肢痛，下肢筋力減退，知覚障害等）の有無の検査.

c. 脊柱の検査：姿勢異常，脊柱の変形，脊柱の可動性及び疼痛，腰背筋の緊張及び圧痛，脊椎棘突起の圧痛等の検査.

d. 神経学的検査：神経伸展試験，深部腱反射，知覚検査，筋萎縮等の検査.

e. 脊柱機能検査：クラウス・ウェーバーテスト又はその変法（腹筋力，背筋力等の機能のテスト）.

なお，医師が必要と認める者については，画像診断と運動機能テスト等を行う.

② 定期健康診断

定期に行う腰痛の健康診断の項目は，次のとおりとする.

● 配置前の健康診断で記載した項目のうち，a. 既往歴，b. 自覚症状の2つを行う. この結果，医師が必要と認める者については，c. 脊柱の検査，d. 神経

学的検査を追加して行う.

　なお，医師が必要と認める者については，画像診断と運動機能テスト等を行う.

過去出題問題

1（　）厚生労働省の「職場における腰痛予防対策指針」に基づく，重量物取扱い作業における腰痛予防対策に関する次の記述のうち，誤っているものはどれか.
　(1) 満18歳以上の男子労働者が人力のみで取り扱う物の重量は，体重のおおむね50％以下となるようにする.
　(2) 取り扱う物の重量をできるだけ明示し，著しく重心の偏っている荷物は，その旨を明示する.
　(3) 重量物を持ち上げるときは，できるだけ身体を対象物に近づけ，重心を低くするような姿勢をとる.
　(4) 重量物を取り扱うときは，急激な身体の移動をなくし，前屈やひねり等の不自然な姿勢はとらず，かつ，身体の重心の移動を少なくする.
　(5) 重量物を持ち上げるときは，できるだけ身体を対象物に近づけ，両膝を伸ばしたまま上体を下方に曲げる前屈姿勢を取る.
　(6) 労働者全員に腰部保護ベルトを使用させる.
　(7) 立ち作業時は，身体を安定に保持するため，床面は弾力性のない硬い素材とし，クッション性のない作業靴を使用する.
　(8) 腰掛け作業の場合の作業姿勢は，椅子に深く腰を掛けて，背もたれで体幹を支え，履物の足裏全体が床に接する姿勢を基本とする.
　(9) 重量物取扱い作業に常時従事する労働者に対しては，当該作業に配置する際及びその後6月以内ごとに1回，定期に，医師による腰痛の健康診断を行う.
　(10) 腰部に著しい負担のかかる作業に常時従事する労働者に対しては，1年以内ごとに1回，定期に，腰痛の健康診断を実施する.

2（　）厚生労働省の「職場における腰痛予防対策指針」に基づき，腰部に著しい負担のかかる作業に常時従事する労働者に対して当該作業に配置する際に行う健康診断の項目として，適切でないものは次のうちどれか.
　(1) 既往歴（腰痛に関する病歴及びその経過）及び業務歴の調査
　(2) 自覚症状（腰痛，下肢痛，下肢筋力減退，知覚障害等）の有無の検査

(3) 上肢のエックス線検査（2方向撮影）

(4) 脊柱の検査（姿勢異常，脊柱の変形等の検査）

(5) 神経学的検査（神経伸展試験，深部腱反射等の検査）

解答　1　(1), (5), (6), (7), (10)　2　(3)

解説

1(1)▶ 満18歳以上の男子労働者が人力のみで取り扱う物の重量は，体重のおおむね40%以下となるようにする．

1(5)▶ 重量物を持ち上げるときは，できるだけ身体を対象物に近づけ，片足を少し前に出し，膝を曲げてしゃがむように抱え，この姿勢から膝を伸ばすようにすることによって持ち上げる．

1(6)▶ 腰部保護ベルトは，個人により効果が異なるため，一律に使用するのではなく，個人ごとに効果を確認してから使用の適否を判断する．

1(7)▶ 立ち作業では，身体を安定に保持するため，床面は弾力性のある柔らかい素材とし，クッション性のある作業靴を使用する．

1(10)▶ 腰部に著しい負担のかかる作業に常時従事する労働者に対しては，6月以内ごとに1回，定期に，腰痛の健康診断を実施する．

4.3 過重労働等による健康障害

　長時間の時間外労働や過重労働により血管病変等が著しく増悪し，その結果，脳・心臓疾患が発症することがある．

(1) 脳血管障害（脳血管疾患）

① 脳血管障害は，脳の血管の病変が原因で生じ，出血性病変，虚血性病変などに分類される．

② 出血性の脳血管障害は，脳実質内に出血する脳出血と脳表面のくも膜下腔に出血するくも膜下出血などに分類される．

③ 虚血性の脳血管障害である脳梗塞は，脳血管自体の動脈硬化性病変による脳血栓症と，心臓や動脈壁の血栓が剥がれて脳血管を閉塞する脳塞栓症に分類される．

④　脳出血（脳内出血）…脳内の血管が破れ，脳の中に出血した状態をいう．高血圧が主な原因である．

⑤　くも膜下出血…脳は 3 枚の膜で囲われていて，外側（上）から順に，硬膜，くも膜，軟膜という．このうち，くも膜と軟膜との間にすき間があり，ここに血管が張りめぐらされている．この血管の一部にできた動脈瘤が突然破れ，すき間（くも膜の下に位置する）に出血した状態をいう．

⑥　脳梗塞…脳の血管が血栓により，詰まったり，狭くなったりして血流が悪くなる．この結果，脳組織が酸素，または栄養不足のため壊死する状態をいう．

⑦　上記を総称して脳卒中という．脳出血とくも膜下出血は，血管が破れて出血した場合であり，一方，脳梗塞は，出血はなく，血管が血栓により梗塞（詰まり）され，血液が不足（虚血）した場合をいう．

⑧　脳出血や脳梗塞では，頭痛，吐き気，手足のしびれ，麻痺，言語障害，視覚障害などの症状が認められる．

⑨　くも膜下出血の症状は，「頭が割れるような」，「ハンマーでたたかれたような」と表現される急激で激しい頭痛が特徴である．

⑩　上記について，図 1 にまとめた．

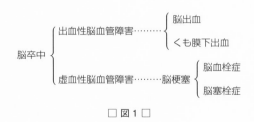

□ 図 1 □

(2) 虚血性心疾患

①　虚血性心疾患は，冠状動脈（第 3 編 1.1 節（2）項 ⑦（192 ページ））の狭窄又は閉塞により，心臓の筋肉（心筋）が，血液不足になる（虚血という）ことによる心臓疾患である．前者が狭心症で，後者が心筋梗塞である．

②　虚血性心疾患は，心筋の一部分に可逆的虚血が起こる狭心症と，不可逆的な心筋壊死が起こる心筋梗塞に大別される．

③　心筋梗塞では，突然激しい胸痛が起こり，「締め付けられるように痛い」，「胸が苦しい」などの症状が長時間続き，1 時間以上になることもある．

④ 狭心症の痛みの場所は，心筋梗塞とほぼ同じであるが，その発作が続く時間は，通常数分程度で，長くても 15 分以内におさまることが多い．

⑤ 虚血性心疾患発症の危険因子には，高血圧，喫煙，高脂血症などがある．

⑥ 運動負荷心電図検査は，心筋の異常，虚血性心疾患，不整脈の異常の発見に役立つ．

わかるわかる！ 可逆的な狭心症と不可逆的な心筋梗塞

▶狭心症は，冠状動脈の狭窄による一過性の虚血であり心筋の障害は可逆的（元に戻る）である．心筋梗塞は，虚血が長時間であり心筋壊死が起こるため，障害は不可逆的（元に戻らない）となる．

わかるわかる！ 運動負荷心電図検査

▶運動負荷心電図検査とは，運動することにより，心臓に一定の負荷（負担）をかけ，安静時ではわからない異常を見つける心電図検査である．

▶検査方法として，胸に電極を付けた状態で，ベルトコンベヤ状の検査装置の上を歩く方法やペダルをこぐ方法などがある．

▶検査結果，異常な場合に疑われる病気として，狭心症，心筋梗塞などの虚血性心疾患，不整脈を伴う病気がある．

過去出題問題

1（　）脳血管障害は，脳の血管の病変が原因で生じ，出血性病変，虚血性病変などに分類される．

2（　）出血性の脳血管障害は，脳表面のくも膜下腔に出血するくも膜下出血や脳実質内に出血する脳出血などに分類される．

3（　）虚血性の脳血管障害である脳梗塞は，脳血管自体の動脈硬化性病変による脳塞栓症と，心臓や動脈壁の血栓が剥がれて脳血管を閉塞する脳血栓症に分類される．

4（　）脳梗塞や脳出血では，頭痛，吐き気，手足のしびれ，麻痺，言語障害，視覚障害などの症状が認められる．

5（　）くも膜下出血の症状は，「頭が割れるような」，「ハンマーでたたかれたような」と表現される急激で激しい頭痛が特徴である．

6（　）虚血性心疾患は，門脈による心筋への血液の供給が不足したり途絶えるこ

とにより起こる心筋障害である.

7（　）虚血性心疾患は，心筋の一部分に可逆的虚血が起こる狭心症と，不可逆的な心筋壊死が起こる心筋梗塞とに大別される.

8（　）心筋梗塞では，突然激しい胸痛が起こり，「締め付けられるように痛い」，「胸が苦しい」などの症状が長時間続き，1時間以上になることもある.

9（　）狭心症の痛みの場所は，心筋梗塞とほぼ同じであるが，その発作が続く時間は，通常数分程度で，長くても15分以内におさまることが多い.

10（　）虚血性心疾患発症の危険因子には，高血圧，喫煙，高脂血症などがある.

11（　）運動負荷心電図検査は，心筋の異常や不整脈の発見には役立つが，虚血性心疾患の発見には役立たない.

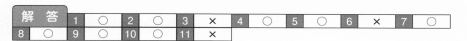

解　答	1	○	2	○	3	×	4	○	5	○	6	×	7	○
	8	○	9	○	10	○	11	×						

解　説

3 ▶ 虚血性の脳血管障害である脳梗塞は，脳血管自体の動脈硬化性病変による<u>脳血栓症</u>と，心臓や動脈壁の血栓が剥がれて脳血管を閉塞する<u>脳塞栓症</u>に分類される.

6 ▶ 虚血性心疾患は，<u>冠動脈</u>による心筋への血液の供給が不足したり途絶えることにより起こる心筋障害である.

11 ▶ 運動負荷心電図検査は，心筋の異常，<u>虚血性心疾患</u>，不整脈の異常の<u>発見</u>に役立つ.

第5章 健康管理及び健康保持増進等

5.1 健康管理

(1) 健康管理とは，労働者の健康状態を継続的に観察し，異常のある者を早期に発見し，もとの健康状態への復帰を図るとともに，健康状態を阻害する原因を見つけて，それを取り除いていく活動である.

　単に，健康診断を実施して，異常のある者に対して早期治療を進めていくというものではない.

(2) 健康管理活動の内容としては，健康診断，健康測定と健康指導，疾病休業統計等による健康管理活動がある.

5.2 一般健康診断

(1) 一般健康診断

一般健康診断の種類を以下に示す（第1編 1.11 節（31 ページ））.

① 雇入れ時の健康診断

② 定期健康診断

③ 特定業務従事者の健康診断

④ 海外派遣労働者の健康診断

⑤ 給食従業員の検便

(2) 一般健康診断の検査項目

① 血清トリグリセライド（中性脂肪）は，食後に値が上昇する脂質で，空腹時にも高値が持続することは動脈硬化の危険因子となる.

② LDL コレステロールは，悪玉コレステロールとも呼ばれ，高値であることは血管を硬化させ，動脈硬化の危険因子となる. 一方，HDL コレステロールは，善玉コレステロールとも呼ばれ，血液中の余分なコレステロールを回収し，さらに血管壁にたまったコレステロールを取り除いて，肝臓に戻す役割をし，動脈硬化を抑える働きをする.

③ 尿酸は，体内のプリン体と呼ばれる物質の代謝物で，血液中の尿酸値が高くなる高尿酸血症は，関節の痛風発作などの原因となるほか，動脈硬化とも

関連するとされている.

④　尿素窒素（BUN）は，腎臓から排泄される老廃物の一種で，腎臓の働き
　が低下すると尿中に排出されず，血液中の値が高くなる.

⑤　γ-GTPは，正常な肝細胞に含まれている酵素で，肝細胞が障害を受ける
　と血液中に流れ出し，特にアルコールの摂取で高値を示す特徴がある.

5.3　特殊健康診断

(1) 特殊健康診断は，特定の有害業務に従事する労働者の，業務上疾病を防止
　するために行う，特別な項目の健康診断であり，法令で義務づけられているも
　のと，行政通達で定められているものとの2種類がある.

①　法令で義務づけられているものは，有機溶剤等健康診断，特定化学物質健
　康診断等があるが，これらはすべて第二種衛生管理者の対象外である.

②　行政通達で定められているもののうち，第二種衛生管理者で対象となるも
　のに，情報機器作業，腰痛の健康診断がある．なお，この他に紫外線・赤外線，
　強烈な騒音作業などがあるが，これらは第二種衛生管理者の対象外である.

(2) 健康診断の結果によっては，作業方法，作業環境の改善が必要である.

わかるわかる！　特殊健康診断の業務起因性

▶一般健康診断は，私的要因による疾患も含めていろいろな疾患を検査するという
　性質のものであるが，それに対して特殊健康診断は，作業者が従事している特定
　の有害要因による健康障害を検査するものであるため，類似の疾患がある場合，
　それが業務に起因するものかどうかの判別を厳密にする必要がある．そして，業
　務に起因しているとわかれば，事業者はその対策（作業方法，作業環境の改善等）
　を即刻講じなければならない.

第5章
健康管理及び健康保持増進等

過去出題問題

1（　）健康診断における検査項目に関する次の記述のうち，誤っているものはど
　れか.
（1）尿酸は，体内のプリン体と呼ばれる物質の代謝物で，血液中の尿酸値が高

くなる高尿酸血症は，関節の痛風発作などの原因となるほか，動脈硬化とも関連するとされている．

(2) 血清トリグリセライド（中性脂肪）は，食後に値が上昇する脂質で，空腹時にも高値が持続することは動脈硬化の危険因子となる．

(3) HDL コレステロールは，悪玉コレステロールとも呼ばれ，高値であることは血管を硬化させ，動脈硬化の危険因子となる．

(4) 尿素窒素（BUN）は，腎臓から排泄される老廃物の一種で，腎臓の働きが低下すると尿中に排出されず，血液中の値が高くなる．

(5) γ-GTP は，正常な肝細胞に含まれている酵素で，肝細胞が障害を受けると血液中に流れ出し，特にアルコールの摂取で高値を示す特徴がある．

2（ ） 特殊健康診断の結果によっては，作業方法，作業環境の改善が必要である．

解 答 1 (3) 2 ○

解 説

1 ▶ (3)HDL コレステロールは，善玉コレステロールとも呼ばれ，血液中の余分なコレステロールを回収し，さらに血管壁にたまったコレステロールを取り除いて，肝臓に戻す役割をし，動脈硬化を抑える働きをする．設問は，LDL コレステロールについての説明である．

5.4 健康保持増進

厚生労働省により「事業場における労働者の健康保持増進のための指針」が大幅に改正され，令和2年（2020年）3月31日公表された．その概要は次のとおり．

(1) 健康保持増進の基本的考え方

労働者の健康の保持増進のための具体的措置としては，運動指導，メンタルヘルスケア，栄養指導，口腔保健指導，保健指導等があり，各事業場の実態に即して措置を実施していくことが必要である．さらに，事業者は，健康保持増進対策を推進するにあたって，次の事項に留意することが必要である．

① 健康保持増進対策における対象の考え方

健康保持増進措置は，主に生活習慣上の課題を有する労働者の健康状態の改善を目指すために個々の労働者に対して実施するものと，事業場全体の健康状

態の改善や健康増進に係る取組の活性化等，生活習慣上の課題の有無に関わらず労働者を集団として捉えて実施するものがある．事業者はそれぞれの措置の特徴を理解したうえで，これらの措置を効果的に組み合わせて健康保持増進対策に取り組むことが望ましい．

② 労働者の積極的な参加を促すための取組

労働者の中には健康増進に関心を持たない者も一定数存在すると考えられることから，これらの労働者にも抵抗なく健康保持増進に取り組んでもらえるようにすることが重要である．

③ 労働者の高齢化を見据えた取組

労働者が高年齢期を迎えても就業を継続するためには，心身両面の総合的な健康が維持されていることが必要である．加齢に伴う筋量の低下等による健康状態の悪化を防ぐためには，高齢期のみならず，若年期からの運動の習慣化等の健康保持増進が有効である．健康保持増進措置を検討するにあたっては，このような視点を盛り込むことが望ましい．

(2) 健康保持増進対策の推進にあたっての基本事項

健康保持増進対策の推進にあたっては，事業者が労働者等の意見を聴きつつ事業場の実態に即した取組を行うため，労使，産業医，衛生管理者等で構成される衛生委員会等を活用して以下の項目に取り組むとともに，各項目の内容について関係者に周知することが必要である．加えて，健康保持増進対策の推進単位については，事業場単位だけでなく，企業単位で取り組むことも考えられる．

① 健康保持増進方針の表明

事業者は，健康保持増進方針を表明するものとする．

② 推進体制の確立

事業者は，事業場内の健康保持増進対策を推進するため，その実施体制を確立するものとする（(3)項①参照．（142ページ））．

③ 課題の把握

事業者は，事業場における労働者の健康の保持増進に関する課題等を把握し，健康保持増進対策を推進するスタッフ等の専門的な知見も踏まえ，健康保持増進措置を検討するものとする．

④ 健康保持増進目標の設定

事業者は，健康保持増進方針に基づき，把握した課題や過去の目標の達成状

況を踏まえ，健康保持増進目標を設定し，当該目標において一定期間に達成すべき到達点を明らかにする

⑤　健康保持増進措置の決定

事業者は，表明した健康保持増進方針，把握した課題及び設定した健康保持増進目標を踏まえ，事業場の実情も踏まえつつ，健康保持増進措置を決定する．

⑥　健康保持増進計画の作成

事業者は，健康保持増進目標を達成するため，健康保持増進計画を作成するものとする．

⑦　健康保持増進計画の実施

事業者は，健康保持増進計画を適切かつ継続的に実施するものとする．

⑧　実施結果の評価

事業者は，事業場における健康保持増進対策を，継続的かつ計画的に推進していくため，当該対策の実施結果等を評価し，新たな目標や措置等に反映させることにより，今後の取組を見直すものとする．

(3)　健康保持増進対策の推進にあたって事業場ごとに定める事項

以下の項目は，健康保持増進対策の推進にあたって，効果的な推進体制を確立するための方法及び健康保持増進措置についての考え方を示したものである．

①　体制の確立

事業者は，次に掲げるスタッフや事業場外資源等を活用し，健康保持増進対策の実施体制を整備し，確立する．

イ　事業場内の推進スタッフ

事業場における健康保持増進対策の推進にあたっては，事業場の実情に応じて，事業者が，労働衛生等の知識を有している産業医等，衛生管理者等，事業場内の保健師等の事業場内産業保健スタッフ及び人事労務管理スタッフ等を活用し，各担当における役割を定めたうえで，事業場内における体制を構築する．また，例えば労働者に対して運動プログラムを作成し，運動実践を行うにあたっての指導を行うことができる者，労働者に対してメンタルヘルスケアを行うことができる者等の専門スタッフを養成し，活用することも有効である．なお，健康保持 増進措置を効果的に実施する上で，これらのスタッフは，専門分野における十分な知識・技能と労働衛生等についての知識を有していることが必要である．このため，事業者は，これらのスタッフに研修機会を与える等の能

力の向上に努める.

ロ　事業場外資源

　健康保持増進対策の推進体制を確立するため，事業場内のスタッフを活用することに加え，事業場が取り組む内容や求めるサービスに応じて，健康保持増進に関し専門的な知識を有する各種の事業場外資源を活用する.

② 健康保持増進措置の内容

　事業者は，次に掲げる健康保持増進措置の具体的項目を実施する.

イ　健康指導

●労働者の健康状態の把握

　健康指導の実施にあたっては，健康診断や必要に応じて行う健康測定等により労働者の健康状態を把握し，その結果に基づいて実施する必要がある.

　健康測定とは，健康指導を行うために実施される調査，測定等のことをいい，疾病の早期発見に重点をおいた健康診断を活用しつつ，追加で生活状況調査や医学的検査等を実施するものである. なお，健康測定は，産業医等が中心となって行い，その結果に基づき各労働者の健康状態に応じた必要な指導を決定する. それに基づき，事業場内の推進スタッフ等が労働者に対して労働者自身の健康状況について理解を促すとともに，必要な健康指導を実施することが効果的である.

●健康指導の実施

　労働者の健康状態の把握を踏まえ実施される労働者に対する健康指導については，以下の項目を含むもの又は関係するものとする. また，事業者は，希望する労働者に対して個別に健康相談等を行うように努めることが必要である.

・労働者の生活状況，希望等が十分に考慮され，運動の種類及び内容が安全に　楽しくかつ効果的に実践できるよう配慮された運動指導

・ストレスに対する気付きへの援助，リラクセーションの指導等のメンタルヘル　スケア

・食習慣や食行動の改善に向けた栄養指導

・歯と口の健康づくりに向けた口腔保健指導

・勤務形態や生活習慣による健康上の問題を解決するために職場生活を通して　行う，睡眠，喫煙，飲酒等に関する健康的な生活に向けた保健指導

ロ　その他の健康保持増進措置

　イに掲げるものの他，健康教育，健康相談又は，健康保持増進に関する啓発

活動や環境づくり等の内容も含むものとする.

▶改正前は,健康測定の結果を基に,労働者「個人」を対象にして,運動指導や保健指導,心理相談,栄養指導といった定型的な4つの指導等を行うことを主にしていたが,今回の改正では,「事業者」が課題を把握し,目標を定め,計画,実施,評価といった,いわゆるPDCAを回しながら独自に健康保持増進を進めていくことを主にしている.すなわち,定型的進め方から事業者独自の進め方に切り替えられている.

▶この改正の背景には,改正前は,まず全従業員対象に健康測定を実施する.そして,その結果を基にして,各専門家(運動指導担当者,心理相談担当者,産業栄養指導担当者,産業保健指導担当者)の指導の下に,健康指導対策を実施して行くというものであったが,実際は,なかなか浸透されなかった(できなかった)ことがある.

過去出題問題

1 ( ) 健康保持増進計画で定める事項として,事業者は健康保持増進方針を表明するものとする.

2 ( ) 健康保持増進措置を実施するためのスタッフの確保が事業場内で困難な場合は,労働者の健康の保持増進のための業務を行う外部のサービス機関などに委託して実施する.

解答 1 ○ 2 ○

5.5 BMI

(1) BMI(Body Mass Index)は,肥満度を判定する指数であり,体重を W〔kg〕,身長を H〔m〕とすると,W/H^2 で算出される.

(2) BMIは,肥満の予防や改善のための指導を適切に行うのに有用な指数であり,健康診断個人票の様式にもBMIの欄が設けられている.

(3) 表1は,日本肥満学会で示されているBMIの判定値である.標準値は22で,

この値は統計的に見て，最も病気にかかりにくい体型である．

□ 表 1 □

BMI 値	判定
18.5 未満	低体重（やせ）
18.5 以上 25 未満	普通体重
25 以上	肥満

(日本肥満学会)

過去出題問題

1　肥満の程度を評価するための指標として用いられる BMI の値を算出する式として，正しいものは次のうちどれか．体重を W〔kg〕，身長を M〔m〕とする．
(1) $W/100(H-1)$　　(2) H/W　　(3) W/H
(4) W/H^2　　(5) H/W^2

解　答　1　(4)

5.6 メタボリックシンドローム診断基準

(1) 腹部肥満

　腹腔内に蓄積された脂肪を内臓脂肪というが，腹囲は，この内臓脂肪の量を推定する指標として使われている．日本では，腹囲（へその高さのウエスト周囲径）が男性 85 cm，女性 90 cm 以上の場合，腹部肥満とされる．

(2) メタボリックシンドローム診断基準

　腹部肥満があり，かつ，血圧・血糖・脂質（中性脂肪・HDL コレステロール）の 3 つのうち 2 つ以上が基準値から外れると「メタボリックシンドローム」と診断され，心疾患や脳卒中の発生が高まるとされている．

過去出題問題

1 （　）メタボリックシンドローム診断基準に関する次の文中の[　　　]内に入れるAからCの語句又は数値の組合せとして，正しいものは（1）～（5）のうちどれか.

「日本人のメタボリックシンドローム診断基準で，腹部肥満（[　A　]脂肪の蓄積）とされるのは，腹囲が男性では[　B　]cm以上，女性では[　C　]cm以上の場合である.」

	A	B	C
（1）	内臓	85	90
（2）	内臓	90	85
（3）	皮下	85	90
（4）	皮下	90	85
（5）	体	95	90

解答　1　(1)

第6章 労働衛生管理統計

6.1 統計の基礎知識

(1) 労働衛生管理統計は，記録や指標を客観的，統一的，継続的に分析，評価することによって，当該事業場における衛生管理上の問題点を明確にすることができる．

(2) 生体から得られた諸指標は，その測定値又は対数変換値が，正規分布といわれる形の分布を示すことが多い．

(3) 生体から得られたある指標が正規分布という型をとって分布する場合，そのばらつきの程度は，分散や標準偏差によって表される．

> **わかるわかる！ 正規分布，分散，標準偏差**
>
> ▶ 生体から得られた指標（健康診断のデータ）のデータを横軸に，頻度（人数）を縦軸にとり，プロットすると，右図のように正規分布といわれる平均値を中心とした左右対称形を示すことが多い．例えば身長データを横軸にとると，身長の平均値（m'）のところで頻度（縦軸）がピーク
>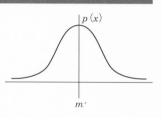
> を示す．平均身長に近い人が相当多く（頻度が大），逆に，平均身長よりもかなり高い人や低い人は少なくなる（頻度小）．なお，肝機能の検査データ（GOT，GTP，γ-GTP）などは，生のデータでは正規分布を示さず，データの対数（対数変換値）を横軸にとったときに，正規分布を示すことが経験的にわかっている．
>
> ▶ 分散とは，それぞれのデータが，集団の平均値とどれだけ離れているか，すなわち，散らばり具合（ばらつきの程度）を見る尺度の1つである．分散は，{(データ－平均値）の2乗した値の総和}÷（データ個数）の算出式にて求められる．この値が大きいほど，その集団のばらつき具合が大きいといえる．
>
> ▶ 標準偏差とは，分散値の平方根（ルート：$\sqrt{}$）の値をいう．分散を基にして算出したものであるから，当然ばらつきの程度を表す尺度である．なお，標準偏差と分散の使い分けについては，統計学的になっていくので，ここでは割愛する．

(4) 異なる集団を比較する場合，平均値が等しくても分散が異なれば，一般に異なった特徴を持つ集団と評価される．言い換えれば，異なる集団において，データの平均値が同じであるので同じ特徴を持つ集団である，と判断するのは

正しくない.

> **わかるわかる！** | **分散の計算**

　　異なる集団ＡとＢを比較する場合，平均値が等しくても，分散が異なれば，Ａ
とＢは異なった特徴を持つ集団と評価される．なお，分散とはデータのばらつき
度合いのことをいう.

　　これを，ごく簡単な具体例にて説明しよう.

▶集団Ａは７つのデータがあり，各々１，３，５，７，９，11，13とする.

▶集団Ｂも７つのデータがあり，各々５，５，７，７，７，９，９とする.

　　集団Ａと集団Ｂとを比較すると，集団Ａも集団Ｂも平均値は等しく７である.
しかし，分散（ばらつきの度合い）は集団ＡのほうがＢより大きい．分散は，
一目しただけでも差異がわかるが，念のため計算してみよう.

　　集団Ａの分散 $= \{(1-7)^2 + (3-7)^2 + (5-7)^2 + (7-7)^2 + (9-7)^2 + (11-7)^2 + (13-7)^2\} \div 7 = \underline{16}$ となる．一方，集団Ｂの分散 $= \{(5-7)^2 + (5-7)^2 + (7-7)^2 + (7-7)^2 + (7-7)^2 + (9-7)^2 + (9-7)^2\} \div 7 = \underline{2.3}$ となる.

　　この例では，ＡとＢは平均値が等しくても，Ａのほうが分散は大きく，Ａと
Ｂは異なった特徴を持つ集団であることがわかる.

(5) データがばらつきをもって分布する集団の特徴を表現する指標にはいくつ
かのものがあるが，データの代表値としてどの指標を用いるかは，データの内
容と分布の形によって異なる.

> **わかるわかる！** | **データの代表値**

▶データの代表値として，平均値，中央値（データを大きい順に並べた場合の中央
値），最頻値（データの中で，最も多くみられた値）などの指標がある.

過去出題問題

1（　）労働衛生管理統計は，記録や指標を客観的，統一的，継続的に分析，評価す
ることによって，当該事業場における衛生管理上の問題点を明確にする.

2（　）生体から得られた諸指標は，その測定値又は対数変換値が，正規分布といわ
れる形の分布を示すことが多い.

3（　）異なる集団を比較する場合，平均値が等しくても分散が異なれば，一般に異なっ
た特徴をもつ集団と評される.

4（　）異なる集団について，調査の対象とした項目のデータの平均値が同じであれば，

この項目に関しては同じ特徴を持つ集団であると判断される.

5（　）生体から得られたある指標が正規分布という型をとって分布する場合，その
ばらつきの程度は，分散や標準偏差によって表される.

6（　）データがばらつきをもって分布する集団の特徴を表現する指標にはいくつか
のものがあるが，データの代表値としてどの指標を用いるかは，データの内容と分
布の形によって異なる.

 解 答　| 1 | ○ | 2 | ○ | 3 | ○ | 4 | × | 5 | ○ | 6 | ○ |

解 説

4▶分散（ばらつき）の程度も同じであることが必要である.

6.2 疫 学

（1）疫学とは，ある人の集団について，何らかの健康事象（ある病気など）を調べ，
次に，ある原因と病気との仮説を立て，その仮説に基づいて原因を統計学的に
追跡調査していき，因果関係を明確にし，その対策を立てる手法をいう.

（2）疫学において，ある事象と健康事象との間に統計上，一方が増えると他方
が増えるというような相関が認められるからといって，それらの間には必ず因
果関係が成り立っているとはいえない.　因果関係がないこともある.　因果関係
の妥当性を判断するには，5つの条件（省略）を満たさなければならない.

わかるわかる！　疫 学

▶肺がんをイメージとして疫学的にみてみよう.　肺がんの発生状況を調べた結果，
たばこが原因の1つだと仮説を立てる.　この仮説に基づき，たばこを吸う集団
の肺がんの発生率と，吸わない集団の発生率を比較調査する.　その結果，「たば
こを吸う集団は，吸わない集団に比べ，発生率が何倍になっている」などといっ
た因果関係を明確にし，それに応じた対策を立てることになる.

▶最初は，疫病（流行病，伝染病）についてこの手法がとられたので，いまだに疫
学という名称が残っている.　現在は，臨床，栄養，交通事故などいろいろな分野
で，疫学が活用されている.

過去出題問題

1 （　）疫学において，ある事象と健康事象との間に統計上，一方が増えると他方が増えるというような相関が認められるときは，それらの間には必ず因果関係が成り立っている.

解答　1　×

解 説

1 ▶ 相関が認められるからといって，それらの間には必ず因果関係が成り立っているとはいえない. 因果関係がないこともある. 因果関係の妥当性を判断するには，5つの条件を満たさなければならない.

6.3 スクリーニングレベルについて

(1)　スクリーニングレベル

健康診断を行ったとき，正常者と有所見者を選別する判定値を決めておく必要がある. この値をスクリーニングレベルという.

> **わかるわかる！　スクリーニング**
> ▶スクリーニングは，screening と書き，ふるい分け，選別という意味である.

(2) スクリーニングレベルの値を低く設定すると，正常の人を有所見と判定する率（偽陽性率）は高くなる.

> **わかるわかる！　スクリーニングレベルの値を低く設定する**
> ▶スクリーニングレベルを低く設定するということは，判定値を「厳しく」するということになる. そのため，本来は正常者に該当する人でも，「厳しく」なった分，有所見者としてカウントされる人（偽陽性者という）も増え，その結果，偽陽性率は高くなる.

(3) 種々の検査において，正常者を有所見者と判定する率が高くなるようにスクリーニングレベルが低く設定されるため，有所見の判定の適中率が低い統計データとなる. なお，適中率とは，本当に病気である率のことである.

わかるわかる！　健康診断でのスクリーニングレベル

▶健康診断ではスクリーニングレベルが低く設定される．それは，偽陽性者は精密検査で詳しく検査をして，最終的に「異常なし」とすることができるからである．要するに，判定基準を厳しくして，「疑わしきは精密検査で」という基本的考え方である．それゆえ，「外れ」も出てくるため，健康診断は適中率が低い統計データとなる．

過去出題問題

1（　）労働衛生管理では，種々の検査において，正常者を有所見者と判定する率が低くなるようにスクリーニングレベルが高く設定されるため，有所見の判定の適中率が低い統計データとなる．

2　1 000人を対象としたある疾病のスクリーニング検査の結果と精密検査結果によるその疾病の有無（真の姿）は下表のとおりであった．このスクリーニング検査の偽陽性率及び偽陰性率の近似値の組合せとして，正しいものは（1）～（5）のうちどれか．ただし，偽陽性率とは，疾病無しの者を陽性と判定する率をいい，偽陰性率とは，疾病有りの者を陰性と判定する率をいう．

精密検査結果による	スクリーニング検査結果	
疾病の有無	陽性	陰性
疾病有り	20	5
疾病無し	180	795

　　　偽陽性率〔％〕　　　　偽陰性率〔％〕
（1）　18.0　　　　　　　　　0.5
（2）　18.5　　　　　　　　　20.0
（3）　22.0　　　　　　　　　0.5
（4）　22.5　　　　　　　　　2.5
（5）　90.0　　　　　　　　　0.6

3（　）健康診断における各検査において，スクリーニングレベルを高く設定すると偽陽性率は低くなるが，偽陰性率は高くなる．

解答
1	×	2	(2)	3	○

解 説 ━━━━━━━━━━━━━━━━━━━━━━━━━

1 ▶ 労働衛生管理では，種々の検査において，正常者を有所見者と判定する率が
高くなるようにスクリーニングレベルが低く設定されるため，有所見の判定
の適中率が低い統計データとなる．

2 ▶ 偽陽性率とは，本当（真の姿）は疾病無しであるが，その中で，スクリーニ
ング検査（健康診断）で陽性（有所見者＝引っかかった者）と偽って判定し
てしまった者の割合をいう．

$$偽陽性率＝\{疾病無しのうち陽性者/疾病無し全員\}×100$$
$$＝\{180/(180+795)\}×100＝18.5\%$$

偽陰性率とは，本当（真の姿）は疾病有りであるが，その中で，健康診断で
陰性（異常所見なし＝引っかからなかった者）と偽って判定してしまった者
の割合をいう．

$$偽陰性率＝\{疾病有りのうち陰性者/疾病有り全員\}×100$$
$$＝\{5/(20＋5)\}×100＝20.0\%$$

6.4 疾病休業等統計

疾病休業統計は，労働衛生活動を評価するものさしであり，今後の活動の施策
に結びつけることができる．統計は，月ごと又は年ごとに統計をとるのが普通で
ある．指標として代表的なものを4つあげる．

(1) 疾病休業日数率

在籍労働者の延所定労働日数に対して，疾病休業延日数が何％あったかを示す
ものである．

$$疾病休業日数率＝\frac{疾病休業延日数}{在籍労働者の延所定労働日数}×100$$

(2) 病休件数年千人率

在籍労働者1 000人当たり，1年間に何件の疾病休業があったかを示すもので
ある．次式で計算する．なお，在籍労働者数は，月平均の人数（各月の月末にお
ける在籍労働者数を合計し，12（箇月）で除したもの）を用いる．

$$病休件数年千人率 = \frac{疾病休業件数}{在籍労働者数} \times 1\,000$$

(3) 病休強度率

在籍労働者の延実労働時間 1\,000 時間当たり，何日の疾病休業があったかを示すものである．

$$病休強度率 = \frac{疾病休業延日数}{在籍労働者の延実労働時間数} \times 1\,000$$

(4) 病休度数率

在籍労働者の延実労働時間 100 万時間当たり，何件の疾病休業があったかを示すものである．

$$病休度数率 = \frac{疾病休業件数}{在籍労働者の延実労働時間数} \times 1\,000\,000$$

わかるわかる！　**強度率と度数率の違い**

▶「強度率」は，文字どおり「疾病の強さ」を表すものであり，同じ人が何日も休業すればそれだけ強度率は大きくなる．

▶「度数率」は，文字どおり，「何度（何件）」を表すものであり，1 人が 3 日休業しようが 15 日休業しようが，1 件である．

▶したがって，「強度率が下がれば，度数率が必ず下がる」ということはない．

(5)「在籍労働者の延所定労働日数」は，在籍労働者の所定労働日数の総計とすること（所定休日に労働した日があっても，その日は含めない）．

(6) 延実労働時間数には，残業時間数，休日労働時間数も含めて計算する．

(7) 疾病休業延日数には，年次有給休暇のうち疾病によることが明らかなものも含める．

(8) 負傷が原因となって引き続き発生した疾病については，疾病休業件数として含める（カウントする）．

(9) 健康管理統計において，ある時点での検査（例えば，ある健康診断）における有所見者の割合を有所見率といい，ある一定期間（例えば 1 年間）に新たな有所見者が発生した割合を発生率という．両者は各々意味の異なったものとして用いなければならない．1 年ごとの健康診断日における有所見率と発生率を次ページの図 1 に示す．

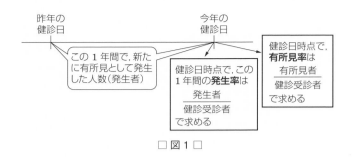

□ 図1 □

過去出題問題

1 （　）疾病休業日数率を表す次式中の　　　　内に入れる A から C の語句又は数字の組合せとして，正しいものは（1）〜（5）のうちどれか.

$$疾病休業日数率 = \frac{\boxed{A}}{在籍労働者の \boxed{B}} \times \boxed{C}$$

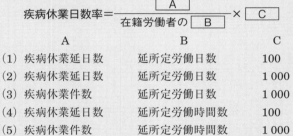

	A	B	C
（1）	疾病休業延日数	延所定労働日数	100
（2）	疾病休業延日数	延所定労働日数	1 000
（3）	疾病休業件数	延所定労働日数	1 000
（4）	疾病休業延日数	延所定労働時間数	100
（5）	疾病休業件数	延所定労働時間数	1 000

2 （　）病休件数年千人率は，在籍労働者 1 000 人当たりの 1 年間の疾病休業件数で示される.

3 （　）病休強度率は，在籍労働者の延実労働時間 1 000 時間当たりの疾病休業延日数で示される.

4 　病休強度率を表す式は，次のとおりである.

$$病休強度率 = \frac{\boxed{ア}}{在籍労働者の延実労働時間数} \times \boxed{イ}$$

5 　疾病り患の頻度を表す病休度数率は，次の式により求められる.

$$病休度数率 = \frac{\boxed{ウ}}{\boxed{エ}} \times \boxed{オ}$$

6 （　）病休度数率は，在籍労働者の延実労働時間 100 万時間当たりの疾病休業件数で示される.

7　月末の在籍労働者が 350 人の事業場で, その月の延所定労働日数が 7 000 日, 同じく延実労働時間数が 49 500 時間, 同期間中の疾病休業件数が 20 件, 疾病休業延日数が 120 日である場合に, 下式を用いて求めた病休強度率は約 [カ] である.

$$病休強度率 = \frac{\boxed{キ}}{在籍労働者の延実労働時間数} \times 1\,000$$

8（　）在籍労働者数が 60 人の事業場において, 在籍労働者の年間の延所定労働日数が 14 400 日, 延実労働時間数が 101 300 時間であり, 同期間の疾病休業件数が 23 件, 疾病休業延日数が 240 日である. このときの疾病休業日数率及び病休件数年千人率の概算値の組合せとして, 適切なものは次のうちどれか.

	疾病休業日数率	病休件数年千人率
（1）	0.10	227
（2）	2.37	103
（3）	2.37	383
（4）	1.67	227
（5）	1.67	383

9（　）延労働時間数には, 残業時間数, 休日労働時間数も算入する.

10（　）疾病休業延日数には, 年次有給休暇のうち疾病によることが明らかなものも含める.

11（　）負傷が原因となって引き続き発生した疾病については, 疾病休業件数には含めない.

12（　）健康管理統計において, ある時点での検査における有所見者の割合を有所見率といい, これは発生率と同じ意味である.

解　答	1	(1)	2	○	3	○	4	ア．疾病休業延日数 イ．1 000	5	ウ．疾病休業件数 エ．在籍労働者の延実労働時間数 オ．1 000 000
6	○	7	カ．2.42（（120/49 500）× 1 000） キ．疾病休業延日数				8	(5)	9	○　10 ○　11 ×　12 ×

解　説

8 ▶ 疾病休業日数率 = （240 ÷ 14 400）× 100 ≒ 1.67　病休件数千人率 = （23 ÷ 60）× 1 000 ≒ 383　よって（5）が正しい.

11 ▶ 疾病休業件数に含める（カウントする）.

12 ▶ 有所見率の説明は設問のとおりであるが, 発生率は一定期間（例えば 1 年間）

に有所見者が発生した割合をいう．したがって，意味の異なったものとして用いなければならない．

6.5 メンタルヘルス

厚生労働省により，「労働者の心の健康の保持増進のための指針」が平成28年(2016年)11月に改正された．

(1) 指針の趣旨

労働安全衛生法第69条に「事業者は，労働者に対する健康教育及び健康相談その他労働者の健康の保持増進を図るため必要な措置を継続的かつ計画的に講ずるよう努めなければならない」と定められているが，これに基づき，事業場において事業者が講ずるように努めるべき労働者の心の健康の保持増進の措置（以下「メンタルヘルスケア」という）が適切かつ有効に実施されるよう，本指針が策定された．

(2) メンタルヘルスケアの基本的考え方

事業者は，自らがストレスチェック制度（43ページ）を含めた事業場におけるメンタルヘルスケアを積極的に推進することを表明するとともに，衛生委員会等において十分調査審議を行い，「心の健康づくり計画」やストレスチェック制度の実施方法等に関する規程を策定する必要がある．また，その実施にあたってはストレスチェック制度の活用や職場環境等の改善を通じて，メンタルヘルス不調を未然に防止する「一次予防」，メンタルヘルス不調を早期に発見し，適切な措置を行う「二次予防」及びメンタルヘルス不調となった労働者の職場復帰支援等を行う「三次予防」が円滑に行われるようにする必要がある．これらの取組みにおいては教育研修・情報提供を行い，「4つのケア」を効果的に推進し，職場環境等の改善，メンタルヘルス不調への対応，休業者の職場復帰のための支援等が円滑に行われるようにする必要がある．さらに，メンタルヘルスケアを推進するにあたっては，次の事項に留意すること．

① 心の健康問題の特性

心の健康については，客観的な測定方法が十分確立しておらず，また，心の健康問題の発生過程には個人差が大きく，そのプロセスの把握が難しいという特性がある．

② 労働者の個人情報の保護への配慮

メンタルヘルスケアを推進するにあたって，労働者の個人情報を主治医等の医療職や家族から取得する際には，あらかじめこれらの情報を取得する目的を労働者に明らかにして承諾を得るとともに，これらの情報は労働者本人から提出を受けることが望ましい．

③ 人事労務管理との関係

労働者の心の健康は，職場配置，人事異動，職場の組織などの要因によって影響を受けるため，メンタルヘルスケアは，人事労務管理と連携しなければ，適切に進まない場合が多いことに留意する．

④ 家庭・個人生活等の職場以外の問題

労働者の心の健康は，職場のストレス要因のみならず，家庭・個人生活などの職場外のストレス要因の影響を受けている場合も多いことに留意する．

(3) 4つのメンタルヘルスケアの推進

4つのメンタルヘルスケアとは，①セルフケア，②ラインによるケア，③事業場内産業保健スタッフ等によるケア，④事業場外資源によるケア，をいう．

① セルフケア

● 労働者自身がストレスや心の健康について理解し，自らのストレスの予防や対処を行うケアをいう．

● ストレスの対処法には，運動，休養，睡眠など生活習慣に基づくものやリラクゼーション法などストレス対処の技法を習得する方法などがある．

● ストレスチェックを実施する．

② ラインによるケア

● 管理監督者が，職場環境等の改善や労働者からの相談への対応を行うケアをいう．

● ラインとは，日常的に労働者と接する，職場の管理監督者をいう．

● 管理監督者は，部下である労働者の状況を日常的に把握しており，また，具体的なストレス要因を把握し，その改善を図ることができる立場にあることから，メンタルヘルスケアにおいて重要な役割を持っている．

③ 事業場内産業保健スタッフ等によるケア

● 産業医，衛生管理者等の産業保健スタッフ等が，心の健康づくり対策の提言や労働者及び管理監督者に対する支援を行うケアである．

●事業場内産業保健スタッフ等とは，事業場内産業保健スタッフ（産業医，健康管理を行うのに必要な知識を有する医師，衛生管理者及び事業場内の保健師等をいう）及び事業場内の心の健康づくり専門スタッフ（精神科・心療内科の医師，心理職等をいう），人事管理スタッフ等をいう．

④ 事業場外資源によるケア

●メンタルヘルスケアに関する専門的な知識を有する事業場外の機関及び専門家を活用し支援を受けるケアをいう．

●事業場外資源とは，事業場外でメンタルヘルスケアへの支援を行う機関及び専門家をいう．地域産業保健センターや都道府県産業保健推進センター，医療機関等がある．

わかるわかる！ 4つのメンタルヘルスケア

▶事業者は，事業場における心の健康づくりを積極的に推進するため，「心の健康づくり計画」を策定し，同計画に基づき，4つのメンタルヘルスケアを効果的に推進する必要がある，と指針で示されている．

(4) 上記のほかのメンタルヘルスに関しては，過去出題問題を参照されたい．

過去出題問題

1 （ ）厚生労働省の「労働者の心の健康の保持増進のための指針」に基づくメンタルヘルスケアの実施に関する次の記述のうち，不適切なものはどれか．

(1) 心の健康については，客観的な測定方法が十分確立しておらず，また，心の健康問題の発生過程には個人差が大きく，そのプロセスの把握が難しいという特性がある．

(2) 心の健康づくり計画の実施にあたっては，メンタルヘルス不調を早期に発見する「一次予防」，適切な措置を行う「二次予防」及びメンタルヘルス不調となった労働者の職場復帰支援を行う「三次予防」が円滑に行われるようにする必要がある．

(3) 労働者の心の健康は，職場配置，人事異動，職場の組織などの要因によって影響を受けるため，メンタルヘルスケアは，人事労務管理と連携しなければ，適切に進まない場合が多いことに留意する．

(4) 労働者の心の健康は，職場のストレス要因のみならず，家庭・個人生活な

どの職場外のストレス要因の影響を受けている場合も多いことに留意する.

(5) メンタルヘルスケアを推進するにあたって, 労働者の個人情報を主治医等の医療職や家族から取得する際には, あらかじめこれらの情報を取得する目的を労働者に明らかにして承諾を得るとともに, これらの情報は労働者本人から提出を受けることが望ましい.

2 厚生労働省の「労働者の心の健康の保持増進のための指針」において, 心の健康づくり対策の進め方として示されている4つのメンタルヘルスケアに, 下記のケアは該当する.

(1) (　) 労働者自身がストレスや心の健康について理解し, 自らのストレスの予防や対処を行うセルフケア.

(2) (　) メンタルヘルス不調の労働者を参加させ, その個別的問題を把握することにより, 心の健康づくり対策の具体的な措置を検討する衛生委員会によるケア.

(3) (　) 管理監督者が, 職場環境等の改善や労働者からの相談への対応を行うラインによるケア.

(4) (　) 産業医, 衛生管理者等が, 心の健康づくり対策の提言や労働者及び管理監督者に対する支援を行う事業場内産業保健スタッフ等によるケア.

(5) (　) メンタルヘルスケアに関する専門的な知識を有する事業場外の機関及び専門家を活用し支援を受ける事業場外資源によるケア.

(6) (　) 職場の同僚がメンタルヘルス不調の労働者の早期発見, 相談への対応を行うとともに管理監督者に情報提供を行う同僚によるケア.

3 (　) 心の健康については, 客観的な測定方法が十分確立しておらず, その評価は容易ではなく, さらに, 心の健康問題の発生過程には個人差が大きく, そのプロセスの把握が難しいという特性がある.

4 (　) メンタルヘルスケアは, 「セルフケア」, 「ラインによるケア」, 「事業場内産業保健スタッフ等によるケア」及び「事業場外資源によるケア」の4つのケアが継続的かつ計画的に行われることが重要である.

5 (　) 労働者の心の健康は, 職場配置, 人事異動, 職場の組織等の要因によって影響を受ける可能性があるため, 人事労務管理部門と連携するようにする.

6 (　) 労働者の心の健康は, 職場のストレス要因のみならず, 家庭・個人生活等の職場外のストレス要因の影響を受けている場合があることにも留意する.

7 (　) 労働者にメンタルヘルス不調が発生した場合には速やかな対応が必要であるので, 当該労働者の状況を主治医や家族から本人の同意を得ることなく取得するようにする.

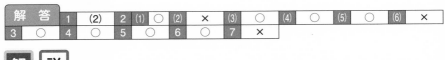

解 答	1	(2)	2	(1)	○	(2)	×	(3)	○	(4)	○	(5)	○	(6)	×
	3	○	4	○	5	○	6	○	7	×					

解 説

1 ▶ 心の健康づくり計画の実施にあたっては，メンタルヘルス不調を<u>未然に防止する「一次予防」</u>が正しい．

2(2) ▶ 衛生委員会によるケアは，4つのケアに該当しない．

2(6) ▶ 同僚によるケアは，4つのケアに該当しない．

7 ▶ 主治医や家族から本人の<u>同意を得た後</u>に取得するようにする．

第7章 救急処置

7.1 救急蘇生（心肺蘇生と一次救命処置）

(1) 心肺蘇生，一次救命処置

病気やけがにより，突然に呼吸停止，心停止，もしくはこれに近い状態になったときに，胸骨圧迫や人工呼吸を行うことを心肺蘇生という．さらに，AED（心臓に電気ショックを与える機械）を用いた処置を含めて一次救命処置という．また，異物で窒息をきたした場合の気道異物除去も一次救命処置に含まれる．

(2) 一次救命処置（心肺蘇生の方法とAEDの使用）の手順

図1に大まかな手順を示す．

① 安全確認をして，反応をみる．

● 一次救急処置は，できる限り単独で行うことは避ける．周囲の安全を確認して，傷病者の肩を軽くたたきながら大声で呼びかけ，反応がなければ，大声で叫んで応援を呼ぶ．

● 周囲の人に，119番通報とAEDの手配を依頼する．なお，反応の有無について迷った場合も119番通報して通信指令員に相談する．

② 呼吸をみる…呼吸の確認には10秒以上かけないこと．

● 傷病者に反応がなく，普段どおりの呼吸がないか異常な呼吸（死戦期呼吸）が認められる場合，あるいはその判断に自信が持てない場合は，心停止とみなし，ただちに胸骨圧迫を開始する．

● 傷病者に普段どおりの呼吸がある場合は，気道確保をし，応援・救急隊を待つ．

③ 胸骨圧迫…心肺蘇生の開始手順としては，胸骨圧迫から開始する．

● 人工呼吸ができる場合は，胸骨圧迫と人工呼吸を30：2の比で行う．人工呼吸を実施する場合は気道確保をした後に行う必要がある．人工呼吸ができないか，行うことをためらう場合は，人工呼吸を行わない．

④ AED装着

● AEDが到着したら，速やかに装着する．

● 電極パッドを貼ると，AEDが自動的に心電図を解析して電気ショックが必要かどうかを音声メッセージで指示してくれる．「ショックが必要です」のメッセージが流れたら，音声メッセージの指示に従って，ショックボタンを

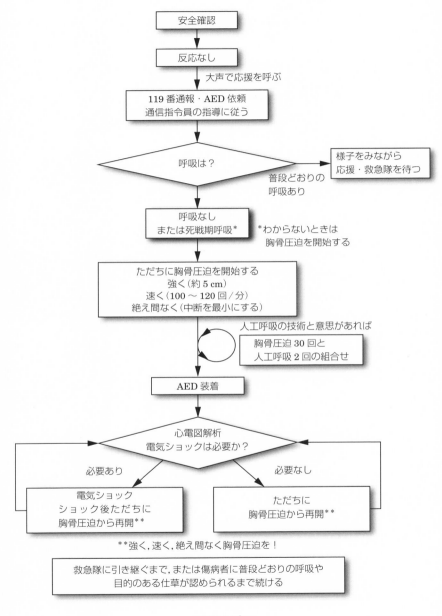

安全確認

↓

反応なし

↓ 大声で応援を呼ぶ

119番通報・AED依頼
通信指令員の指導に従う

↓

呼吸は？ → 様子をみながら
応援・救急隊を待つ

普段どおりの
呼吸あり

↓

呼吸なし
または死戦期呼吸* ── *わからないときは
胸骨圧迫を開始する

↓

ただちに胸骨圧迫を開始する
強く（約5 cm）
速く（100〜120回／分）
絶え間なく（中断を最小にする）

↓ 人工呼吸の技術と意思があれば

胸骨圧迫30回と
人工呼吸2回の組合せ

↓

AED装着

↓

心電図解析
電気ショックは必要か？

必要あり ／ ＼ 必要なし

電気ショック
ショック後ただちに
胸骨圧迫から再開**

ただちに
胸骨圧迫から再開**

**強く，速く，絶え間なく胸骨圧迫を！

救急隊に引き継ぐまで，または傷病者に普段どおりの呼吸や
目的のある仕草が認められるまで続ける

□ 図1 *³ □

押し，電気ショックを1回行う．

● 電気ショックを1回行った後，すぐに胸骨圧迫から心肺蘇生を再開する．

● なお，「ショックが不要です」のメッセージが流れた場合は，ただちに，胸骨圧迫から心肺蘇生を再開する．

⑤ 心肺蘇生と AED の，手順の繰り返し

● AED は2分おきに自動的に心電図解析を始める．そのつど，「体から離れてください」などの音声メッセージが流れるので，当然ながら心肺蘇生は中断する．

● その後，新たなメッセージの指示に従い，心肺蘇生と AED を繰り返す．

⑥ 救急隊に引き継ぐまでの対応

● 心肺蘇生と AED の繰り返しは，救急隊員などの熟練した救助者に傷病者を引き継ぐまで行う．

● 傷病者が普段どおりの呼吸をしはじめる，あるいは目的のある仕草が認められて，心肺蘇生をいったん終了できても，再び心臓が停止して AED が必要になることもある．それゆえ，AED の電極パッドは傷病者の胸から剥がさず，電源も入れたままにしておく必要がある．

(3) 胸骨圧迫

① 胸骨圧迫は，図2のように胸骨を押すことによって，止まった心臓を圧迫し，心臓のポンプ機能を代行する．これにより血液を送り出すことを目的とする．

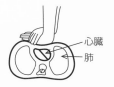

□図2 [*4]□

② 胸骨圧迫部位は胸骨の下半分とする．その目安としては「胸の真ん中」とする．

③ 胸骨圧迫の深さは，胸が約5 cm 沈むように圧迫するが，6 cm を超えないようにする．

④ すべての救助者は，1分間当たり 100 ～ 120 回のテンポで胸骨圧迫を行う．

⑤ 毎回の胸骨圧迫の後には，胸を完全に元の位置に戻すために，圧迫と圧迫の間に胸壁に力がかからないようにする．

⑥ 胸骨圧迫の中断は最小にすべきである．人工呼吸や電気ショックを行うときに中断するのはやむを得ないが，この場合でも最小にすべきである．

⑦ 傷病者を硬い床の面に仰臥位（仰向け）に寝かせて行う．

⑧ 疲労による胸骨圧迫の質の低下を最小とするために，救助者が複数いる場

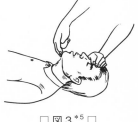

合には，1〜2分ごとを目安に胸骨圧迫の役割を交代する．

(4) 気道確保と人工呼吸

① 人工呼吸を実施する場合には，気道確保をした後に人工呼吸を行う必要がある．人工呼吸ができないか，ためらう場合は胸骨圧迫のみでよい．

(5) 気道確保

① 気道とは，呼吸をするときに空気の通る道（口又は鼻から入って，のど，気管支等を経て肺に達する）をいう．意識がなくなると，口の奥に舌根（舌の付け根）が落ち込んで気道をふさいでしまう．このように，気道がふさがらないようにすることを，気道確保という．

② 気道確保の方法として，意識がないときには，図3のように，片手で額を押さえながら，もう一方の手で顎先を上に引き上げるようにする（頭部後屈あご先挙上法という）．

□ 図3*5 □

(6) 胸骨圧迫と人工呼吸（心肺蘇生）

① 人工呼吸ができる救助者の場合は，胸骨圧迫と人工呼吸（この組合せを心肺蘇生という）を30：2の割合で行う．

② 人工呼吸は，「口対口人工呼吸法」が最も有効である．傷病者の鼻をつまんで，口と口を合わせて，胸が膨らむのが見えるまで，1回当たり約1秒間かけて吹き込む．吹き込みは2回行う．

③ 救助者が1人で行う場合も2人で行う場合も，30：2の割合で行う．

④ 人工呼吸の訓練を受けていない救助者は，人工呼吸は行わない（胸骨圧迫のみにする）．訓練を受けた救助者であっても，気道を確保し人工呼吸をする意思または技術をもたない場合も同様である．

(7) AED（自動体外式除細動器）

① AEDは，心臓が痙攣している状態（心室細動という）のときに，電気ショックを与えて，心臓の正常な働きを取り戻させるための機器である．

② 電極パッドを肌に貼り付けるとき，傷病者の胸が濡れている場合は，乾いた布やタオルで胸を拭いてから貼り付ける．電気が体表面の水を伝わって流れてしまうために，AEDの効果が不十分になるからである．

わかるわかる! 「救急蘇生法2015」の，2010年版からの主な改訂点

▶ 2015年版（現行）への改訂の趣旨は，胸骨圧迫の重要性を高めることである．

▶胸骨圧迫の深さは「約5 cm．6 cmを超えないよう」に，回数は「1分間当たり100 ~ 120回」に改訂．

▶人工呼吸，気道確保ができない又は行う技術又は意思がない等の救助者は，人工呼吸を行わず，胸骨圧迫のみを行うことにする．

▶胸骨圧迫では，胸をしっかりと元の位置に戻す．胸骨圧迫で胸を押した後，掛かる圧を解除することが重要．解除する際は胸を完全に元の位置に戻すように力を抜く．

▶胸骨圧迫の中断を最小限にする．中断が10秒を超えないようにする．

▶呼吸の確認に迷ったら，すぐに胸骨圧迫をする．

▶ 119番通報で指示を仰ぐ…119番通報した際に電話を切らずに指示を仰ぐ．

わかるわかる! AED

▶心肺蘇生といえば，以前は胸骨圧迫と人工呼吸の組合せが定番であったが，いまはAEDが一次救命処置に組み込まれ，一般市民でも使用が可能になり，公共施設や民間の大型店などに常備されてきている．

過去出題問題

1（　）一次救急処置は，できる限り単独で行うことは避けること．傷病者の反応の有無を確認し，反応がない場合には，大声で叫んで周囲の注意を喚起し，協力を求めるようにする．傷病者に反応がある場合は，回復体位をとらせて安静にして，経過を観察する．

2（　）協力者がいるときは，119番通報と，近くにあるAEDの手配を依頼し，協力者がいないときは自ら行った後，救命措置を開始する．

3（　）傷病者に反応がない場合は，気道を確保した後，約1分間呼吸の様子を観察し，普段どおりの息（正常な呼吸）がないと判断した場合に，心肺蘇生を行う．

4（　）胸骨圧迫と人工呼吸を行う場合は，胸骨圧迫30回と人工呼吸2回を繰り返す．

5（　）心肺蘇生は，胸骨圧迫のみではなく，必ず胸骨圧迫と人工呼吸を組み合わせて行う．

6（　）胸骨圧迫は，胸が4〜5cm程度沈む強さで胸の真ん中にある胸骨の下半分を手のひらで圧迫し，1分間に約50回のテンポで行う．

7（　）胸骨圧迫を行う場合には，傷病者を柔らかいふとんの上に寝かせて行うとよい．

8（　）人工呼吸をする前に，大事なことは気道を確保することである．

9（　）気道が確保されていない状態で人工呼吸を行うと，吹き込んだ息が胃に流入し，胃が膨張して内容物が口のほうに逆流し，気道閉塞を招くことがある．

10（　）気道を確保するためには仰向けにした傷病者のそばにしゃがみ「片手で額を押さえながら，もう一方の手の指で顎先を上に引き上げるようにする」．

類題 a（　）「後頭部を軽く上げ，顎を下方に押さえる」では？

11（　）人工呼吸は，傷病者の鼻をつまみ，1回の吹き込みにゆっくりと5秒程度かけ，1分間に5〜6回程度の速さで行う．

12（　）AEDの使用を開始した後は，人工呼吸や胸骨圧迫はいっさい行う必要がなく，専らAEDによって救命措置を行う．

13（　）AED（自動体外式除細動器）を用いた場合，電気ショックを行った後や電気ショックを不要と判断されたときには，音声メッセージに従い，胸骨圧迫を開始し心肺蘇生を続ける．

解答	1	○	2	○	3	×	4	○	5	×	6	×	7	×
8	○	9	○	10	○	a	×	11	×	12	×	13	○

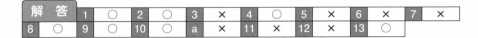

解　説

3▶傷病者に反応がない場合は，<u>10秒以上かけないうちに呼吸の様子を確認</u>し，普段どおりの息（正常な呼吸）がないと判断した場合は，<u>ただちに胸骨圧迫</u>を開始する．なお，この時点では気道確保は行わない．

5▶人工呼吸ができないか，ためらう場合は胸骨圧迫のみでよい．設問のように，必ず胸骨圧迫と人工呼吸を組み合わせて行わなくてもよい．

6▶胸骨圧迫は，胸が<u>約5cm（6cmを超えないように）</u>沈む強さで胸の真ん中にある胸骨の下半分を手のひらで圧迫し，1分間に<u>100〜120回</u>のテンポで行う．

7▶傷病者を硬い床面の<u>上</u>に寝かせて行うとよい．

11▶人工呼吸は，傷病者の鼻をつまみ，1回の吹き込み量は傷病者の<u>胸が膨ら</u>

む程度で，1回当たり約1秒間かけて2回行う．

12 ▶ AED を使用するときは，AED 機器による音声ガイドが流れるので，それに従って電気ショックと胸骨圧迫・人工呼吸（人工呼吸を省いても可）を併用することが必要である．

7.2 ショック

(1) ショックとは，大量出血や心臓機能の低下等により，血圧が低下し，意識が低下する状態をいう．

(2) 症状としては，顔面蒼白，脈拍微弱，手足の冷え，冷や汗，悪心，嘔吐等である．意識はもうろうとし，ひどくなると意識不明にもなる．

(3) 出血が原因であるショックの場合は，止血をすることがまず第一である．

(4) 一般的には，頭を低くして，足を上げ寝かせてやるのがよい．脳への血流を維持することが最も大事である．

(5) 四肢が冷えるので，毛布やシーツ等で身体をつつみ，体温を下げないようにすることが大事である．

わかるわかる！ ショック

▶全身の血液量が減少（血圧が低下）し，ショックの状態になる．

▶脳への血流を最重視し，頭を低く足を高くして寝かせるのが大事．

過去出題問題

1（　）ショックを起こした場合は，一般的には，頭を高くして，ゆっくり寝かせてやるのがよい．

2（　）ショックを起こした場合は，四肢が冷えるので，体温を下げないようにすることが大事である．

解 答 1 × 2 ○

解 説

1 ▶一般的には，頭を低くして，足を上げ寝かせてやるのがよい．

7.3 | 出血及び止血

(1) 人間の全血液量は，体重の約 1/13 で，一時にその 1/3 以上を失うと，組織に酸素が運ばれなくなり，生命に危険が及ぶ．したがって，傷等からの大出血は直ちに止血をしなければならない．

(2) 止血法としては，直接圧迫法，間接圧迫法，止血帯法がある．

① 直接圧迫法

●出血部を直接圧迫する方法である．傷口に清潔なガーゼやハンカチを当てて，手でしっかり押さえ，その上に包帯を少し強めに巻いて締め付ける．この方法が最も効果的であり，一般市民が行う応急手当として推奨されている．

●動脈出血もこの方法でよい．

② 間接圧迫法

●傷口より心臓に近い動脈の止血点を，骨に向けて手や指で強く圧迫して血流の流れを止める方法である．

●肘の内側のくぼみで止血をする場合は，くぼみの中央よりやや内側に親指を当て，肘をつかんで圧迫する（図4）．

●額の出血の場合は，耳の前部の動脈を圧迫する．

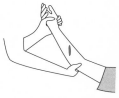

□ 図4*6 □

③ 直接圧迫法と間接圧迫法の併用

直接圧迫止血だけでは止まらないときには，さらに間接圧迫止血を加えて行うとよい．

なお，傷の状況によっては，直接圧迫法をすぐに行えない場合がある．このときは，まず間接圧迫法を行うとよい．

④ 止血帯法

●足や腕の動脈から血が吹き出すような大出血で，圧迫法（直接・間接）で止まらないときに，最後の手段として止血帯（三角巾，手ぬぐい，タオル等）を使う方法である（図5）．出血部位より心臓に近い止血点で縛る．

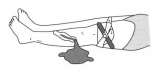

□ 図5*7 □

●止血帯を施したときは，長時間の血流遮断による異常を防ぐため，巻いた時刻がわかるようにしておく．

　　止血帯を施した後，受傷者を医師に引き継ぐまでに30分以上かかる場合には，止血帯を施してから30分ごとに1～2分間，出血部から血液がにじんでくる程度まで結び目をゆるめる．

(3) 止血処置を行うときは，感染防止のため，ビニール手袋を着用したりビニール袋を活用したりして，受傷者の血液に直接触れないようにする．

(4) 胸部，腹部の打撲や土砂埋没の場合は，外部に出血を見なくても内出血に留意することが大事である．

(5) 毛細管出血は，じわじわとしみ出るような出血で，一般に出血量は少なく止血しやすい．

(6) 静脈性出血は，傷口からゆっくり持続的に湧き出るような出血で，通常直接圧迫法で止血する．

(7) 動脈性出血は，鮮紅色を呈する拍動性の出血で，出血量が多いため，直接圧迫法で止血できない場合に，早急に，幅の広い（3cm以上）三角巾，手ぬぐい，タオルなどを止血帯として用いて止血する．
　　止血帯法は，出血が止まらないときの最後の手段である．

(8) 内出血は，胸腔，腹腔などの体腔内や皮下などの軟部組織への出血で，血液が体外に流出しないものである．

(9) 救急処置として，傷口が泥で汚れているときは，手際良く水道水で洗い流す．

過去出題問題

1（　）体内の全血液量は，体重の13分の1程度で，その3分の1が急激に失われると，出血によるショックを経て生命に危険が及ぶ．
2（　）直接圧迫法は，出血部を直接圧迫する方法であって，最も簡単であり，効果的であり，一般市民が行う応急手当として推奨されている．
3（　）動脈からの出血は，止血帯法により止血しなければならない．
4（　）四肢の出血では，大きな動脈からの出血のほかは，ほとんどの場合，直接圧迫法で止血できる．
5（　）間接圧迫法は，出血部より心臓に近い部位の動脈を圧迫する方法である．
6（　）間接圧迫法による上肢の止血は，上腕の内側の中央部を，骨に向かって強く圧迫する．

7 （　）額，こめかみあたりの出血を間接圧迫法により止血するときは，耳のすぐ前の脈拍が触れる部位を圧迫する．

8 （　）静脈からの出血は，直接圧迫法又は間接圧迫法により止血することができるが，動脈からの出血は止血帯により止血しなければならない．

9 （　）止血帯としては，三角巾，手ぬぐい，ネクタイ等を利用する．

10 （　）止血帯法で使用する止血帯は，ゴムひもなどのできるだけ幅の細いものを使用する．

11 （　）止血処置を行うときは，感染防止のため，ビニール手袋を着用したりビニール袋を活用したりして，受傷者の血液に直接触れないようにする．

12 （　）止血帯を施したときは，長時間の血流遮断による異常を防ぐため，巻いた時刻がわかるようにしておく．

13 （　）胸部，腹部の打撲の場合は，内出血に留意する．

14 （　）出血が体内か体外かで内出血と外出血とに分けられるが，応急対策で止血できるのは外出血である．

15 （　）止血帯を施した後，受傷者を医師に引き継ぐまでに 1 時間以上かかる場合には，止血帯を施してから 1 時間ごとに 1 〜 2 分間，出血部から血液がにじんでくる程度まで結び目をゆるめる．

16 （　）静脈性出血は，傷口からゆっくり持続的に湧き出るような出血で，通常直接圧迫法で止血する．

17 （　）動脈性出血は，鮮紅色を呈する拍動性の出血で，出血量が多いため，早急に，細いゴムひもなどを止血帯として用いて止血する．

18 （　）内出血は，胸腔，腹腔などの体腔内や皮下などの軟部組織への出血で，血液が体外に流出しないものである．

19 （　）救急処置として，傷口が泥で汚れているときは，手際良く水道水で洗い流す．

解答	1	○	2	○	3	×	4	○	5	○	6	○	7	○
8	×	9	○	10	×	11	○	12	○	13	○	14	○	15	×
16	○	17	×	18	○	19	○								

解　説

3 ▶ 動脈からの出血の場合は，直接圧迫法又は間接圧迫法でほとんどの場合止血できる．どうしても止血できないときのみ止血帯法により止血する．

8 ▶ 動脈からの出血も圧迫法（直接，間接）で行う．この方法で出血が止まらな

いときに，最後の手段として止血帯法により止血する．

10 ▶ 三角巾，手ぬぐいなどのできるだけ幅の広いものを使用する．

15 ▶ 止血帯を施した後，受傷者を医師に引き継ぐまでに30分以上かかる場合には，止血帯を施してから30分ごとに1～2分間，出血部から血液がにじんでくる程度まで結び目をゆるめる．

17 ▶ 動脈性出血は，鮮紅色を呈する拍動性の出血で，出血量が多いため，直接圧迫法で止血できない場合に，幅の広い（3 cm 以上）三角巾，手ぬぐい，タオルなどを止血帯として用いて止血する．

止血帯法は，解説8に記載したように，出血が止まらないときの最後の手段である．

7.4 創傷（けが）

外部の力による損傷で，皮膚に開口や亀裂ができることを創傷という．

7.5 熱傷（以前は「火傷」の呼称であった）

(1) 熱傷の程度と状態

皮膚は，表面を表皮といい，深くなるにつれて真皮，皮下組織という．

熱傷の程度は，損傷している皮膚の深さでⅠ度，Ⅱ度，Ⅲ度（重症）に分けられる．

(2) 熱傷の救急処置

□ 表1 □

程 度	状 態
Ⅰ度	皮膚が赤くなりヒリヒリする．皮膚表面の熱傷
Ⅱ度	水疱ができ，激しい痛みと灼熱感を伴う．真皮まで及ぶ熱傷
Ⅲ度	皮膚は白っぽくなり，ただれてくる．皮下組織まで及ぶ熱傷

① 熱傷の救急処置として最優先で行うことは，できるだけ早く患部を水で冷やすことである．

② ヒリヒリした痛みや患部の熱感が消えるまで水で冷やす．なお，服の上から熱傷したときは，無理に服を脱がさず服の上から水で冷やす．

③ 熱傷面は，受傷後速やかに水道水などで痛みが和らぐまで冷やすが，広範

囲の熱傷では過度に体温が低下しないように注意する．

④　衣類を脱がすときは，熱傷面に付着している衣類は残して，その周囲の部分だけを切りとる．

⑤　水疱ができたときは，これを破らないようにし，清潔なガーゼや布で軽く覆い，医師の診察を受ける（破ると化膿のおそれが出てくるため）．

⑥　化学薬品による熱傷も水で冷やしながら洗い流す（中和剤等による処置は不要）．

⑦　熱傷部位が広くショックに陥ったときは，寝かせて，身体を保温し，両足を高くする体位をとらせる．心臓へ血液が還流しやすくするためである．

⑧　熱傷面は，すぐに水をかけて十分冷やすことが応急手当のポイントであるが，熱傷の範囲が広い場合全体を冷却し続けることは低体温となるおそれがあるので注意が必要である．

⑨　低温熱傷は，45℃程度の熱源への長時間接触により受傷する．一見，軽症にみえても熱傷深度は深く難治性の場合が多い．熱により生体の組織が破壊されるからである．暖房器具（温風ヒーター，カイロなど）による被害が多い．

(3) 熱傷の面積による重症の度合い

①　熱傷の面積が大きくなってくると重症となるが，一般に，体表面の面積の20％以上になると非常に危険な状態であるといわれている．

②　人の手のひらが，体表面の約1％にあたるので，これをもとに熱傷面積の見当をつければよい．

過去出題問題

1（　）熱傷は，Ⅰ度～Ⅲ度に分類され，水疱（ほう）ができる程度の熱傷は，Ⅱ度に分類される．

2（　）熱傷の分類では，Ⅰ度が最も重症で，皮膚は白っぽくなったり，ただれてくる．

3（　）水疱ができる程度のもので，灼熱感を伴う熱傷は，Ⅱ度に分類される．

4（　）熱傷面は，受傷後速やかに水道水などで痛みが和らぐまで冷やすが，広範囲の熱傷では過度に体温が低下しないように注意する．

5 （　）衣類を脱がすときは，熱傷面に付着している衣類は残して，その周囲の部分だけを切りとる．

6 （　）熱傷部には，できるだけ早く，軟膏や油類を塗り，空気を遮断する．

7 （　）生じた水疱は，破って十分消毒した後，ガーゼを当てる．

8 （　）化学薬品がかかった場合には，直ちに中和剤により中和した後，水で洗浄する．

9 （　）熱傷面は，すぐに水をかけて十分冷やすことが応急手当のポイントであるが，熱傷の範囲が広い場合，全体を冷却し続けることは低体温となるおそれがあるので注意が必要である．

10 （　）高温のアスファルトやタールが皮膚に付着した場合は，水をかけて冷やしたりせず，早急に皮膚から取り除く．

11 （　）熱傷部位が広くショックに陥ったときは，寝かせて，身体を冷やし，頭部を高くする体位をとらせる．

12 （　）45℃程度の熱源への長時間接触による低温熱傷は，一見，軽症にみえても熱傷深度は深く難治性の場合が多い．

13 （　）熱傷が体表面の面積の「20％以上になる」と非常に危険な状態であるといわれている．

類題 a （　）「5％に達する」では．

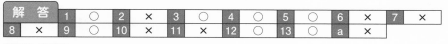

解答	1	○	2	×	3	○	4	○	5	○	6	×	7	×
	8	×	9	○	10	×	11	×	12	○	13	○	a	×

解 説

2▶熱傷の分類では，Ⅲ度が最も重症で皮膚は白っぽくなったり，ただれてくる．

6▶できるだけ早く，患部を水で冷やす．

7▶生じた水疱は，破らないようにし，ガーゼを当てて，医師の診察を受ける．

8▶化学薬品がかかった場合には，水で洗浄する．決して直ちに中和してはならない．

10▶高温のアスファルトやタールが皮膚に付着した場合は，早急に水をかけて冷やす．皮膚から取り除こうとすると皮膚がはがれてしまう恐れがあるのでしてはいけない．

11▶熱傷部位が広くショックに陥ったときは，寝かせて，身体を保温し，両足を高くする体位をとらせる．心臓へ血液が還流しやすくするためである．

7.6 骨 折

(1) 骨折の症状

① 皮膚の損傷の有無による分類

● 単純骨折…皮膚の下で骨が折れ，損傷は皮膚には及ばない状態．

● 複雑骨折…開放骨折ともいい，骨折片が内部より皮膚を破って外に出ている状態．皮膚及び皮下組織が損傷している．感染が起こりやすく治りにくい．

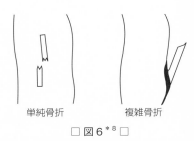

単純骨折　　複雑骨折

□ 図6 *8 □

わかるわかる！　複雑骨折

▶複雑骨折とは，多数の骨片に破砕された複雑な骨折のことではない（「文字どおり」は通用しない！）．

② 折れ方による分類

● 完全骨折…骨が完全に折れている状態．骨折端どうしが擦れ合う軋轢音や変形などが認められる．

● 不完全骨折…骨にひびが入った状態（骨の連続性が不完全に途絶えてしまう状態）．

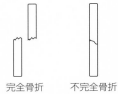

完全骨折　　不完全骨折

□ 図7 *9 □

(2) 症状

① 骨折部には，変形や異常な動きが認められる．

② 骨折部には，限局した激痛があり，動かすと痛みが増加する．

(3) 処置

① 創傷や出血があるときは，まずその手当をしてから副子で固定をする．

② 副子は骨折した部位の骨の両端にある2つの関節にまたがる長さのものがよい．

③ 副子を手や足に当てるときは，副子の先端が手先・足先から少し出るようにする．

④ 副子を当ててすき間ができた場合は，すき間に布等を詰めて動かないように固定する．

⑤ 骨折部を副子で固定するときには，骨折した部分が変形していても，そのままの状態を保持して，直近の関節部を含めた広い範囲を固定する．

⑥　副子は，三角巾や手ぬぐい等でくるんで，又は吊るして用いる．

⑦　骨折が疑われる部位は，無理に動かさないようにする．

⑧　皮膚から突出している骨は，皮下に戻さないこと．骨折部を動かないよう固定をし，直ちに医療機関に搬送する．

⑨　脊髄（せき）損傷が疑われる場合は，傷病者を硬い板の上に乗せて搬送するとよい（脊柱が曲がらないようにするため）．

⑩　意識のない場合で，頸椎骨折が疑われるときの気道確保の方法は，下顎挙上法で行うのがよい．頸椎を伸ばす動作が加わらないからである．

わかるわかる！　副子

▶副子とは，骨折部の動揺を防ぐために，身体に当てる支持具のことである．緊急の場合は木の枝，週刊誌，ダンボール等でもよい．

▶骨折部の上下の関節を含める十分な長さ，強さ，幅を持つものが望ましい．

過去出題問題

1（　）単純骨折は，皮膚の損傷はなく，骨にひびが入った状態のことをいう．

2（　）複雑骨折とは，多数の骨片に破砕された複雑な骨折をいう．

3（　）複雑骨折とは，開放骨折のことをいい，皮膚及び皮下組織の損傷を伴い，感染が起こりやすく治りにくい．

4（　）完全骨折とは，骨が完全に折れている状態をいう．変形や骨折端どうしが擦れ合う軋轢音が認められる．

5（　）不完全骨折とは，骨にひびが入った状態をいう．

6（　）骨折部には，変形，異常な動き，摩擦音が認められることがある．

7（　）骨折部には，限局した激痛があり，動かすと痛みが増加する．

8（　）創傷や出血があるときは，まず，その手当をしてから副子で固定する．

9（　）副子は骨折した部位の骨の両端にある２つの関節にまたがる長さのものを用いる．

10（　）副子を手や足に当てるときは，先端が手先・足先から出ないようにする．

11（　）骨折部を副子で固定するときには，骨折した部分が変形していても，そのままの状態を保持して，直近の関節部を含めた広い範囲を固定する．

12（　）骨折が疑われる部位は，無理に動かさないようにする．

解答	1	×	2	×	3	○	4	○	5	○	6	○	7	○
8	○	9	○	10	×	11	○	12	○	13	×	14	×	15	×

解　説

1 ▶ 単純骨折は，皮膚の下で骨が折れ，損傷は皮膚に及ばない状態をいう．

2 ▶ 複雑骨折とは，骨折片が内部より皮膚を破って外に出ている状態の骨折のことであり，決して多数の骨片に破砕された複雑な骨折のことではない．

10 ▶ 副子の先端が手先・足先から少し出るようにする．

13 ▶ 皮膚から突出している骨は，皮下に戻さないこと．

14 ▶ 硬い板の上に乗せて搬送するとよい（脊柱が曲がらないようにするため）．

15 ▶ 下顎挙上法がよい．頸椎を伸ばす動作が加わらないからである．

7.7 窒息者の処置

(1) 窒息とは，空気が肺に入らなくなることによって酸素欠乏となり，意識喪失，けいれん，大小便の失禁等の障害を起こすことをいう．窒息は，次の場合に起こる．

① 気道が閉塞した場合

土砂等への埋没，溺水，気道の異物詰まり等が原因．

② 有毒ガスを吸入した場合

硫化水素，一酸化炭素，青酸ガス等の吸入が原因．

③ 酸素不足の空気を吸入した場合

窒素ガス，アルゴンガス，二酸化炭素（炭酸ガス），メタンガス等，それ自体有毒性はないが，これらが通風の悪いところで漏洩した場合，相対的に空気中の酸素が不足となる．この空気の吸入が原因．

④ 空気中の酸素濃度が 15 ～ 16％程度の酸素欠乏状態では一般に頭痛，吐き気などの症状がみられ，6％では瞬時に昏倒，呼吸停止となり 6 分で死亡する．

酸素濃度がゼロの空気は一息で即死する.

(2) 気道が閉塞した場合の救助法と処置法

① 土砂等に埋没した場合

● 埋没者を救出するときは，位置を確認し，頭のほうから先に掘り出していく.

● 埋没者に対する処置としては，まず，口，鼻，咽頭に詰まっている土砂をぬぐい出す.

● 次に，呼吸が止まっていれば，人工呼吸を行う. 心臓が止まっているときは，胸骨圧迫も行う. さらに AED も行う.

● 骨折等をしていれば，その処置も行う.

> **わかるわかる！** ■ **埋没者の救出**
>
> ▶ 埋没者の呼吸確保を第一に考え，まず頭のほうから掘り出していく. 傷をつけないようスコップ等で十分注意して行う.

② 溺水した場合

● 溺れは，肺に水が入っていなければ，呼吸が止まった窒息状態になっていても蘇生の可能性は高い.

● 溺水者を救助するには，浮き輪，棒，ロープ，木の枝，板等を差し出すか投げてやるとよい.

● それができない状況のときは，後方から近寄り，両手で頭をはさんで，背泳ぎで陸に運ぶ.

● 溺水者に対する人工呼吸は，口対口呼気吹込み法により行うとよい.

> **わかるわかる！** ■ **溺水者の救助**
>
> ▶ 溺れて，水を急に飲み込むと，気管支や肺に水が入り込まないようにするために声門が自然と閉じてくれる. しかし，これにより窒息の状態になってしまうので，早く救助して人工呼吸をすることが大切である. あまり窒息状態（呼吸停止）での時間が経ちすぎると脳に酸素が行かなくなり，意識がなくなり，声門も開いてしまう. こうなると，肺の中に水が入っていき「水びたし」の状態になってしまう. この状態になると，もう蘇生するのが難しい.
>
> ▶ あわてて泳いで救助に行くと，溺れている人は無我夢中で救助者にしがみついてくるため，自分も一緒に溺れてしまうおそれがある. そのため，上記のように，後方から近寄り，溺水者にしがみつかれないようにしなければならない.

(3) ハイムリック法（上腹部圧迫法）

異物（食物，吐物など）が口の中やのどなどに詰まっている状態のときに行わ

れる異物除去方法の1つである．処置法は次のとおり．

① 傷病者を座位にする．

② 腕を後ろから抱えるように回す．

③ 片手で握りこぶしを作り，傷病者のみぞおちのやや下方に当てる．

④ その上をもう一方の手で握り，すばやく内上方に向かって圧迫するように押し上げる．

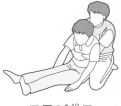

□ 図8 *10 □

過去出題問題

1（　）窒息は，気道が閉塞した場合，酸素不足の空気を吸入した場合，有害ガスを吸入した場合に起こり，意識喪失，けいれん，大小便の失禁等が見られる．

2（　）窒息は，酸素不足の空気を吸入した場合にも起こり，意識喪失，痙攣等の症状がみられる．

3（　）空気中の酸素濃度が15～16％程度の酸素欠乏状態では，一般に頭痛，吐き気などの症状がみられる．

4（　）窒素ガスで置換したタンク内の空気など，ほとんど無酸素状態の空気を吸入すると徐々に窒息の状態になり，この状態が5分程度継続すると呼吸停止する．

5（　）埋没者を救出するときは，位置を確認し，頭のほうから先に掘り出していく．

6（　）埋没者に対する処置としては，まず，口，鼻，咽頭につまった土砂をぬぐい出す．

7（　）溺れは，肺に水が入っていなくても，空気の出入りが止まり窒息状態になると蘇生は困難である．

8（　）溺水者を救助するときは，後方から近寄り，両手で頭をはさんで，背泳で陸に運ぶ．

9（　）溺水者に対する人工呼吸は，口対口呼気吹込み法により行うとよい．

10（　）疲労の他覚的症状をとらえるためには，ハイムリック法などが用いられる．

解　答	1	○	2	○	3	○	4	×	5	○	6	○	7	×
8	○	9	○	10	×									

解 説

4▶窒素ガスで置換したタンク内の空気など，ほとんど無酸素状態の空気を吸入した場合，例えば，6%では瞬時に昏倒，呼吸停止となり6分で死亡する．酸素濃度がゼロの空気は一息で即死する．ほとんど無酸素状態の空気を吸入した場合は「徐々に」なるのではなく，「瞬時に」なる．

7▶溺れは，肺に水が入っていなければ，呼吸が止まった窒息状態になっていても蘇生の可能性は高い．

10▶ハイムリック法は，のどなどに異物が詰まったときの救命法である．

7.8 熱 中 症

(1) 熱中症

熱中症とは，高温環境下において，体内の水分及び塩分（ナトリウム等）のバランスが崩れたり，体内の調整機能が破綻したりすること等により発症する障害の総称である．

(2) 熱中症の症状と分類

症状，重症度に応じてⅠ度，Ⅱ度，Ⅲ度に分類する（表2）．

□ 表2 □

分 類	症 状	重症度
Ⅰ度	●めまい・失神 （「立ちくらみ」という状態で，脳への血流が瞬間的に不十分になったことを示し，「**熱失神**」と呼ぶこともある．） ●筋肉痛・筋肉の硬直 （筋肉の「こむら返り」のことで，その部分の痛みを伴う．発汗に伴う塩分（ナトリウム等）の欠乏により生じる．これを「**熱痙攣**」と呼ぶこともある．）	小
Ⅱ度	●頭痛・気分の不快・吐き気・嘔吐・倦怠感・虚脱感 （体がぐったりする，力が入らないなど，従来から「**熱疲労**」といわれていた状態である．）	
Ⅲ度	●意識障害・痙攣・手足の運動障害 （呼びかけや刺激への反応がおかしい，体にガクガクと引きつけがある，真直ぐに走れない・歩けないなど．） ●高体温 （体に触ると熱いという感触がある．従来から「**熱射病**」や「**重度の日射病**」といわれていたものがこれに相当する．）	大

▶症状・重症度に応じて，厚生労働省の通達では，熱中症をⅠ度，Ⅱ度，Ⅲ度と分類している（表2）．また，病態生理学に基づいた国際分類では，熱失神，熱痙攣，熱疲労，熱射病の用語が用いられている．

▶Ⅰ度は立ちくらみやこむら返りの症状であるが，これがさらに進むとⅡ度の症状が出てくる．最後に意識障害等が現れるとⅢ度の症状となる．基本的には，Ⅱ度，Ⅲ度になると医師の診断が必要となる．

(3) 熱失神，熱虚脱

体内にこもった熱を放熱しようとして皮膚の血管（末梢血管）が広がることにより血圧が下がり，その結果，脳へ流れる血流量が減少し，一時的な立ちくらみ，めまいを起こす症状を熱失神という．体温は正常．また，さらに脳へ流れる血流量が減少すると，代償的に心拍数がさらに増加する（心拍数が100を超える状態を頻脈という）ことにより，全身の倦怠感，脱力感，めまい，頻脈などの症状を起こす．体温の上昇はほとんど見られない．これを熱虚脱という．いずれの場合も，涼しい場所で休養させるとともに水分を補給する．

(4) 熱痙攣

多量の汗をかき，水分だけを補給し塩分の補給が不十分な場合に，血液中の塩分濃度が不足し，手，足（ふくらはぎ）に筋肉痙攣を起こす症状をいう．体温は正常．涼しい場所で安静にするとともに，塩分と水分を補給する．

(5) 熱疲労

さらに多量の発汗状態が続き，水分と塩分の補給が追いつかずに脱水症状になったときに発生する．体温は正常であるが，顔面は蒼白し，頭痛，気分の不快，めまい，吐き気，嘔吐，倦怠感，虚脱感の症状を起こす．塩分と水分を補給するとともに，涼しい場所に移し，衣服をゆるめて，やや足を高くし，頭を低くして寝かせる．症状が1時間以上も続くときは，救急車を要請するか医療機関に搬送する．

(6) 熱射病

さらに長時間高温下にさらされると，体温調節中枢の変調をきたし，熱が体にこもってしまう状態となる．発汗停止，意識障害，呼吸困難等が見られ，体温が急上昇する．熱中症のうち最も重症度が高く，死亡に至る場合がある．早急に体温を下げるよう応急措置をした後（氷で冷やしたり，冷水をかけたりする等），直ちに救急車を要請する．

(7) 熱中症の救急処置（現場での応急処置）

① 「熱中症を疑う症状」の有無の確認．←疑う症状については，前記（2）項（表2）による．

② 症状がある場合は，「意識の確認」をする．

③ 意識がない場合（呼びかけに応じない，返事がおかしい，全身が痛いなど）は，救急車を要請し，到着するまでの間は，涼しい環境への避難をし，かつ脱衣と冷却をする．

④ 意識が清明である場合は，涼しい環境への避難をし，かつ脱衣と冷却をする．次に「水分を自力で摂取できるか」を確認する．摂取ができれば水分・塩分の摂取をさせる．摂取しても回復しない場合又は摂取できない状態であれば，医療機関へ搬送する．

過去出題問題

1（　）熱中症は，高温環境下で発生する障害を総称した疾病で，熱射病や熱けいれん等が含まれる．

2（　）高温環境への適応ができず，許容の限界を超えた場合に発症する障害を総称して熱中症という．

3（　）熱中症は，暑熱環境下におけるエネルギー消費量の多い労働や運動で起こる急性障害の総称である．

4（　）熱失神は，高温環境下での労働において，皮膚の血管に血液がたまり，脳への血液の流れが少なくなることにより発生し，めまい，失神などの症状がみられる．

5（　）熱虚脱は，暑熱環境下で脳へ供給される血液量が増加したとき，代償的に心拍数が減少することにより生じ，発熱，徐脈，めまいなどの症状がみられる．

6（　）熱けいれんとは，多量の発汗により失われた水分の補給が不十分なため，血液中の塩分濃度が上昇し，発熱とともに筋肉けいれんを起こす症状をいう．

7（　）熱けいれんでは，涼しいところで安静にさせ，食塩と水をとらせるとよい．

8（　）熱射病（日射病）は，高温環境下での体温調節中枢の変調による重篤な熱中症，発汗停止，体温上昇，意識障害，呼吸困難等がみられる．

9（　）熱射病では，早急に体温を下げる処置を行う．

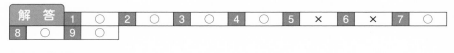
解 説

5 ▶ 熱虚脱とは，暑熱環境下で脳へ供給される血液量が減少したとき，代償的に心拍数が増加することにより生じ，頻脈，めまいなどの症状がみられるが，体温の上昇はほとんどみられない．

6 ▶ 熱けいれんとは，多量の発汗により失われた塩分の補給が不十分なため，血液中の塩分濃度が低下し，筋肉けいれんを起こす症状（発熱はない）をいう．

第8章 食中毒

8.1 食中毒

（1）**食中毒の原因**

① 細菌性食中毒

② 化学物質による食中毒

③ 自然毒によるもの

（2）**細菌性食中毒**

細菌性食中毒は，次の2つに分けられる.

1. 感染型…食物に付着している細菌そのものの感染によって起こる食中毒.

2. 毒素型…食物に細菌が付着して増殖する際に発生する毒素によって起こる食中毒.

① 感染型食中毒の代表的なものは，腸炎ビブリオとサルモネラ菌である.

●腸炎ビブリオは，病原性好塩菌ともいい，食中毒は海産の魚介類が原因となる. 潜伏期はおおむね10〜20時間であり，症状は胃痙攣様の腹痛，水様下痢などである.

●サルモネラ菌食中毒は，糞尿により汚染された食肉や鶏卵が原因となることが多い.

わかるわかる！ 腸炎ビブリオ，サルモネラ菌

▶腸炎ビブリオは，病原性好塩菌ともいい，塩水が好きな菌であり，塩水の中でよく増殖する. それゆえ，海の魚介類に発生する. 熱に弱い菌である.

▶サルモネラ菌は，ねずみ，鶏，家畜等の糞尿中に発生する. 熱に弱い菌である.

② 毒素型食中毒の代表的なものは，黄色ブドウ球菌（ブドウ球菌ともいう）とボツリヌス菌である.

●黄色ブドウ球菌は，皮膚等でよく見られ，傷口で化膿を起こすのは，この細菌である. この黄色ブドウ球菌が食物の中に入って増殖し，毒素（エンテロトキシン）を作る. この毒素を含んだ食物が食中毒の原因となる. この黄色ブドウ球菌による毒素は，熱に強いのが特徴である.

●ボツリヌス菌は，酸素のないところ（缶詰等の中）で毒素を作る. この毒素を含んだ食物が食中毒の原因となる. このボツリヌス菌による毒素は神経

毒であり，発生頻度は少ないが致死率は高い．又，この毒素は熱には強く，120℃で4分間（又は100℃で6時間）以上の加熱をしなければ完全に死滅しない．

③　ウェルシュ菌，セレウス菌，カンピロバクターなどは細菌性食中毒の原因菌である．

●カンピロバクターは，鶏，牛，豚などの腸管内に存在している細菌で，これにより汚染された食品などを介して人に感染する（細菌性食中毒）．腹痛，下痢，嘔吐などを起こす．

わかるわかる！　黄色ブドウ球菌，ボツリヌス菌

▶黄色ブドウ球菌は，顕微鏡で見ると，ブドウの房のように集まっていることから，この名前が付けられている．

▶黄色ブドウ球菌が，食物の中で作る毒素は，エンテロトキシンという毒素である．

▶黄色ブドウ球菌は人の皮膚にもいるので，おにぎりや弁当等にも入り込みやすい．

▶調理人が負傷して傷口が化膿している場合は，調理した食品に黄色ブドウ球菌による毒素（エンテロトキシン）が入り込みやすい．この毒素は熱に強いため，加熱しても効果がない．

▶毒素名称の末尾は「～トキシン」となっているが，これは，toxin と書き，「毒素」という意味である．

▶ボツリヌス菌は，嫌気性菌といって酸素を嫌う菌である．すなわち，酸素がない状態の缶詰，びん詰，ハム・ソーセージの中で増殖し，毒素（ボツリヌストキシン）を作る．

(3) 代表的な細菌性食中毒のまとめ

□ 表1 □

	菌	毒素	主な原因食品	備考
感染型	腸炎ビブリオ	なし	魚介類	菌は病原性好塩菌
	サルモネラ菌	なし	糞尿による汚染食肉や鶏卵	―
毒素型	黄色ブドウ球菌	エンテロトキシン	おにぎり，弁当	毒素は熱に強い
	ボツリヌス菌	ボツリヌストキシン	缶詰，びん詰，ハム・ソーセージ	毒素は神経毒

(4) 化学物質による食中毒の原因

カビが作り出すアフラトキシンという毒素は，発がん物質である．

(5) 自然毒による食中毒

ふぐ中毒の原因となる毒素は，テトロドトキシンという．手足のしびれや呼吸麻痺を起こす．

(6) ノロウイルス

●ノロウイルスは，急性胃腸炎を引き起こすウイルスである．

●発症する主な原因としては，次の2ケースがあげられる．①ウイルスが付着した食品を摂食することにより，ヒトの腸管で増殖して発症する．②感染したヒトの糞便や嘔吐物などからの経口感染により発症する．

●主な症状は，嘔吐，下痢，発熱（38℃程度）である．経口感染が多い．

●潜伏期間は1〜2日間であり，発生時期は冬季が多い．

●ノロウイルスの失活化には，エタノールや逆性石鹸はあまり効果がない．

●ノロウイルスの殺菌には，煮沸消毒又は塩素系の消毒剤が効果的である．

(7) O-157，O-111 などの腸管出血性大腸菌

●人の大腸の中にいるほとんどの大腸菌は，人に害を与えない．ところが，O-157やO-111といった大腸菌が体内に入ると，腸管内で，ベロ毒素という出血性下痢の原因となる毒素を作るため，これらの菌は腸管出血性大腸菌といわれる．

●O-157やO-111は，加熱不足の食肉などから摂取され，潜伏期間は3〜5日である．この毒素は，75℃以上の加熱で死滅させることができる．腹痛や出血を伴う水様性の下痢などを起こす．

(8) ヒスタミン

●マグロなどの赤身魚，肉，チーズなどに含まれるヒスチジンが，室温で放置されると細菌によりヒスタミンを生成し，数時間後に腹痛，下痢，嘔吐などを発生することがある．ヒスタミンは，加熱しても分解されにくいため，低温保存が重要である．

過去出題問題

1 （　）感染型食中毒は，食物に付着した細菌そのものの感染による中毒で，代表的なものとして腸炎ビブリオやサルモネラ菌によるものがある．

2 （　）感染型食中毒は，食物に付着している細菌そのものの感染によって起こる食中毒で，代表的なものとしてボツリヌス菌がある．

3 （　）毒素型中毒は，食物に細菌が付着して増殖する際に発生する毒素によって起こ

る食中毒で，代表的なものとして黄色ブドウ球菌やボツリヌス菌によるものがある．

4（　）腸炎ビブリオによる食中毒は，糞便により汚染された食肉，鶏卵等が原因となることが多い．

5（　）新鮮な魚介類からは，腸炎ビブリオによる中毒は発生しない．

6（　）腸炎ビブリオは，病原性好塩菌ともいわれ，感染型食中毒の病原菌である．

7（　）腸炎ビブリオの潜伏期は，おおむね 10 ～ 20 時間である．

8（　）腸炎ビブリオの症状は，胃痙攣様の腹痛，水様下痢などである．

9（　）腸炎ビブリオの原因菌は，エンテロトキシン毒素を産生する．

10（　）サルモネラ菌食中毒は，毒素型である．

11（　）サルモネラ菌は，病原性好塩菌ともいわれる．

12（　）サルモネラ菌による食中毒は，主に神経症状を呈し，致死率が高い．

13（　）黄色ブドウ球菌による毒素は熱に弱い．

14（　）黄色ブドウ球菌による食中毒は感染型である．

15（　）ボツリヌス菌による食中毒は神経毒である．

16（　）ボツリヌス菌は，缶詰や真空パックなど酸素のない密封食品中でも増殖するが，熱には弱く，80℃程度で殺菌することができる．

17（　）ウェルシュ菌，セレウス菌，カンピロバクターなどは，細菌性食中毒の原因菌である．

18（　）カンピロバクターは，カビの産生する毒素で，腹痛や下痢を起こす．

19（　）アフラトキシンは，感染型食中毒の病原菌である．

20（　）食中毒の原因となる自然毒の１つであるフグ毒をエンテロトキシンといい，手足のしびれや呼吸麻痺を起こす．

21（　）テトロドトキシンは，感染型食中毒の病原菌である．

22（　）ノロウイルスによる食中毒は，冬季に集団食中毒として発生することが多い．

23（　）ノロウイルスによる食中毒は，食品に付着したウイルスが食品中で増殖し，ウイルスが産生した毒素により発症する．

24（　）ノロウイルスの失活化には，エタノールや逆性石鹸はあまり効果がない．

25（　）ノロウイルスの潜伏期間は，2 ～ 3 時間であり，発生時期は，夏季が多い．

26（　）ノロウイルスによる食中毒の症状は，筋肉の麻痺などの神経症状が特徴である．

27（　）ノロウイルスの感染性は，長時間煮沸しても失われない．

28（　）ノロウイルスの殺菌には，エタノールはあまり効果がなく，煮沸消毒又は塩素系の消毒剤が効果的である．

29（　）O-157 は，腸管出血性大腸菌の一種で，加熱不足の食肉などから摂取さ

れ，潜伏期間は 3 ～ 5 日である．
30（　）O-157 や O-111 による食中毒は，ベロ毒素という赤痢菌の毒素と類似の毒素を産生する大腸菌による食中毒で，腹痛，出血を伴う水様性の下痢などを呈する．
31（　）魚，チーズなどに含まれるヒスチジンが細菌により分解されて生成するヒスタミンは，加熱により分解される．

（注）「黄色ブドウ球菌」は「ブドウ球菌」の文言で出題されることがある．

解　答

1	○	2	×	3	○	4	×	5	×	6	○	7	○
8	○	9	×	10	○	11	×	12	○	13	○	14	×	15	○
16	×	17	○	18	○	19	×	20	○	21	○	22	○	23	×
24	○	25	×	26	×	27	○	28	○	29	○	30	○	31	×

解　説

2▶感染型食中毒は，食物に付着している細菌そのものの感染によって起こる食中毒で，代表的なものとして腸炎ビブリオやサルモネラ菌によるものがある．

4▶サルモネラ菌食中毒は，糞便により汚染された食肉，鶏卵等が原因となることが多い．

5▶新鮮な魚介類からも，腸炎ビブリオによる中毒は発生する．

9▶腸炎ビブリオは，感染型であり毒素は産生しない．原因菌は病原性好塩菌である．

10▶サルモネラ菌食中毒は，感染型である．

11▶腸炎ビブリオは病原性好塩菌ともいわれる．

12▶ボツリヌス菌による食中毒は，主に神経症状を呈し，致死率が高い．

13▶黄色ブドウ球菌による毒素は熱に強い．

14▶黄色ブドウ球菌による食中毒は毒素型である．

16▶ボツリヌス菌は，缶詰や真空パックなど酸素のない密封食品中でも増殖するが，熱には強く，120℃で 4 分間（又は 100℃で 6 時間）以上の加熱をしなければ完全に死滅しない．

18▶カンピロバクターは，鶏，牛，豚などの腸管内に存在している細菌で，腹痛，下痢，嘔吐などを起こす．設問の，カビが産生する毒素はアフラトキシンで，発がん物質（肝臓がん）である．

食中毒

19 ▶ アフラトキシンは，カビが作り出す毒素であり，感染型食中毒の病原菌で
はない．

20 ▶ 食中毒の原因となる自然毒の1つであるフグ毒をテトロドトキシンという．

21 ▶ テトロドトキシンは，ふぐ中毒の原因となる毒素であり，感染型食中毒の
病原菌ではない．

23 ▶ ノロウイルスが付着した食品を摂食することにより，ヒトの腸管で増殖し
て発症する．毒素型食中毒ではない．

25 ▶ 潜伏期間は，1〜2日であり，発生時期は，冬季が多い．

26 ▶ 食中毒の主な症状は，嘔吐，下痢，発熱（38℃程度）である．

27 ▶ ノロウイルスの感染性は，長時間煮沸すると，完全に失われる．

31 ▶ 魚，チーズなどに含まれるヒスチジンが細菌により分解されて生成するヒ
スタミンは，加熱により分解されにくい．

第3編
労 働 生 理

第1章 循環器系及び血液

人体のすみずみまで血液を介して酸素と栄養を供給する役目を持っているのが循環器系である。この循環器系の最大の原動力になっているのが心臓である。

1.1 血液の循環及び心臓

(1) 身体中の血液の循環を，模式図で示す（図1）。

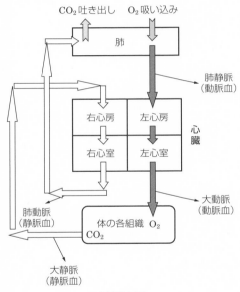

□ 図1 □

① 血液の循環

肺で酸素を吸い込んできれいになった血液は，心臓に入り，左心房，左心室を通って，体の各組織へ毛細管を通じて行き，酸素（O_2）を供給する。と同時に，各組織から不要の二酸化炭素（CO_2）を取り込み，もう一度心臓に戻る。心臓内では右心房，右心室を通って，肺に行き，呼吸とともに二酸化炭素（CO_2）を吐き出す。

② このように血液は循環をしているが，循環は体循環と肺循環の2つの循環系に分けられる。

● 体循環（大循環ともいう）

　　左心室から，大動脈を通り，体の各組織に行く．その後大静脈を通って右心房に戻るまでの経路．これは体を中心とした経路であるので，体循環という．

● 肺循環

　　右心室から，肺動脈を経て，肺の毛細血管に行く．その後，肺静脈を経て左心房に戻るまでの経路．これは肺を中心とした経路であるので，肺循環という．

③　体循環の動脈系により，酸素，栄養物，ホルモン，ビタミンなどが生体の諸器官・臓器に供給される．

わかるわかる！　○動脈，動脈血・静脈血

▶ 心臓から出ていく血液を，「○動脈」という．

　　・左心室から出て行く血液は，大動脈という．

　　・右心室から出て行く血液は，肺動脈という．

▶ 一方，動脈血と静脈血については，酸素と栄養の多い血液を動脈血，二酸化炭素（炭酸ガス）と老廃物の多い血液を静脈血という．

　　＊それゆえ，肺から出て左心房に行く血液は，肺静脈というが，動脈血である．右心室から出て肺に行く血液は，肺動脈というが，静脈血である．

---

(2) 心臓

①　心臓は心筋という筋肉で構成されていて，左胸部にあり，大きさは握りこぶしよりやや大きい程度のもので，重量は 200 〜 300 g である．

②　心臓は，左心房，左心室，右心房，右心室の 4 つの部屋に分かれている．左心房と左心室の間には左心房から左心室に行った血液が逆流しないように，僧帽弁という逆止弁がある．同様に右心房と右心室との間にも，三尖弁という逆止弁がある．

③　心臓は，身体中に血液を送るポンプの役目をしている．左右の心房がほぼ同時に収縮し，その後わずかに時間をずらして，左右の心室がほぼ同時に収縮し，心臓から血液を送り出す働きをしている（正確には，心臓の収縮と拡張の繰り返しによって血液を循環しているが，詳細は省略する）．

④　心臓の収縮，拡張を拍動という．1 分間のその数を心拍数（又は拍動数）という．拍動は，自律神経の支配を受けており，交感神経は心臓の働きを促進し，副交感神経は抑制している（235 ページ　表1）．

⑤　1 回の血液拍出量は，平均 60 〜 80 ml であるが重労働時には増加する．

| わかるわかる！ | 拍　動 |

▶拍動の「拍」は，「打つ」や「たたく」という意味である．

⑥　右心房の中にある洞房結節（洞結節ともいう）で発生した刺激が，刺激伝
導系を介して心筋に伝わることにより，規則正しく収縮と拡張を繰り返す．

| わかるわかる！ | 洞房結節と拍動 |

▶右心房にある洞房結節が，微量の電気信号を規則的に発生している．この信号が，
心臓内に張りめぐらされた刺激伝導系という経路を通って，心筋に伝えられて規
則正しく拍動しているわけである．

⑦　心臓自体（心筋）への酸素や栄養は心臓の中を流れる血液から供給を受け
ているのではない．大動脈の起始部より出る冠状動脈という動脈が心臓の外
表面を走っており，心筋はこの動脈から供給を受けているのである．

| わかるわかる！ | 狭心症と心筋梗塞 |

▶心筋に血液を供給する冠状動脈が狭くなって供給が著しく不足すると，胸の痛み
や狭心発作を起こす．これを狭心症という．さらに動脈が詰まり血流量が不足す
ることにより，心筋が壊死してしまった状態を心筋梗塞という．

過去出題問題

1（　）体循環では，血液は左心室から大動脈に入り全身に供給され，静脈血となっ
て右心房に戻ってくる．

2（　）右心室に流れている血液は静脈血であり，左心室に流れている血液は動脈
血である．

3（　）体循環の動脈系により，酸素，栄養物，ホルモン，ビタミンなどが生体の
諸器官・臓器に供給される．

4（　）各組織の毛細血管を通過する血液の循環を，大循環という．

5（　）各組織の毛細血管を通過する血液の流れは，体循環の一部である．

6（　）肺を除く各組織の毛細血管を通過する血液の流れは，体循環の一部である．

7（　）大動脈及び肺動脈を流れる血液は，酸素に富む動脈血である．

8（　）肺循環では，血液は右心房から肺静脈を経て肺の毛細血管に入り，肺動脈
を経て左心房に戻る．

9（　）肺循環により左心房に戻ってきた血液は，左心室に押し出される．

10（　）心臓の血液拍出量は，普通1回に平均60 mℓ程度である．

11（　）心臓は，自律神経の中枢で発生した刺激が刺激伝導系を介して心筋に伝わることにより，規則正しく収縮と拡張を繰り返す．

12（　）心臓自体は，大動脈の起始部より出る冠状動脈によって酸素や栄養物の供給を受けている．

13（　）心臓の中にある洞結節（洞房結節）で発生した刺激が，刺激伝導系を介して心筋に伝わることにより，心臓は規則正しく収縮と拡張を繰り返す．

14（　）心臓の拍動は，自律神経の支配を受けている．

解答	1	○	2	○	3	○	4	○	5	○	6	○	7	×
8	×	9	○	10	○	11	×	12	○	13	○	14	○

解 説

7▶ 大動脈及び肺静脈を流れる血液は，酸素に富む動脈血である．

8▶ 肺循環では，血液は右心室から肺動脈を経て肺の毛細血管に入り，肺静脈を経て左心房に戻る．

11▶ 心臓は，右心房の中にある洞房結節で発生した刺激によって，収縮と拡張を繰り返す．

1.2 血 液

血液を分類すると，次のようになる．

(1) 血液は，有形成分である血球（小さい粒）と液体成分である栄養分等を含んだ血漿とに分けられる．有形成分は，血液全体のうち45％を占め，一方，液体成分は55％を占める．

血液量は，体重の1/13〜1/10を占めている．したがって，体重60 kgの人

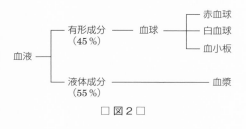

□ 図2 □

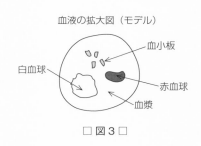

血液の拡大図（モデル）

□ 図3 □

は，約 5 ～ 6 kg の血液が体内を流れていることになる．

(2) 血球には，赤血球，白血球，血小板があり，各々次の特徴，働きをしている．

① 赤血球

● 有形成分の大部分を占める．また，全血液の体積の約 40 ～ 45 ％（男性が多い）を占める．

● 核のない円板状の細胞で，骨髄の中で作られる．血液 1 mm³ 中に男性は約 500 万個，女性は約 450 万個含まれ（男女差がある），寿命は約 120 日である．

● 赤血球中のヘモグロビンによって酸素や二酸化炭素を運搬することが主な役目である．このヘモグロビンが赤いため，血液が赤く見える．

● ヘモグロビンが正常以下の状態を貧血というが，これを判定する指標の 1 つとしてヘマトクリット値を用いる．ヘマトクリットとは血液の容積に対する赤血球の相対的容積をいう．男女により差があり，一般に男性のほうが多い．

② 白血球

● 白血球の寿命は，約 3 ～ 4 日であり，赤血球に比べて極めて短い．

● 白血球の個数は，男女差がない．

● 白血球は，好中球，好塩基球，好酸球，単球，リンパ球等の細胞からなり，これらの白血球が協働して，体内に侵入してきた細菌などの異物を防御する働きなどをしている．

● 好中球は，白血球の約 60 ％を占め，偽足を出してアメーバ様運動を行い，体内に侵入してきた細菌や異物を取り込む（貪食という＝むさぼり食うこと）働きをしている．

● 単球が分化した細胞をマクロファージというが，この細胞も体内に侵入した細菌などの異物を貪食し，かつ，その異物の免疫情報を T リンパ球に伝える役目もしている．

● リンパ球は，白血球の約 30 ％を占め，細菌や異物を認識する T リンパ球（T 細胞ともいう）と抗体を産生する B リンパ球（B 細胞ともいう）があり，いずれも免疫反応に関与している．

③ 免疫

● 我々の体には，病原体や異物などが体内に侵入してきた場合や，自分の体内で発生するがん細胞などのように，身体に害を及ぼすさまざまなものから免れるための機能が備わっている．これを免疫という．

●抗原とは，免疫に関する細胞によって，異物として認識される物質である．例えば，細菌などがある．

●抗体とは，抗原が体内に侵入したときにそれと対抗するために作られた免疫グロブリンという（本節⑤「血漿」（196ページ））蛋白質の物質である．抗体は体液性免疫において作られる．

●リンパ球には，細菌や異物を認識するTリンパ球（T細胞ともいう）と，抗体を産生するBリンパ球（B細胞ともいう）があり，いずれも免疫反応に関与している．

●免疫には2種類あって，Tリンパ球が抗原を直接排除する細胞性免疫と，Bリンパ球が抗体を作って抗原を排除する体液性免疫である．

●体内に侵入した病原体などの異物を，リンパ球が，抗原と認識し，その抗原に対してだけ反応する抗体を血漿中に放出する．この抗体が抗原に特異的に結合し抗原の働きを抑制して体を防御するしくみを体液性免疫と呼ぶ．これに対し，リンパ球が直接，病原体などの異物を攻撃する免疫反応もあり，これを細胞性免疫と呼ぶ．

わかるわかる！ 抗原・抗体，免疫

▶ごくわかりやすくいえば，抗原は体内に侵入してくる病原体などといった敵であり，抗体はその敵が体内に侵入してきても悪さをしないように守ってくれる強い味方といえる．

▶免疫には2種類がある．その違いで注目する点は，抗体を作るか否か，もう1つは，働きをするリンパ球の種類が異なることである．すなわち，細胞性免疫は，抗体を作らずに，リンパ球（Tリンパ球）自体が，直接に抗原を排除する反応をいう．一方，体液性免疫は，リンパ球（Bリンパ球）が抗体を作り，その抗体が外から侵入してきた抗原と特異的に反応（抗原抗体反応という）をし，外来抗原を排除する反応をいう．

④　血小板

●血小板は，直径2〜3マイクロメートル（μm）の核を持たない不定形細胞であり，止血作用をもつ．

●血小板の役目は，傷口での出血を凝固させるという止血作用である．血小板は，血液が血管外に出るとすぐに破れて血液凝固作用を促進する．

●血液の凝固は，血漿中の水溶性蛋白質のフィブリノーゲン（線維素原）が不

溶性のフィブリン（線維素）に変化する現象である.

▶傷口の出血したところに，血小板がくっつき合って集まってきて血小板血栓という血の固まりができる．さらに，この血栓が，血漿中にあるフィブリノーゲン（血液凝固因子である）に作用しフィブリンに変化させる．このフィブリンは線維性の網状のものであり，これで血栓を包み込むようになり，その結果完全に止血することができる.

⑤　血漿

●血漿の91%は水で占める．その他は蛋_{たん}白質（約7%），糖質，脂質等であり，水の中に溶けている．これらの栄養素を全身の細胞に運ぶのが血漿の役目である.

●血漿の中には，アルブミン，グロブリン，フィブリノーゲンという蛋白質が含まれている.

●血漿中の蛋白質のうち，アルブミンは血液の浸透圧の維持に関与している．血漿中の水分を血管内に一定に保持し，血管外の組織に漏れて行かないようにするという浸透圧調節機能をアルブミンが有している．必要以上の水分が組織に入っていくと，例えば腹水の症状を起こすことになる.

▶アルブミンは肝臓で作られる蛋白質であり，高濃度で血漿中に存在し，血液の浸透圧を維持調節する働きをする.

▶グロブリンは，α, β, γ の3種類があるが，このうちγ-グロブリンは免疫性を持っているため，免疫グロブリンといわれている（本節③「免疫」（194ページ））.

各々の役目のまとめ

・赤血球…ヘモグロビンが酸素を肺から全身に運ぶ役目.
・白血球…体内に侵入してきた細菌や異物を取り込んで，処理する役目.
・血小板…傷等で出血すると，傷口で血液を凝固させる役目.
・血漿……栄養素を全身の細胞へ運搬，浸透圧の維持調節，免疫の役目.

---

(3)　血液型

血液型は4種類あり，日本人の血液型は多い順に，A型（40%），O型（30%），B型（20%），AB型（10%）である.

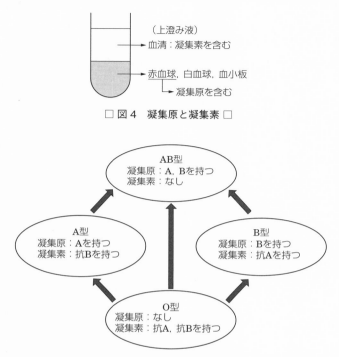

□ 図4 凝集原と凝集素 □

□ 図5 異なった血液型同士での輸血可能の血液型（➡で示す）□

(4) 血液の凝集

　ある人の赤血球中の凝集原と別の人の血清中の凝集素との間で生じる反応を血液の凝集という．血液を試験管の中に採取して，しばらくそのままにしておくと2つに分かれる．沈むほうには赤血球，白血球，血小板などがあり，このうち赤血球は凝集原を含んでいる．一方，上澄み液を血清といい凝集素を含んでいる（図4）．凝集原にはAとBの2種類があり，凝集原Aを持つ人の血液型をA型，凝集原Bを持つ人をB型，AとBを持つ人をAB型，いずれも持たない人をO型という．一方，血清中の凝集素については，A型の人は抗B凝集素を持ち，B型の人は抗A凝集素，AB型の人は凝集素なし，O型の人は抗A凝集素と抗B凝集素を持つ．同種の凝集原と凝集素（例えば，凝集原Aと抗A凝集素，凝集原Bと抗B凝集素）とが混合されると凝集反応が起こるので，輸血することができない．例えば，A型の人（凝集原Aを持つ）がB型の人（抗A凝集素を持つ）

に輸血ができないわけである（図5）．なお，血液の凝固（195ページ④）と血液の凝集とはまったく異なるものであるので，混同しないこと．

> **わかるわかる！ 輸血ができない血液型同士**
>
> ▶輸血したほうの血液が，患者の血液に凝集されないかどうかに観点をおくことがポイントである．すなわち，ある型の凝集素を持った患者に，同種の凝集原を持った人の血液を輸血すると，輸血したほうの血液が凝集してしまうので輸血してはいけない．

過去出題問題

1 （　）人体の血液量は，体重の 1/13 ～ 1/10 を占めている．

2 （　）赤血球は，核のない円板状の細胞で，血液 1 mm^3 中に 450 万～ 500 万個程度含まれ，寿命は約 120 日である．全血液の体積の約 40％を占めている．

3 （　）骨髄中で産生された赤血球の寿命は約 120 日で，白血球の寿命に比べて長い．

4 （　）赤血球は，その中に含まれているヘモグロビンによって酸素を肺から各組織へ運搬する．

5 （　）血液の容積に対する血小板の相対的容積をヘマトクリットといい，その値は男女による差がない．

6 （　）血液中に占める白血球の容積の割合をヘマトクリットといい，感染や炎症があると増加する．

7 （　）赤血球の寿命は，白血球に比べて極めて短く，約 3 ～ 4 日である．

8 （　）白血球数は，正常値に男女による差はない．

9 （　）白血球の一種であるリンパ球は，白血球の約 30％を占め，「細菌や異物を認識する B リンパ球と抗体を産生する T リンパ球」があり，免疫反応に関与している．

類題 a（　）「細菌や異物を認識する T リンパ球と抗体を産生する B リンパ球」では？

10 （　）抗体とは，体内に入ってきた抗原に対して体液性免疫において作られるアルブミンと呼ばれる蛋白質のことで，抗原に特異的に結合し，抗原の働きを抑える働きがある．

11 （　）免疫についての次の文中の￣￣￣内に入れる A から E の語句の組合せとして，正しいものは (1)～(5) のうちどれか．

「体内に侵入した病原体などの異物を，　A　が，　B　と認識し，その
　B　に対してだけ反応する　C　を血漿中に放出する．この　C　が
　B　に特異的に結合し　B　の働きを抑制して体を防御するしくみを
　D　免疫と呼ぶ．これに対し，　A　が直接，病原体などの異物を攻撃する
免疫反応もあり，これを　E　免疫と呼ぶ.」

	A	B	C	D	E
(1)	リンパ球	抗原	抗体	細胞性	体液性
(2)	リンパ球	抗原	抗体	体液性	細胞性
(3)	リンパ球	抗体	抗原	体液性	細胞性
(4)	血小板	抗原	抗体	細胞性	体液性
(5)	血小板	抗体	抗原	細胞性	体液性

12（　）血小板は，核を持たない不定形の細胞で，体内に侵入してきた細菌やウイルスを貪食する働きがある．

13（　）血小板は，血液が血管外に出るとすぐに破れて血液凝固作用を促進する．

14（　）血液の有形成分には，赤血球，白血球及び血小板があり，赤血球は酸素を組織に供給し，白血球は体内への細菌や異物の侵入を防御し，血小板は止血の機能を有する．

15（　）血液の凝固は，血漿中のフィブリノーゲン（線維素原）が不溶性のフィブリン（線維素）に変化する現象である．

16（　）血液は，血漿と有形成分から成り，血液の容積の55％程度を占める血漿中には，アルブミン，グロブリンなどの蛋白質が含まれている．

17（　）血液は血漿と有形成分から成り，血漿の中には，アルブミン，グロブリンなどの蛋白質が含まれている．

18（　）血漿中の蛋白質のうち，アルブミンは，免疫物質の抗体を含んでいる．

19（　）血漿中の蛋白質のうち，アルブミンは血液の浸透圧の維持に関与している．

20（　）血液の凝集反応とは，白血球中の凝集原と血小板中の凝集素との反応である．

21（　）ある人の血漿中のフィブリン（線維素）と別の人の血清中のフィブリノーゲン（線維素原）との間で生じる反応を血液の凝集という．

22（　）好中球は，偽足を出してアメーバ様運動を行い，体内に侵入してきた細菌などを貪食する．

23（　）ABO式血液型は，赤血球による血液型分類の1つで，A型血液の血清は抗B抗体をもつ．

第1章

循環器系及び血液

解 答	1	○	2	○	3	○	4	○	5	×	6	×	7	×
8	○	9	×	a	○	10	×	11	(2)	12	×	13	○	14	○
15	○	16	○	17	○	18	×	19	○	20	×	21	×	22	○
23	○														

解 説

5 ▶ 血液の容積に対する赤血球の相対的容積をヘマトクリットといい，その値は男女による差がある．

6 ▶ 血液中に占める赤血球の容積の割合をヘマトクリットといい，貧血があると低下する．なお，設問の，感染や炎症があると増加するのは白血球である．

7 ▶ 白血球の寿命は，赤血球に比べて極めて短く，約3～4日である．

9 ▶ 白血球の一種であるリンパ球は，白血球の約30％を占め，細菌や異物を認識するTリンパ球と抗体を産生するBリンパ球があり，免疫反応に関与している（Tリンパ球とBリンパ球が逆である）．

10 ▶ 抗体とは，体内に入ってきた抗原に対して体液性免疫において作られる免疫グロブリンと呼ばれる蛋白質のことで，抗原に特異的に結合し，抗原の働きを抑える働きがある．

12 ▶ 血小板は，核を持たない不定形の細胞で，傷口での出血に対して凝固作用を促進させる働きがある．なお，設問の，体内に侵入してきた細菌やウイルスを貪食する働きがあるのは，白血球である．

18 ▶ 血漿中の蛋白質のうち，アルブミンは，血液の浸透圧を維持調節する働きをする．なお，設問の，免疫物質の抗体はグロブリンである．

20 ▶ 血液の凝集反応とは，赤血球中の凝集原と血清中の凝集素との反応である．

21 ▶ ある人の赤血球中の凝集原と別の人の血清中の凝集素との間で生じる反応を血液の凝集という．

1.3 血 圧

(1) 心臓から動脈に血液が送り出されるが，このときの血管（動脈）の内圧を血圧という．

わかるわかる！ 高血圧症

▶血管内にコレステロールなどがたまっていると，血液が流れにくくなるため，これに打ち勝つように圧力を高くしてやらなければ，全身に必要な血液が行かなくなる．こういう状態が高血圧症である．

(2) 血圧は，血液が血管の側面を押し広げる力であり，高血圧の状態が続くと，血管壁の厚さは内圧に耐えるため増加していく．血管壁が厚くなると，血管内にプラーク（動脈内に溜まる脂質など）ができやすくなり，動脈硬化が生じやすくなる．

(3) **最大血圧，最小血圧**

① 動脈の血圧は，心室が収縮したときに最も高くなる．このときを最大血圧という．一方，心室が拡張したときに最も低くなる．このときを最小血圧という．成人における血圧のギリギリの正常範囲（正常高値血圧）は最大血圧で 139 mmHg 以下，最小血圧で 89 mmHg 以下とされている．このいずれかを超えると高血圧症と診断される．

② 最大血圧と最小血圧との差を脈圧という．

(4) **血圧は条件により変化する**

① 睡眠中は血圧は最も低い（副交感神経が優位になるため）．午前より午後のほうが高くなる．

② 運動した後は，血圧は高くなる．

③ 入浴後や気温が高いとき，血圧は低くなる（血管が拡張するため）．

④ たばこはニコチンに血管の収縮作用があるため，血圧は高くなる．

⑤ 適度の飲酒時は血圧が低下する．アルコールには血管の拡張作用があるためである．

⑥ 塩分のとりすぎにより，血圧が高くなる．

過去出題問題

1（　）血圧は，血液が血管の側面を押し広げる力であり，高血圧の状態が続くと，血管壁の厚さは減少していく．

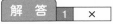

解答 1 ×

1 ▶ 血圧は，血液が血管の側面を押し広げる力であり，高血圧の状態が続くと，血管壁の厚さは増加していく．

第**2**章 呼吸器系

2.1 呼吸器系

人間が生きていくためには，酸素を必要とする．呼吸により大気中の酸素を取り込み，代謝物として二酸化炭素を排出している．

このシステムを一括して，呼吸器系という．

(1) 空気の通路（図1左側）

① 空気は咽頭を通って，気管，左右に分岐した気管支を経てさらに分岐して細気管支へと進む．

② 鼻腔，口腔，咽頭を上気道といい，気管，気管支，細気管支を下気道という．

(2) 肺でのガス交換

① 吸入した空気中の酸素を血液中に取り入れ，血液中の二酸化炭素を追い出すこと（これをガス交換という）が肺の役割である．

② 肺でのガス交換は，肺胞で行われている．この肺胞は細気管支の先端にある直径0.1 mm未満の小さな袋状のもので，全部で3億個もあるといわれている．

③ ガス交換で，主要な役目を果たすのが，赤血球中に含まれているヘモグロビンである．

④ 肺でのガス交換は，次のようなしくみになっている．

肺胞の周りには毛細血管が巻きついている（図1右側）．人が空気を吸い込むと，肺胞の中は酸素がいっぱいになる．毛細血管中のヘモグロビンが，この酸素を肺胞から血管中に取り込み，かつ，二酸化炭素を肺胞へ追い出す

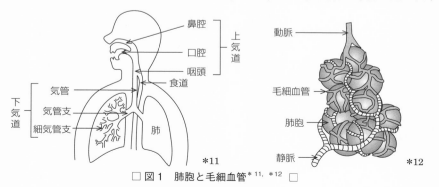

□ 図1 肺胞と毛細血管*11, *12 □

203

（肺胞と毛細血管の壁は非常に薄く，かつ，酸素と二酸化炭素の分子は自由に通り抜けることができるようになっている）．

(3) 呼吸運動

①　呼吸には，内呼吸と外呼吸とがある．内呼吸とは，人体の組織細胞と血液（毛細血管）の間で行われるガス交換をいう．一方，外呼吸とは肺で行われる空気と血液とのガス交換をいう．一般に呼吸といっているのは後者のほうである．

②　言い換えると，外呼吸は，肺胞内の空気と肺胞を取り巻く毛細血管中の血液との間で行われるガス交換をいう．

③　呼吸運動は，肺自体に運動能力がないため，主として呼吸筋（肋間筋）と横隔膜の協調運動によって胸郭内容積を周期的に増減し，それに伴って肺を伸縮させることにより行われる．

④　成人の呼吸数は 1 分間に平均 18 回である．年齢が若いほど多い．又，運動，入浴，興奮，食事のときは増加する．

⑤　呼吸によって体内に取り入れられる酸素の量は，1 分間に約 4 l である．

⑥　通常の呼吸の場合の呼気には，酸素が約 16％，二酸化炭素が約 4％含まれる．

わかるわかる！　呼吸運動のしくみ

▶肺が自分自身でふくらんだり，縮んだりして呼吸しているわけではなく，肋間筋という胸の筋肉（肋骨の間にある）と，横隔膜という胸と腹を横に隔てている膜の働きにより肺を伸縮させている．

▶息を吸うときは，肋間筋が肋骨を上方へ引き上げるため胸郭が広がり，横隔膜は下がるためさらに胸郭が広がる．一方，息を吐くときは，反対の動きをし，胸郭を収縮する．このように，肋間筋と横隔膜の協調運動によって胸郭内容積を周期的に増減している．

▶胸郭とは，12 対の肋骨や胸骨等から構成されている，胸を取り巻く骨格のことである．

▶呼吸運動のしくみを簡単にいえば，息を吸うと胸郭が広がるのでそれにつれて胸郭の中に入っている肺もふくらみ，肺内に空気がたまることになるわけである．

▶この模式図を右図に示す．

肋骨（肋間筋が縮んで肋骨を上方へ引き上げた状態）
肺（肺は肋骨の中に納まっている）
肋骨
肺
肋間筋
横隔膜（横隔膜が下がった状態）
横隔膜

□　息を吸ったときの状態（模式図）[*13]　□

(4) 呼吸のコントロール

① 呼吸中枢は延髄にあり，ここからの刺激によって呼吸に関する筋肉は支配されている．

② 呼吸中枢は，血液中の二酸化炭素によって刺激され，このため呼吸運動が激しくなる．

③ 身体活動時には，血液中の二酸化炭素分圧の上昇により呼吸中枢が刺激され，1回換気量及び呼吸数が増加する．

④ 呼吸中枢がその興奮性を維持するためには，常に一定量以上の二酸化炭素が血液中に含まれていることが必要である．

わかるわかる！　呼吸のコントロール

▶呼吸の最大の目的は，酸素を取り入れて二酸化炭素を排出することである．その呼吸をコントロールしている呼吸中枢は脳の延髄にあり，血液中の二酸化炭素濃度（酸素濃度ではない！）によりコントロールしている．すなわち，二酸化炭素濃度が高くなると，呼吸中枢はこれをキャッチして，二酸化炭素を排出せよ（呼吸せよ！）という指令を出すわけである．

(5) 呼吸の異常

① チェーン・ストークス呼吸

●小さい呼吸から次第に呼吸が深まっていき，大きな呼吸になった後に，再度次第に小さな呼吸になり，やがて呼吸停止（10 ～ 20 秒程度の無呼吸）をし，その後，再び同じパターンを繰り返す呼吸をいう．

●脳への酸素供給が不十分になっており，延髄の呼吸中枢の機能が衰えることが原因である．

わかるわかる！　チェーン・ストークス呼吸の名称由来

▶この呼吸の発見者である英国の内科医チェーンとアイルランドの内科医ストークスの両名が由来である．

② 睡眠時無呼吸症候群

●睡眠時に，無意識に無呼吸になる（10 秒以上停止）病気である．

●睡眠中に上気道が閉塞することが原因である．

(6) 肺活量

肺活量が多い人は，肺でのガス交換面積が広く，一般に激しい肉体労働をするのに有利である．

▶肺活量とは，深呼吸により，肺から吐き出せる空気量である．

▶激しい肉体労働をすると，筋肉の酸素消費量や二酸化炭素排出量が多くなり，これに応じて肺でのガス交換の量を多くしなければならない．それゆえ，肺活量の多い人は肺でのガス交換面積が広い人であるから，激しい労働には有利となる．

過去出題問題

1 （　）呼吸は，体内に酸素を取り入れ，二酸化炭素（炭酸ガス）を放出する作用である．

2 （　）酸素は赤血球の中に含まれているヘモグロビンによって，肺から各組織へ運ばれる．

3 （　）呼吸により血液中に取り込まれた酸素は，「赤血球の中のヘモグロビンと結合して」全身の組織に運ばれる．

類題▶ a（　）「血漿中に溶解して」では？

4 （　）呼吸には，肺で行われるもののほかに，組織細胞とそれを取り巻く毛細血管中の血液との間で行われるものがある．

5 （　）肺胞内の空気と肺胞を取り巻く毛細血管中の血液との間で行われる呼吸を内呼吸という．

6 （　）呼吸運動は，肺自体が能動的に収縮，弛緩を繰り返すことにより行われる．

7 （　）呼吸運動は，肺自体に運動能力がないため，主として呼吸筋（肋間筋）と横隔膜の協調運動によって胸郭内容積を周期的に増減し，それに伴って肺を伸縮させることにより行われる．

8 （　）胸腔が広がり内圧が低くなるにつれ，鼻腔や気道を経て肺内へ流れ込む空気が吸気である．

9 （　）吸気とは，胸腔が広がり内圧が低くなるにつれ，鼻腔や気道を経て肺内へ流れ込む空気のことである．

▶胸腔とは，横隔膜より上部の胸の内部をいう．すなわち，肺の意味である．

10 （　）胸郭内容積が増すと，その内圧が高くなるため，肺はその弾性により収縮する．

11 （　）成人の呼吸数は，通常，1分間に16〜20回であるが，食事，入浴や発

熱によって減少する.

12（　）呼吸中枢は延髄にあり，ここからの刺激によって呼吸に関する筋肉は支配されている.

13（　）呼吸に関する筋肉は，小脳にある呼吸中枢によって支配されている.

14（　）呼吸中枢は，血液中の酸素によって刺激され，このため呼吸運動が激しくなる.

15（　）呼吸中枢がその興奮性を維持するためには，常に一定量以上の二酸化炭素（炭酸ガス）が血液中に含まれていることが必要である.

16（　）肉体労働をすると呼吸が激しくなるのは，筋肉内に吸収された吸気中の窒素の作用により，呼吸中枢が刺激されるためである.

17（　）血液中に二酸化炭素が増加してくると，呼吸中枢が抑制されて呼吸数が減少するため，血液のpHは上昇する.

18（　）身体活動時には，血液中の二酸化炭素分圧の上昇などにより呼吸中枢が刺激され，1回換気量及び呼吸数が増加する.

19（　）肺活量が多い人は呼吸数が少なくてよい.

20（　）肺活量が多い人は，肺でのガス交換面積が広く，一般に激しい肉体労働をするのに有利である.

21（　）通常の呼吸の場合の呼気には，酸素が約16%，二酸化炭素が約4%，それぞれ含まれる.

解答	1	○	2	○	3	○	a	×	4	○	5	×	6	×
7	○	8	○	9	○	10	×	11	×	12	○	13	×	14	×
15	○	16	×	17	×	18	○	19	○	20	○	21	○		

解　説

5▶肺胞内の空気と肺胞を取り巻く毛細血管中の血液との間で行われる呼吸を<u>外呼吸</u>という.

6▶呼吸運動は，肺自体に運動能力がないため，呼吸筋と横隔膜の協調運動によって行われる.

10▶胸郭内容積が増すと，その内圧が<u>低くなるため</u>，肺はその弾性により<u>拡張する</u>.

11▶食事，入浴や発熱によって<u>増加する</u>.

13▶呼吸に関する筋肉は，<u>延髄</u>にある呼吸中枢によって支配されている.

14▶呼吸中枢は，血液中の<u>二酸化炭素</u>によって刺激され，このため呼吸運動が

激しくなる.

16 ▶ 肉体労働をすると呼吸が激しくなるのは，血液中の二酸化炭素濃度が高くなることにより，肺でのガス交換が多くなるからである.

17 ▶ 血液中に二酸化炭素が増加してくると，呼吸中枢が刺激されて呼吸数が増加し，血液の pH は低下する（酸性である二酸化炭素が血液中で増加すると，血液は酸性に傾くため pH は低下する. pH については，**わかるわかる!**（227 ページ）を参照.

第**3**章　筋　肉

3.1　筋　肉

(1) 筋肉の種類

　筋肉は，筋線維（細長い線維状のもの）が集まって束になったものであり，外観上（顕微鏡的外観であるが），横紋筋と平滑筋に分けられる．又，筋組織の面からは，骨格筋，心筋，内臓筋の3つに分けられる．さらに，自分の意志で動かすことができるかどうかによって，随意筋と不随意筋に分けられる．

□ 表1 □

外観上	筋組織の面	自分の意志で？
横紋筋	骨格筋	随意筋（体性神経支配）
	心筋	不随意筋（自律神経支配）
平滑筋	内臓筋	

(2) 横紋筋

① 　筋線維を顕微鏡で見ると，横縞が入っているのが見えることから，横紋筋という．横紋筋には骨格筋と心筋がある．

② 　骨格筋

●腕，足等の骨格についている筋肉であり，この筋肉を伸縮させて身体を動かすことができる．

●骨格筋は，体性神経により支配されている横紋筋で，自分の意志で動かすことができるので随意筋である．

③ 　心筋

●心臓の壁を構成している筋肉であり，この筋肉の収縮・弛緩により，心臓が動いているわけである．

●心筋は，自律神経により支配されている横紋筋で，自分の意志とは無関係に動くので不随意筋である．

(3) 平滑筋

① 　平滑筋は，横縞が入っていないことから，横紋筋と区別される．平滑筋は内臓筋とも呼ばれている．

② 　平滑筋は，胃，腸などの内臓の壁を構成している筋肉であり，内臓筋とも呼ばれている．例えば胃や腸の蠕動運動（消化管の内容物を先へ送る動き）は，

この平滑筋の働きのためである．

③　平滑筋も，自分の意志とは無関係に動くので不随意筋である．

(4) 筋肉の収縮

人が労働するときは，筋肉の収縮が行われている．例えば「重い物を持て」という指令が脳から発せられると，神経を介して送られてくる刺激によって筋肉は収縮する．筋肉自体が収縮して出す最大筋力は，筋肉の断面積 $1\,cm^2$ 当たりの平均値をとると，性差，年齢差がほとんどない．したがって，筋肉の太い人ほど筋力が強いといえる．

収縮の形態には次の2種類がある．

①　等尺性収縮

●手で荷物を同じ位置で持ち続けたり，鉄棒にぶら下がったりしているときには，筋肉の長さは変わらずに筋力を発生させる等尺性収縮が生じている．

●人が直立しているとき，姿勢保持の筋肉は，等尺性収縮を常に起こしている．

●これらの場合，筋肉は収縮するが（筋力の発生はあるので），動かないため筋肉の長さは変化しない（等尺）ので，等尺性収縮という．

●長時間の姿勢保持を伴う VDT 作業などでは等尺性収縮が主体となる．等尺性収縮は，持続的な筋収縮を必要とするため，血行不良や筋疲労が生じやすい．

②　等張性収縮

●荷物を持ち上げたり，屈伸運動をするときに起こる筋肉の収縮である．

●この場合，腕の上げ幅に応じて筋肉の長さは変化するが，張力は変化しない（一定重量の荷物の持上げを前提としている）ので等張性収縮という．なお，等張性収縮には，短縮性収縮と伸張性収縮との2つがあるが，荷物を持ち上げようとしているが，荷物の重さに負けて持ち上がらない場合は，筋肉が引き伸ばされながら力を出しているので等張性収縮のうち伸張性収縮となる．

(5) 反射

①　刺激に対して意識とは無関係に起こる定型的な反応を反射という．

②　最も単純な反射には膝蓋腱反射（膝の下の腱をたたくと，下腿が前に蹴り出される反射）などの伸張反射がある．

(6) 労働時の筋肉

①　筋肉が引き上げることのできる物の重さは，筋肉の太さ（筋線維の数と太さ）に比例する．

筋肉は，1本当たり直径 10 ～ 100 μm の筋線維が束になって構成されているが，運動や労働によって個々の筋線維が太くなっていく．そして，太い筋肉ほど収縮によって生ずる力は大きい．

② 筋力トレーニングをすると，1本1本の筋線維が太くなる．

③ 強い力を必要とする運動を続けていると，筋肉を構成する個々の筋線維の太さが太くなることで，筋力が増強する．

④ 筋肉が物を引き上げる高さは，筋肉の長さ（筋線維の長さ）に比例する．

⑤ 筋肉は，収縮しようとする瞬間にいちばん大きな作業能力を現す（いちばん大きい力を出す）．

⑥ 筋肉は，負荷が適当なときにいちばん仕事量が大きい．

⑦ 筋肉の縮む速さが適当なときに，仕事の効率が最も良くなる．

⑧ 運動することによって筋肉が太くなることを筋肉の活動性肥大という．

わかるわかる！ 筋肉の収縮

▶筋肉が力を出すのは，収縮するときだけである．歩く，走る，投げるなどは，骨格筋の収縮によるものである．

(7) 筋収縮時のエネルギー

① 筋肉が収縮するときは，グリコーゲン，リン酸化合物などのエネルギー源が必要であるが，特に，直接のエネルギー源は筋肉中のアデノシン三リン酸（ATP）の分解（加水分解）によってまかなわれる．

② ただし，この ATP は筋肉内にわずかしかないため，長時間労働するとなくなってしまう．そこで，筋肉中あるいは肝臓中のグリコーゲンが分解して ATP を再合成する役目を担うことになる．

③ 又，筋肉中のクレアチンリン酸が分解したときのエネルギーも ATP を再合成する際に使われる．

わかるわかる！ エネルギー源とエネルギー再合成

▶直接のエネルギー源は，筋肉中のアデノシン三リン酸（ATP）が分解するときに出るエネルギーである．

▶ただし，この ATP は筋肉中のストックが少ないため，やがてなくなってしまう．そこで，筋肉中あるいは肝臓中に豊富にあるグリコーゲンや筋肉中にあるクレアチンリン酸の出番となってくる．これらが分解して，ATP が再び作られる（再合成）わけである．

(8) 筋肉の疲労

① 長時間労働を続けると，筋肉は収縮しなくなり，弛緩してしまう．これを筋肉の疲労という．筋肉は神経に比べて疲労しやすい．

② 疲労現象は次のとおりである．

● 疲労現象は，筋肉中に乳酸（疲労物質）が増加してくると，グリコーゲンの分解が妨げられるためにATPの再合成ができなくなってしまい，筋肉の収縮力が弱くなってくる現象である．

● 筋肉中のグリコーゲンは，筋肉の収縮時に，酸素が十分補給されるときは水と二酸化炭素（炭酸ガス）に分解され十分なエネルギーを生ずるが，疲労してきて酸素の供給が不十分であると，水と二酸化炭素（炭酸ガス）にまで分解されず乳酸になり，これが蓄積されてしまう．

● 疲労したときに休憩をすると，乳酸はなくなり（水と二酸化炭素（炭酸ガス）に分解されてしまうため），ATPも増え，疲労は回復してくる．

わかるわかる！　元気いっぱい・疲労・休憩後の快復

▶このメカニズムは次のとおり．

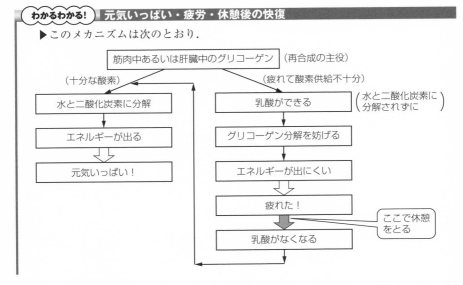

過去出題問題

1 （　）筋肉には，横紋筋と平滑筋があるが，心筋は横紋筋である．

2（　）骨格筋は，体性神経により支配されている横紋筋で，自分の意志によって動かすことができる随意筋である.

3（　）横紋筋は，骨に付着して身体の運動の原動力となる筋肉で意志によって動かすことができるが，平滑筋は，心筋などの内臓に存在する筋肉で意志によって動かすことができない.

4（　）心筋は，自律神経により支配されている横紋筋で，意志によって動かすことができない不随意筋である.

5（　）平滑筋は，主に内臓に存在するため内臓筋とも呼ばれ，意志によって動かすことのできない不随意筋に属する.

6（　）筋肉は，神経から送られてくる刺激によって収縮する.

7（　）筋肉自体が収縮して出す最大筋力は，筋肉の断面積 1cm^2 当たりの平均値をとると，性差又は年齢差がほとんどない.

8（　）筋肉の収縮様式のうち，筋肉の長さは変わらないが，筋力の発生があるものを等尺性収縮という.

9（　）手で荷物を同じ位置で持ち続けたり，鉄棒にぶら下がったりしているときには，筋肉の長さは変わらずに筋力を発生させる等尺性収縮が生じている.

10（　）長時間の姿勢保持を伴う VDT 作業などでは，持続的な筋収縮を必要とする等張性収縮が主体となるため，血行不良や筋疲労が生じやすい.

11（　）人が直立しているとき，姿勢保持の筋肉は，伸張性収縮を常に起こしている.

12（　）荷物を持ち上げたり屈伸運動をするとき，関節運動に関与する筋肉には，等張性収縮が生じている.

13（　）刺激に対して意識とは無関係に起こる定型的な反応を反射といい，最も単純な反射には膝蓋腱反射などの伸張反射がある.

14（　）筋肉が引き上げることのできる物の重さは，筋肉の太さ（筋線維数）に比例する.

15（　）筋肉が物を引き上げる高さは，筋肉の長さ（筋線維の長さ）に比例する.

16（　）筋肉は，収縮しようとする瞬間にいちばん大きな作業能力を現す（いちばん大きい力を出す）.

17（　）筋肉は，負荷が適当なときにいちばん仕事量が大きい.

18（　）筋肉の縮む速さが大きければ大きいほど，仕事の効率は上昇する.

19（　）運動することによって筋肉が太くなることを筋肉の活動性肥大という.

20（　）筋収縮の直接のエネルギーは，筋肉中の ATP（アデノシン三リン酸）が分解することによってまかなわれる.

21（　）筋肉は，神経から送られてくる刺激によって収縮するが，神経に比べて

疲労しやすい.

22 （　）筋肉の疲労現象は，筋肉中に乳酸が増加して，グリコーゲンの分解が妨げられることにより生じる.

23 （　）筋肉中のグリコーゲンは，筋肉の収縮時に酸素の供給が不十分であると，水と二酸化炭素（炭酸ガス）にまで分解されず乳酸になる.

24 （　）筋肉中のグリコーゲンは，酸素が十分与えられると完全に分解され，最後に乳酸になる.

25 （　）強い力を必要とする運動を続けていると，筋肉を構成する個々の筋線維の太さは変わらないが，その数が増えることによって筋肉が太くなり筋力が増強する.

26 （　）筋肉が収縮するには，グリコーゲン，リン酸化合物などのエネルギー源が必要で，特に，直接のエネルギーは ATP の加水分解によってまかなわれる.

解答														
1	○	2	○	3	×	4	○	5	○	6	○	7	○
8	○	9	○	10	×	11	×	12	○	13	○	14	○	15	○
16	○	17	○	18	×	19	○	20	○	21	○	22	○	23	○
24	×	25	×	26	○								

解説

3 ▶ 横紋筋のうち，骨格筋は骨に付着して身体の運動の原動力となる筋肉で意志によって動かすことができるが，平滑筋は，胃，腸などの内臓の壁を構成している筋肉で意志によって動かすことができない. なお，横紋筋のうち，心筋は，心臓の壁を構成している筋肉で意志によって動かすことができない.

10 ▶ 長時間の姿勢保持を伴う VDT 作業などでは，持続的な筋収縮を必要とする等尺性収縮が主体となるため，血行不良や筋疲労が生じやすい.

11 ▶ 人が直立しているとき，姿勢保持の筋肉は，等尺性収縮を常に起こしている.

18 ▶ 筋肉の縮む速さが適当なときに，仕事の効率が最も良くなる.

24 ▶ 酸素が十分に与えられると完全に分解され，水と二酸化炭素になる（乳酸にならない）.

25 ▶ 強い力を必要とする運動を続けていると，筋肉を構成する個々の筋線維の太さが太くなることで筋力が増強する.

第**4**章 消化器系及び肝臓

　我々は，必要な栄養素を食物により体内に取り入れている．この食物は消化器によって消化され，必要な栄養素として血管などにより全身に運ばれていく．このシステムを消化器系という．

4.1 食物の経路及び各消化器の役目

（1）消化器

　消化器は，消化管と消化腺がある．前者は，食物を摂取し，消化・吸収した後，大便として排泄するまでに通る器官をいう．後者は食物の栄養素を消化するために必要な酵素を分泌する器官をいう．

（2）消化管

　消化管には，食物の通る順に，口腔，咽頭，食道，胃，小腸（十二指腸，空腸，回腸），大腸（盲腸，虫垂，結腸（上行結腸，横行結腸，下行結腸，S状結腸），直腸），肛門がある．一方，消化腺には，肝臓，胆のう，膵臓，胃腺などがある（図1）.

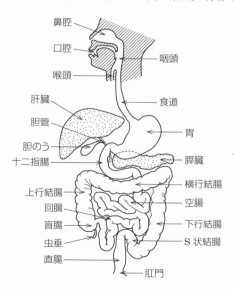

□ 図1　消化器系の構造*14 □

(3) 食物の栄養素の消化, 吸収

①　人間の生命活動に必要なエネルギー源となる炭水化物（糖質）, 蛋白質, 脂質を三大栄養素といい, これにビタミン類, ミネラル（無機塩類）を加えて, 五大栄養素ともいう.

●糖質には, 砂糖などの糖だけでなく, 米などに含まれるでんぷんも含まれる.

②　これらの多くは, そのままでは体内へ吸収されないので, 小腸を通過する間に, 消化酵素により分解されて吸収可能な形に変えられる. 炭水化物はブドウ糖に, 蛋白質はアミノ酸に, 脂肪は脂肪酸とグリセリンに分解され, 小腸の腸壁から吸収される. ビタミン, 塩分, 水分などは分解されず, そのまま小腸の腸壁から吸収される.

③　蛋白質は, 約20種類のアミノ酸が結合してできており, 内臓, 筋肉, 皮膚など人体の臓器等を構成する主成分である. 蛋白質は, ②で述べたようにアミノ酸に分解され小腸から吸収され肝臓に送られる. その後, 血液循環に入ったアミノ酸は, 体内の各組織において蛋白質に再合成される.

④　ブドウ糖とアミノ酸は, 小腸の絨毛から吸収されて毛細血管に入り, その後, 門脈（220ページ）を通って, 肝臓に送られる. 一方, 脂肪酸とグリセリンは小腸の絨毛から吸収された後に, 大部分は再び脂肪となって, 小腸のリンパ管に入り, その後, 血管を通って肝臓に送られる.

　細胞と血液の間の栄養素の交換は, 主に毛細血管で行われるが, 脂肪のような大きい物質は, 毛細血管の壁を通りにくいため, リンパ管に入り, その後血管（静脈）へ入っていくわけである.

　その後, 肝臓による代謝（221ページ）なども経て, 血液によって体内各組織に運ばれる.

わかるわかる！ 蛋白質とアミノ酸

▶アミノ酸の種類は, 500種類以上もあるが, そのうち, 人の体を作るために必要なアミノ酸は約20種類である. この20種類のアミノ酸を複雑に組み合わせることにより, 体を構成するさまざまな（約10万種類）蛋白質ができている. それら蛋白質が, 内臓, 筋肉, 皮膚, 神経など人体の臓器などを構成する主成分となっている. つまり, 我々の体はアミノ酸でできているわけである.

▶蛋白質は, アミノ酸の分子がつながって構成されている物質である.

▶我々が, 肉や魚を食べると, その蛋白質は約20種類のアミノ酸に分解され, 小

腸で吸収され，肝臓に送られる．一部のアミノ酸は肝臓で蛋白質（血漿蛋白）に再合成され（221 ページ），ほかは血液によって体内の各組織に運ばれ，その場その場に適した蛋白質に再合成される．

(4) 胃

① 食道から食物が送られてくると，胃壁表面の粘膜層から大量の胃液が分泌される．胃液は，塩酸（胃酸ともいう），粘液及びペプシノーゲンの 3 種類から成る．塩酸（胃酸）は，強酸性で外来の細菌を殺す働きがあり，粘液は塩酸により内壁が損傷しないように保護する役目をする．ペプシノーゲンは，胃酸によってペプシンという消化酵素になり，そのペプシンにより蛋白質を分解する（一次消化）．

② 胃液による化学的消化と胃壁自体の蠕動運動などによる機械的消化により，食物はすりつぶされて，どろどろの状態（粥状）になる．その粥状になった食物を，十二指腸に送り出す．

③ 胃では，栄養素の吸収は行われない．また，アルコールの吸収は行われるが，水の吸収はほとんど行われない．

(5) 小腸

① 胃から送られてきた食物に含まれる栄養素を，分解しほとんど吸収しているのが小腸である．小腸は，胃に続く全長 6 〜 7 m の管状の器官で，十二指腸、空腸及び回腸に分けられる．

② 十二指腸

●十二指腸には，図 1 でわかるように，胆のう、膵臓からの管がつながっていて，それぞれ胆汁，膵液という消化酵素を分泌し，食物を本格的に消化する．なお，肝臓で胆汁を作り，胆のうへ送っている．

●上記の酵素により，膵臓からアミラーゼ，トリプシン，リパーゼの消化酵素が分泌され，その消化酵素により，三大栄養素は下記のように分解される．

a. 炭水化物は，消化酵素のアミラーゼにより分解されてブドウ糖に変わる．

b. 蛋白質は，消化酵素のトリプシンにより分解されてアミノ酸に変わる．

c. 脂肪は，胆汁と混合して乳化した後，消化酵素のリパーゼにより分解されて脂肪酸とグリセリンに変わる．

> **わかるわかる！ 消化と消化酵素**
>
> ▶消化の観点からみれば，胃は一次消化器官で，小腸は本格的消化器官である．
>
> ▶栄養素を消化するためには，消化酵素が必要である．その代表的な消化酵素として，胃で分泌されるペプシン，膵臓で分泌されるアミラーゼ，トリプシン，リパーゼがある．

③　空腸，回腸

●小腸の中で，十二指腸に続く箇所である．

●腸の内面にビロード状の絨毛という無数の小突起がある．この絨毛の中にある毛細血管を通じて栄養分が吸収され，その後，門脈を通って肝臓に送られる．また，脂肪酸とグリセリンは小腸の絨毛から吸収された後に，大部分は再び脂肪となって，小腸のリンパ管に入り，その後，血管を通って肝臓に送られる（216 ページ）．

> **わかるわかる！ 小腸の役目**
>
> ▶十二指腸は分解・消化の中心工場であり，空腸・回腸は吸収の中心工場といえる．

(6) **大腸**

大腸の役目は，小腸で消化，吸収された残りのものから水分を抜き取って固形化し，大便を作ることである．

(7) **三大栄養素の消化と酵素についてのまとめ**（表1に示す）．

□ 表1 □

消化する臓器	消化される栄養素	消化酵素を分泌する部位と酵素の名称		生成される物質
		分泌部位	消化酵素の名称	
胃	蛋白質	胃	ペプシン（胃液中のペプシノーゲンが，胃酸によってペプシンになる）	（一次消化）
小腸	炭水化物	膵臓	アミラーゼ	ブドウ糖
	蛋白質		トリプシン	アミノ酸
	脂肪	胆のう	（消化酵素ではないが，胆汁）	脂肪を乳化
		膵臓	リパーゼ	乳化後，脂肪酸とグリセリン

1（　）三大栄養素のうち，糖質はブドウ糖などに，蛋白質はアミノ酸に，脂肪は脂肪酸とグリセリンに，酵素により分解され，吸収される．

2（　）食物中の糖質，蛋白質，脂肪は，消化管を通過する間に分解され，吸収可能な形に変えられる．

3（　）食物中のデンプン（糖質）は，酵素により分解されてブドウ糖に変わり，腸壁から吸収される．

4（　）食物中の蛋白質は，酵素により分解されてアミノ酸に変わり，腸壁から吸収される．

5（　）食物中の脂肪は，十二指腸で胆汁と混合して乳化された後，酵素により脂肪酸とグリセリンに分解され，腸壁から吸収される．

6（　）無機塩，ビタミン類は，酵素により分解されて，吸収可能な形に変わり，腸壁から吸収される．

7（　）胃は，塩酸やペプシノーゲンを分泌して消化を助けるが，水分の吸収はほとんど行わない．

8（　）ペプシノーゲンは，胃酸によってペプシンという消化酵素になり，蛋白質を分解する．

9（　）小腸の内壁はビロード状の絨毛で覆われ，栄養素の吸収の能率を上げるために役立っている．

10（　）吸収された栄養分は，血液やリンパによって組織に運搬されてエネルギー源などとして利用される．

11（　）蛋白質は，約20種類のアミノ酸が結合してできており，内臓，筋肉，皮膚など人体の臓器等を構成する主成分である．

12（　）血液循環に入ったアミノ酸は，体内の各組織において蛋白質に再合成される．

13（　）蛋白質は，膵臓から分泌される消化酵素である膵リパーゼなどによりアミノ酸に分解され，小腸から吸収される．

14（　）蛋白質の消化に関与しているものは，トリプシンとアミラーゼである．

15（　）小腸は，胃に続く全長6～7mの管状の器官で，十二指腸，空腸及び回腸に分けられる．

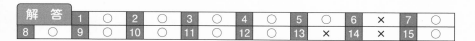

解答	1 ○	2 ○	3 ○	4 ○	5 ○	6 ×	7 ○
8 ○	9 ○	10 ○	11 ○	12 ○	13 ×	14 ×	15 ○

解 説

6 ▶ 無機塩，ビタミン類は，分解されなくて，腸壁から吸収される．

13 ▶ 蛋白質は，膵臓から分泌される消化酵素であるトリプシンによりアミノ酸に分解され，小腸から吸収される．

14 ▶ トリプシンとペプシンである．なお，アミラーゼは炭水化物をブドウ糖に分解する消化酵素である．

4.2 膵 臓

① 膵臓は，消化酵素を含む膵液を十二指腸に分泌する消化腺である．消化酵素については，（わかるわかる！）（218 ページ）を参照．

② もう 1 つの働きとして，インスリンなどのホルモンを血液中に分泌して血糖値を調節している．

膵臓には，ランゲルハンス島という組織があり，血糖値を低下させるインスリンや，血糖値を上昇させるグルカゴンというホルモンを分泌して，血液中の糖分を調節している．

> **わかるわかる！** 糖尿病
> ▶ これらホルモンの調節機能が破綻して，血液中の糖分が異常に高くなるのが糖尿病である．

4.3 肝 臓

(1) 肝臓

肝臓は，重量が約 1.2 kg あり，人体の中で最大の臓器である．

(2) 肝臓への血液の流れ

肝臓には門脈と肝動脈の 2 つから血液が入ってくる．

① 門脈（太い静脈）からは，小腸などの消化器から吸収された栄養素が肝臓に運ばれてくる．

② 肝動脈からは，心臓から出た酸素に富んだ動脈血が枝分かれして肝臓に入ってくる．

(3) 肝臓の役目

肝臓は，非常に重要な臓器であり，次の役目をしている．

① 代謝

② 胆汁の分泌

③ 解毒作用

④ 血液凝固物質や血液凝固阻止物質の生成

(4) 代謝

① 栄養素は小腸から吸収された後に，肝臓において，体内で利用できる形に作り変えたり（合成），貯蔵したり，必要に応じて分解したりする．この働きを代謝という．

② 炭水化物，蛋白質，脂質の三大栄養素の代謝については，次のとおり．

●糖質代謝（炭水化物）

a. ブドウ糖→グリコーゲン→ブドウ糖

ごはん，パンなどから摂取する炭水化物は，ブドウ糖（グルコースともいう）に分解された後，腸で吸収され（216～218ページ），門脈から肝臓に運ばれる．このブドウ糖は，肝臓では貯蔵に適していないので，グリコーゲンに変えて貯蔵される．そして，血液中のブドウ糖が不足すると，貯蔵しているグリコーゲンを再度ブドウ糖に変えて血液中に送り出す．

b. 糖新生

飢餓時や絶食などによりブドウ糖が不足すると，肝臓は血液中のアミノ酸からブドウ糖を合成する．これを糖新生という．

●蛋白質代謝

a. 肝臓は，血漿蛋白などの合成をする．

肉や魚などから摂取する蛋白質は，アミノ酸に分解された後，腸で吸収され（216～218ページ），肝臓に運ばれる．肝臓では，このアミノ酸を，血漿蛋白や体内で利用できるようなほかのアミノ酸に変え（合成する），血液中に送り出す．なお，血漿蛋白には，アルブミン，グロブリンなどがある．

b. 肝臓は，余分なアミノ酸を分解して尿素にする．

肝臓では，このアミノ酸からさまざまな蛋白質を合成している．そして，使われない余分なアミノ酸を分解して尿素とし，尿中に排泄する．

●脂質代謝（脂肪）

　　a.　肝臓は，脂肪酸を分解したりコレステロールを合成したりする.

　　　油・バター・肉類から摂取する脂肪は，脂肪酸とグリセリンに分解され，腸で吸収された（216〜218ページ）後，肝臓に運ばれる．肝臓では，その脂肪酸を分解し，コレステロールやリン脂質，中性脂肪の合成を行い，血液中に送り出す.

　③　肝臓は，古くなった赤血球中のヘモグロビンを分解して，茶色のビリルビンにする．その後，腸に送られ便とともに排出される．便の色が茶色であるのは，このビリルビンが混ざっているからである.

(5) 胆汁の分泌

　①　胆汁は，肝細胞から分泌されるアルカリ性の液である.

　②　胆汁は，消化酵素は含まないが，脂肪を乳化させ分解を助ける働きがある．乳化された後，酵素（リパーゼ）により分解されて，脂肪酸とグリセリンに変わることは，前述のとおり（本編 4.1 節 (5) 項 ②（217 ページ）.

> **わかるわかる!**　「脂肪の分解」と「脂肪酸の分解」を混同しないこと
>
> ▶脂肪は，腸で，脂肪酸とグリセリンに分解される（胆汁の助けを借り，リパーゼによって）.
>
> ▶肝臓は，脂肪酸を分解して，コレステロールやリン脂質，中性脂肪に変える（合成する）.

(6) 解毒作用

　肝臓には，解毒作用があり，血液中の有害物質（アルコール，薬等）を分解して，無害の物質に変える.

(7) 血液凝固物質や血液凝固阻止物質の生成

　血液凝固物質（フィブリノーゲンなど）や血液凝固阻止物質（ヘパリンなど）を生成する.

(8) 肝機能検査

　肝機能検査については，次の 3 つが法定実施項目として定められている.

　①　γ-GTP

　　　アルコール性肝障害の指標とされる γ-GTP は，正常な肝細胞に含まれる酵素で，肝細胞が障害を受けると血液中に流れ出し，特にアルコールの摂取で高値を示す特徴がある.

② GOT 及び GPT

● GOT も GPT もいずれも肝細胞にある酵素である.

● 肝疾患があると，これらの酵素が血液中に流れ出てくるため，検査値は上昇する.

● GOT と GPT が，国際的組織により，それぞれ AST，ALT に名称を変更された. しかし，まだ十分に統一・浸透されていなく，健診機関が行う検査項目には，AST（GOT），ALT（GPT）と併記されていることが多く見受けられるのが実状である.

過去出題問題

1（　）肝臓は，門脈血に含まれるブドウ糖をグリコーゲンに変えて蓄え，血液中のブドウ糖が不足すると, グリコーゲンをブドウ糖に分解して血液中に送り出す.

2（　）成人のヒトの肝臓の機能として,「アミノ酸からのブドウ糖の合成」がある.

類題 a（　）「グリコーゲンの合成及び分解」では？

b（　）「赤血球の合成及び分解」では？

c（　）「ビリルビンの分解」では？

3（　）飢餓時には，肝臓などでアミノ酸などからブドウ糖を生成する糖新生が行われる.

4（　）肝臓はアルブミンを生成する.

5（　）肝臓では，アミノ酸から多くの血漿蛋白質が合成される.

6（　）肝臓は，余分の脂肪を分解して尿素にする.

7（　）肝臓は，脂肪酸を分解したりコレステロールを合成する.

8（　）肝臓は脂肪を分解する酵素であるペプシンを分泌する.

9（　）肝細胞から分泌される胆汁は，消化酵素は含まないが，脂肪を乳化させる働きがある.

10（　）肝臓は肝細胞から酸性の消化液である胆汁を分泌し，蛋白質を分解する.

11（　）肝臓は，血液中の有害物質を無害の物質に変える（解毒作用がある）.

12（　）肝臓は，血液凝固物質や血液凝固阻止物質を生成する.

13（　）γ-GTP はアルコール性肝障害の指標とされる.

14（　）γ-GTP は，正常な肝細胞に含まれている酵素で，肝細胞が障害を受けると血液中に流れ出し，特にアルコールの摂取で高値を示す特徴がある.

解答	1	○	2	○	a	○	b	×	c	×	3	○	4	○
5	○	6	×	7	○	8	×	9	○	10	×	11	○	12	○
13	○	14	○												

解 説

2b ▶ 赤血球の合成は骨髄で行われている．なお，肝臓は，古くなった赤血球中のヘモグロビンを分解しビリルビンを生成しているので，設問の「分解」については正しい記述である．

2c ▶ 肝臓は，血液中のヘモグロビンを分解し，ビリルビンを生成する．

6 ▶ 肝臓は，余分のアミノ酸を分解して尿素にする．

8 ▶ 肝臓は，脂肪を乳化させ分解を助ける働きがある胆汁を分泌する．

10 ▶ 肝臓は，肝細胞からアルカリ性の消化液である胆汁を分泌し，脂肪を乳化させ分解を助ける．なお，乳化した脂肪を分解するのは，膵臓から分泌されるリパーゼという酵素である．

第5章 腎臓，尿及び泌尿器系

　泌尿器系とは，尿の生成と排泄に関する器官をいい，腎臓（左右2つある），尿管（左右2つある），膀胱，尿道からなる．

5.1 腎臓，尿及び泌尿器系

(1) 腎臓

　腎臓は，背骨の両側に左右一対あり，それぞれの腎臓から1本ずつ尿管が出て，膀胱につながっている．そら豆に似た形をしている．

(2) 腎臓の役目

　腎臓の主な役目としては，血液のクリーニングと尿の生成である．

①　腎臓は，心臓から送られてきた血液に含まれる余分な水や老廃物を，ここで濾過して，尿を生成している．そして，膀胱を通って，体外へ排泄される．

②　図1の腎小体は，毛細血管の集合体である糸球体とそれを包み込んでいるボウマン嚢からなる．

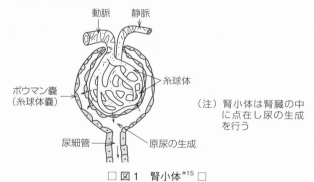

動脈　静脈

糸球体

ボウマン嚢
（糸球体嚢）

（注）腎小体は腎臓の中に点在し尿の生成を行う

尿細管　　原尿の生成

□ 図1　腎小体[*15] □

③　腎臓は，腎小体と尿細管からなる．1個の腎小体とそれに続く1本の尿細管を合わせて，ネフロン（腎単位）といい，尿を生成する単位構造である．1個の腎臓中に，ネフロンは約100万個ある．

④　尿の生成と排泄について，少し詳しく見ていこう．

　a.　腎小体を通る血液中の血球及び蛋白質以外の成分は，糸球体からボウマン嚢に濾過されて原尿が生成される．

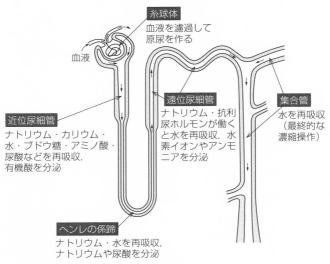

糸球体
血液を濾過して
原尿を作る

血液

近位尿細管
ナトリウム・カリウム・
水・ブドウ糖・アミノ酸・
尿酸などを再吸収，
有機酸を分泌

遠位尿細管
ナトリウム・抗利
尿ホルモンが働く
と水を再吸収，水
素イオンやアンモ
ニアを分泌

集合管
水を再吸収
（最終的な
濃縮操作）

ヘンレの係蹄
ナトリウム・水を再吸収，
ナトリウムや尿酸を分泌

□ 図2　尿細管[*16] □

b.　図2の尿細管において，原尿に含まれる大部分の水分，電解質（ナトリウム，カリウム），糖などの栄養物質が血液中に再吸収される．

c.　原尿のうち尿細管で再吸収されなかった成分が尿となり，腎盂を経て膀胱に送られ体外へ排泄される（なお，腎盂とは腎臓と尿管とをつなぐ漏斗状に広がっている部分で，腎臓からの尿がいったん集まる所である）．

d.　すなわち，尿を生成することにより，体内の水分の量やナトリウムなどの電解質の濃度を調節したり，また，尿を排出することにより生命活動によって生じた不要な物質を排泄したりしている．

わかるわかる！　腎臓のしくみ

▶糸球体は，毛細血管の集合体であり，あたかも糸が絡まって球の形をしているところからこの名称がつけられている．

▶心臓から腎臓に送られてきた血液は，まず腎臓を構成する1つである腎小体に運ばれる．腎小体は，糸球体とこれを包んでいるボウマン嚢から成っている．血液はこの糸球体で濾過され，ボウマン嚢内にしみ出てくる．このしみ出てきたものを原尿（糸球体尿ともいう）というが，このあと尿細管に送られる．一方，血液中の血球や蛋白質など分子の大きいものは濾過されずに血液中に残り，血液として再利用されていく．

▶次は尿細管の出番．ここでは，原尿（糸球体尿）の中から，体に必要なまだ使える糖，アミノ酸，電解質や水分を血液中へ戻す（再吸収という）役目をする．一方，尿細管に残った尿は，尿管を通り，膀胱にためられ，尿道を経て体外に排泄される．

▶糸球体で濾過された尿（原尿）は，通常1日に約150リットルにもなるが，このうち，尿として排出するのは，通常1日に約1.5リットルにすぎない．すなわち，尿細管で99％が再吸収されていることになる．

▶このように，腎臓は尿の生成や再吸収や排出により，体内の水分と電解質のバランスをコントロールしている．

▶腎臓の機能が不全になった人に行う人工透析は，腎臓機能を人工的に代替する療法である．

(3) 尿

① 尿は淡黄色の液体で，弱酸性（pH 5 ～ 7）である．

② 1日の尿の量は，通常約 1 500 m*l* である．

③ 尿の比重は 1.02 程度であり，水よりも少し大きい．水分摂取量を多くすると，尿中の水のウエイトが増すため比重は小さくなる．

④ 尿の95％は水で，残りは固形物である．

⑤ 尿検査は，簡単にでき，かつ，全身状態をかなり反映できるため，健康診断ではよく実施される．労働安全衛生法で法定検査項目に指定されているのは，尿蛋白，尿糖，尿潜血である．

⑥ 尿蛋白検査

陽性（＋）のときは，腎臓，膀胱又は尿道の病気などが疑われる．慢性腎炎やネフローゼでは，その病態が重いほど尿中蛋白量が増加する．

わかるわかる！ pH，ネフローゼ

▶pH とは，ペーハー又はピーエッチといい，アルカリ性，酸性を表す指標になっている．pH は 1 ～ 14 までの段階があり，pH = 7 が中性，それより大きい値がアルカリ性，小さい値が酸性となる．尿は 5 ～ 7 であるので，平均値を 6 とすると弱酸性となる．

▶ネフローゼとは，尿中に大量の蛋白が出ていくために血中の蛋白質が少なくなる病気である．そのため身体にむくみが生ずる．

⑦ 尿潜血検査

尿潜血とは，尿にごくわずか血が混じっていることをいう．腎臓や膀胱腫

瘍の場合は，尿潜血検査が陽性となることがある．

⑧ 尿糖検査

●尿糖検査で陽性のときは，糖尿病か腎性糖尿の病気が疑われる．

●腎性糖尿というのは，血糖値が正常であっても，体質的に腎臓から糖がもれて，尿糖が陽性になる病気をいう．

(4) 尿検査以外の腎臓機能検査

　腎臓機能の検査として，血液中の尿素窒素（BUN）の検査がある．腎臓の機能が低下すると，血液中の尿素窒素が増加する．尿素窒素は，腎臓から排出される老廃物であるが，腎臓機能が低下すると尿中には排出されなくなり，その結果血液中の尿素窒素が高い検査値を示すことになる．

過去出題問題

1（　）腎臓は，背骨の両側に左右一対あり，それぞれの腎臓から複数の尿管が出て，膀胱につながっている．

2（　）ネフロン（腎小体）は，尿を生成する単位構造で，1個の腎小体とそれに続く1本の尿細管から成り，1個の腎臓中に約100万個ある．また，腎小体は，毛細血管の集合体である糸球体とそれを包み込んでいるボウマン嚢からなる．

3（　）血中の老廃物は，尿細管から原尿中に濾し出される．

4（　）血中の蛋白質は，糸球体から原尿中に濾し出される．

5（　）血中のグルコースは，糸球体から原尿中に濾し出される．

6（　）糸球体では，血液中の血球を除くすべての成分がボウマン嚢中に濾し出され，原尿が生成される．

7（　）原尿中に濾し出された電解質の多くは，ボウマン嚢から血中に再吸収される．

8（　）尿細管では，原尿に含まれる大部分の水分，電解質，栄養物質が血液中に再吸収され，残りが尿として生成される．

9（　）尿の生成・排出により，体内の水分の量やナトリウムなどの電解質の濃度を調節するとともに，生命活動によって生じた不要な物質を排泄する．

10（　）原尿中に濾し出された水分の大部分は，そのまま尿として排出される．

11（　）原尿のうち尿細管で再吸収されなかった成分が尿となり，腎盂を経て膀胱に送られ排泄される．

12（　）腎臓で尿の生成に関する次の文中の［　　　］内に入れるAからDの語句の

組合せとして，正しいものは（1）～（5）のうちどれか．

　腎小体を通る血液中の血球及び　A　以外の成分は，糸球体から　B　に濾過されて原尿になる．

　原尿中の水分，電解質，　C　などの成分が　D　において血液中に再吸収され，生成された尿は膀胱にたまり体外に排泄される．

	A	B	C	D
（1）	蛋白質	尿細管	糖	ボウマン嚢
（2）	糖	ボウマン嚢	蛋白質	尿細管
（3）	糖	ボウマン嚢	アミノ酸	尿細管
（4）	糖	尿細管	蛋白質	ボウマン嚢
（5）	蛋白質	ボウマン嚢	糖	尿細管

13（　）尿は，通常アルカリ性である．

14（　）尿の比重は，水分摂取量が多いと小さくなる．

15（　）尿は，その90％は水分で，残りの10％が固形物であるが，その成分が全身の健康状態をよく反映するので，尿検査は健康診断などで広く行われている．

16（　）尿蛋白が陽性のときは，腎臓，膀胱又は尿道の病気等が疑われる．

17（　）慢性腎炎やネフローゼでは，その病態が重いほど尿中蛋白量が増加する．

18（　）腎臓や膀胱の腫瘍で，尿潜血が陽性となることがある．

19（　）血糖値が正常であっても，体質的に腎臓から糖がもれて，尿糖が陽性になる場合を腎性糖尿という．

20（　）尿素窒素は，腎臓から排泄される老廃物の一種で，腎臓の働きが低下すると尿中へ排泄されず，血液中の値が高くなる．

21（　）下の図は，ヒトの血液循環の経路を模式的に表したものであるが，図中の血管ア～エを流れる血液に含まれるものの特徴に関する次の文中の　　　内に入れるAからCの語句の組合せとして正しいものは（1）～（5）のうちどれか．

　血管ア～エを流れる血液のうち，　A　が最も多く含まれる血液は，血管アを流れる血液である．

　血管イを流れる血液には，血管エを流れる血液に比べて尿素が　B　含まれる．

　血管ア～エを流れる血液のうち，食後，　C　が最も多く含まれる血液は，血管ウを流れる血液である．

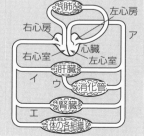

	A	B	C
（1）	酸　　　素	少なく	グリコーゲン
（2）	二酸化炭素	多　く	ブドウ糖

(3) 酸　　　素　　　少なく　　　ブドウ糖

(4) 二酸化炭素　　　少なく　　　アミノ酸

(5) 酸　　　素　　　多　く　　　ブドウ糖

22（　）下図は，ヒトの血液循環の経路を模式的に表したものであるが，図中の血管ア～カを流れる血液に関する（1）～（5）の記述のうち誤っているものはどれか．

(1) 血管ア及び血管イはいずれも動脈であるが，血管アには静脈血が流れる．

(2) 血管ア～カを流れる血液のうち，酸素が最も多く含まれる血液は，血管イを流れる血液である．

(3) 血管ウを流れる血液には，血管イを流れる血液に比べて二酸化炭素が多く含まれる．

(4) 血管カを流れる血液には，血管エを流れる血液に比べて尿素が多く含まれる．

(5) 血管ア～カを流れる血液のうち，食後，ブドウ糖が最も多く含まれる血液は，血管オを流れる血液である．

(注)「ボウマン嚢」は，「ボーマン嚢」の文言で出題されることがある．

解　答	1	×	2	○	3	×	4	×	5	○	6	×	7	×
8	○	9	○	10	×	11	○	12	(5)	13	×	14	○	15	×
16	○	17	○	18	○	19	○	20	○	21	(5)	22	(4)		

解　説

1▶腎臓は，背骨の両側に左右一対あり，それぞれの腎臓から1本ずつ尿管が出て，膀胱につながっている．

3▶血中の老廃物は，糸球体からボウマン嚢に濾し出され原尿になる．

4▶血中の蛋白質と血球は，濾し出されず血液中に残り再利用されていく．

5▶（注：血中の蛋白質と血球だけが濾し出されないので，それ以外のグルコース（ブドウ糖）は糸球体からボウマン嚢に濾し出され原尿になる．）

6▶糸球体では，血液中の血球及び蛋白質を除くすべての成分がボウマン嚢中に濾し出され，原尿が生成される．要するに，血球と蛋白質は濾し出されない．

7▶原尿中に濾し出された電解質の多くは，尿細管から血中に再吸収される．

10▶原尿中に濾し出された水分の大部分は，尿細管にて血液中に戻される（再

吸収）．尿として排出されるのは，原尿中の 1 %に満たない．

13 ▶ 尿は，<u>通常弱酸性</u>である．

15 ▶ 尿は，その<u>95 %</u>は<u>水分</u>で，残りの<u>5 %</u>が固形物であるが，その成分が全身の健康状態をよく反映するので，尿検査は健康診断などで広く行われている．

21 ▶ A）心臓の左心室から出た血液であるから，<u>酸素</u>が最も多く含まれている．

B）肝臓は余分なアミノ酸を分解して尿素にする働きがあるが，イは肝臓から出た場所であるので，尿素が多く含まれる．一方，尿素は腎臓で濾過され尿として排泄されるが，血管エは，腎臓から出た場所（尿素が濾過された後の血液が流れている場所）であるので，尿素は少ない．よって，血管イを流れる血液のほうに尿素が<u>多く</u>含まれる．

C）食事をすると，消化管（小腸）で炭水化物はブドウ糖に，蛋白質はアミノ酸にそれぞれ分解され，それにつながる門脈血（血管ウ）として肝臓に入ってくる．よって，ブドウ糖やアミノ酸は，血液ア～エのうちで血液ウに最も多く含まれている．

よって，A，B，C のいずれにも該当するのは，(5) である．

22 ▶ (1) 血管アは，肺動脈であり静脈血が流れる．なお，血管イは大動脈であり，動脈血が流れる．

(2) 酸素が最も多く流れるのは，肺から酸素を吸い込んだ直後の血管イである．

(3) 血管ウは人体の各組織から不要の二酸化炭素を多く取り込んでいる．一方，血管イは肺から酸素を吸い込んだ直後であるので酸素が豊富である．

(4)（誤り）血管エは肝臓から出た場所であるので尿素が多く含まれる（肝臓は余分のアミノ酸を分解して尿素にする働きがあるので）．一方，尿素は腎臓で濾過され尿として排泄されるが，血管カは，腎臓から出た場所（尿素が濾過された後の血液が流れている場所）であるので，尿素は少ない．よって，<u>血管エを流れる血液のほうに尿素が多く含まれる</u>．

(5) 血管ア～カを流れる血液のうち，食後，ブドウ糖が最も多く含まれる血液は，血管オを流れる血液である．食事をすると，消化管（小腸）で炭水化物はブドウ糖に分解され，それにつながる門脈血（血管オ）として肝臓に入ってくる．よって，ブドウ糖は，血管オに最も多く含まれている．

第6章 神経系

6.1 神経系

　神経系は，身体の各器官での情報を中枢に伝達し，これをもとに命令を出し，各器官の働きをコントロールする役割をしている．

(1) 神経系の分類

　神経系は，大きく中枢神経系と末梢神経系に分けられる．中枢神経系は，脳と脊髄からなる．末梢神経系は中枢神経から出て体のすみずみにまで分布しており，体性神経と自律神経からなる．さらに体性神経には知覚神経（感覚神経ともいう）と運動神経があり，自律神経には交感神経と副交感神経がある．

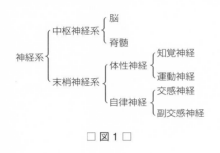

□ 図1 □

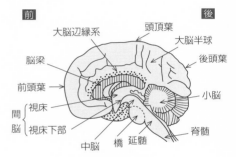

□ 図2　脳の正中断面図[*17] □

(2) 中枢神経系

　中枢神経は，脳と脊髄からなる．

　① 脳

●脳は，図2のように大脳，脳幹，小脳からなる．間脳，中脳，橋（きょう），延髄を合わせて脳幹という．また，間脳は視床と視床下部からなる．

●脳は，非常に軟らかいため，頭蓋骨などで守られている．

　② 大脳

　大脳の表面は，多数のしわを有した大脳皮質という組織に覆われており，大脳皮質は前頭葉，頭頂葉，後頭葉に分かれている．

　大脳皮質は，神経細胞の細胞体が集合した灰白質で，運動，感覚（知覚，聴覚，視覚，味覚），言語などの作用を支配する中枢がある．そして，これらの中枢は，

どの中枢が大脳のどこの位置（前頭葉, 後頭葉など）にあるかが決まっている. なお, 言語中枢はさらに次の3つに分けられる.

a. 運動性言語中枢

言語運動に必要な筋に命令を出す中枢神経であり, この中枢に障害を受けた人は, 声は出せても, まとまった言葉として話せなくなる（発語が困難になる）.

b. 聴覚性言語中枢

言語理解の中枢神経であり, この中枢神経に障害を受けると, 相手の言葉を音として聴くことはできても, その意味を理解することができなくなる.

c. 視覚性言語中枢

文字理解の中枢神経であり, この中枢神経に障害を受けると, 文字が見えても意味が理解できなくなる.

③ 小脳

●運動及び平衡機能を調節する中枢がある.

わかるわかる! 命令を出す中枢機能は大脳

▶脳の中には, 大脳, 小脳, 中脳等いろいろあるが, 命令を出す中枢機能は, 大脳である.

●したがって, 小脳を侵されると運動失調を起こし, 歩行困難になったり, 平衡バランスが悪くなったりする.

④ 脊髄

脊髄は, 背骨（脊柱）の中を走っており, 骨によって保護されている. なお, 脊髄と脳は独立したものではなく, お互い連結されている.

わかるわかる! 背骨（脊柱）と脊髄

▶背骨の芯は, 縦方向に空洞になっており, その中に脊髄が通っている. 大事な中枢神経を構成する脳が頭蓋骨で守られているように, 脊髄は丈夫な背骨（脊柱）で守られている.

(3) 末梢神経系

末梢神経は, 体性神経と自律神経からなる.

① 体性神経……外部からの刺激を受けて, 運動を起こす神経である.

a. 体性神経をハードウェア（構成）の面からとらえると, 脳神経と脊髄神経がある.

●脳神経とは, 脳から出る末梢神経であって, 左右12対ある（合計24本）.

嗅神経，視神経，動眼神経，顔面神経などがある.

● 脊髄神経とは，脊髄から出る末梢神経であって，左右 31 対ある（合計 62 本）.
頸神経，胸神経等がある．そして，これらの神経は，それぞれ筋肉や内臓に
つながっている.

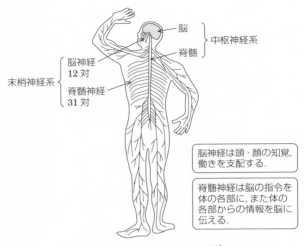

□ 図 3　中枢神経と末梢神経[*18] □

b.　一方，ソフトウェア（働き）の面からとらえると，感覚器からの情報を
中枢神経に伝達する知覚神経（感覚神経ともいう）と，中枢神経からの命
令を運動器官に伝達する運動神経がある.

　　例えば，手を機械にはさんだ場合，人体中の情報の流れは，図 4 に示
すように各々異なった経路を流れる.

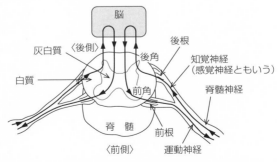

□ 図 4　知覚神経→脊髄→脳→脊髄→運動神経という情報の流れ[*19] □

●感覚器（痛い！と感じた）から知覚神経（感覚神経ともいう）を走ってきた情報は，後根を通じて脊髄の後角に入り，さらに脳へ伝達される．

●「早く手を抜け！」という脳からの運動命令は，脊髄の前角に行き（運動神経がある）前根を通じて手の筋肉へ送り出され，手を抜く動作をするようになる．

わかるわかる！　情報のルートは一方通行

▶図4でわかるように，知覚神経を流れる情報は脊髄の後側（後根→脊髄の後角）から入り，運動神経を流れる情報は脊髄の前側（脊髄の前角→前根）から送り出される．このように，各々の神経における情報が流れるルートは，一方通行で決まっている．

② 自律神経

●自律神経は，内臓（心臓，胃，肝臓など），血管，腺（ホルモンを分泌する）などの不随意筋に分布して，生命維持に必要ないろいろな作用を無意識的・反射的に調節するものである．

●自律神経は呼吸，循環などに関与し，体性神経は運動と感覚に関与する．

●自律神経の中枢は，脳幹及び延髄にあり，交感神経と副交感神経がある．

交感神経は脊髄から出て心臓，胃，肝臓，腸などの内臓につながっていて，内臓を動かす働きをしている．なお，この交感神経は，脊髄から出ているが，脊髄神経や脳神経とは別個に独立したものである．

副交感神経は，脳幹（中脳や延髄）から出て同一の内臓，血管，腺とつながっており，交感神経とまったく反対の働きをして，バランスをとっている．

●交感神経系と副交感神経系は，各種臓器において双方の神経線維が分布し，相反する作用を有している．

●交感神経と副交感神経の働きぶりを例示すると，表1のようになる．

なお，一般に昼間は交感神経が働き，夜間には副交感神経が働く（昼間は活発に動き，夜間は静かに休養するときであるので）．

□ 表1 □

対　象	交感神経	副交感神経
心拍数	増やす	減らす
血　圧	上げる	下げる
胃や腸の分泌,運動	休める	活発にする

→ 心臓の働きを促進するのは交感神経で，抑制するのが副交感神経である（191ページ）．

235

▶体性神経は痛い・熱いなどを感じる知覚神経（感覚神経ともいう）と，手や足を動かす運動神経があり，これらは脳から指令が出され，自分の意志でコントロールができる神経である．ところが，自律神経は内臓や血管などを支配し，脳から無意識に指令が出され，自分の意志でコントロールができない神経である．これは交感神経と副交感神経の2つの神経で構成されているが，まったく反対の働きをすることにより，体のバランス（内臓や血圧などの生命活動の維持や調節）をとっている．

▶昼間は活発な行動ができるよう，無意識のうちに交感神経が優位に働き，心臓の働きが増し（血液をより多く全身に送るため）心拍数が増加．また，血管を収縮させるため血圧も上昇する．

▶夜間の睡眠中は，無意識のうちに副交感神経が優位に働き，心拍数が減少．胃や腸の消化液の分泌が増加，蠕動運動が促進され，胃での消化，小腸での吸収が活発になる．

(4) 灰白質と白質

① 図4（234ページ）に見られるように，脊髄の神経細胞には，中心部の灰白質と外側の白質とがある．神経細胞が多数集合した部分は灰色に見えるので灰白質といわれ，神経線維の多い部分は，白く見えるので白質といわれる．

② 一方，大脳にも同様に灰白質と白質があり，大脳皮質が灰白質で，内側の髄質が白質である．

▶器官が覆われるような形状をしているとき，外側で覆うほうを皮質，内側で覆われるほうを髄質という．

(5) 神経の疲労

神経は，筋肉に比べると疲労しにくいが，酸素の供給が乏しいと速やかに疲労する．

(6) ニューロン

神経系を構成する基本的な単位である神経細胞は，通常，1個の細胞体，1本の軸索，複数の樹状突起から成り，ニューロン（図5）ともいわれる．ニューロンは，脳の中に数百億個もあるといわれており，このニューロンどうしが情報を

伝達するしくみになっている.

　ニューロン（神経細胞）の軸索が髄鞘という鞘で覆われているものを有髄神経線維といい，髄鞘で覆われていない無髄神経線維に比べ，神経伝導速度が速い．なお，軸索とその鞘を含めて神経線維という．

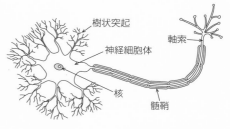

□ 図5　ニューロン（神経細胞）[20] □

　また，神経細胞の細胞体が集合している部分を，中枢神経系では神経核といい，末梢神経系では神経節という.

過去出題問題

1（　）神経系は，中枢神経系と末梢神経系に大別され，中枢神経系は脳と脊髄からなる.

2（　）中枢神経は，脳と脊髄で構成され，末梢神経は，体性神経と自律神経からなる.

3（　）体性神経は，運動と感覚に関与し，自律神経は，呼吸，循環などに関与する.

4（　）脳は，大脳，脳幹，小脳からなる.

5（　）大脳皮質は，神経細胞の細胞体が集合した灰白質で，感覚，運動，思考などの作用を支配する中枢である.

6（　）大脳皮質の運動性言語中枢に障害を受けると，声は出せても，まとまった言葉として話せなくなる（発語が困難になる）.

7（　）大脳皮質の聴覚性言語中枢に障害を受けると，相手の言葉を音として聴くことはできても，その意味を理解することができなくなる.

8（　）自律神経の中枢は，脳幹及び脊髄にある.

9（　）小脳には，心臓中枢及び体温調節中枢がある.

10（　）小脳を侵されると，運動失調を起こす.

11（　）体性神経には，感覚器官からの刺激を中枢に伝える感覚神経と，中枢からの命令を運動器官に伝える運動神経がある.

12（　）体性神経は，感覚器官からの情報を脊髄などの中枢に伝え，自律神経は中枢からの命令を運動器官に伝える.

13（　）脊髄では，運動神経が後角から後根を通じて送り出され，知覚神経は前根を通じて前角に入る.

14（　）脊髄から前根を通って出る神経が運動神経である.

15（　）神経系に関する次の文及び図中の　　　　内に入れるAからCの語句の組合せとして, 正しいものは（1）～（5）のうちどれか. なお, 図は, ヒトの体が刺激を受けて反応するときの, 信号が伝わる経路を模式的に表したものである.

神経系は中枢神経系と末梢（まっしょう）神経系に大別されるが, 末梢神経系のうち　A　神経系は　B　神経と　C　神経から成り, 図のような経路で刺激が伝えられ反応が引き起こされる.

	A	B	C
（1）	自律	副交感	交感
（2）	体性	運動	感覚
（3）	自律	交感	副交感
（4）	自律	感覚	運動
（5）	体性	感覚	運動

16（　）自律神経系は, 内臓, 血管, 腺などの不随意筋に分布している.

17（　）自律神経は, 随意筋に分布して, 生命維持に必要ないろいろな作用を無意識的・反射的に調節する.

18（　）自律神経は, 運動と感覚に関与し, 体性神経は, 呼吸, 循環などに関与する.

19（　）一般に昼間は交感神経が緊張し, 夜間には副交感神経が緊張する.

20（　）自律神経系である交感神経と副交感神経は, 同一器官に分布していても, その作用は正反対である.

21（　）交感神経系と副交感神経系は, 各種臓器において双方の神経線維が分布し, 相反する作用を有している.

22（　）心臓に対しては, 交感神経の亢進は心拍数を増加させ, 副交感神経の亢進は心拍数を減少させる.

23（　）消化管に対しては, 交感神経の亢進は運動を促進させ, 副交感神経の亢進は運動を抑制させる.

24（　）神経細胞が多数集合した部分は, 肉眼的に灰色に見えるので灰白質といわれ, 神経線維が多い部分は, 白色に見えるので白質といわれる.

25（　）大脳の内側の髄質は灰白質であり, 中枢としての働きを行う部分で, 感覚, 運動, 思考等の作用を支配する.

26（　）大脳は, 白質である外側の皮質と灰白質である内側の髄質からなる.

27（　）神経は, 筋肉に比べて疲労しにくいが, 酸素の供給が乏しいと速やかに疲労する.

28 （ ） 神経細胞とその突起を合わせたものは，神経系を構成する基本的な単位
であリニューロンといわれる．

29 （ ） 神経系を構成する基本的な単位である神経細胞は，通常，1 個の細胞体，
1 本の軸索，複数の樹状突起から成り，ニューロンともいわれる．

30 （ ） 有髄神経線維は，無髄神経線維より神経伝導速度が速い．

31 （ ） 末梢神経系において神経細胞の細胞体が集合している部分を神経節とい
う．

解　答													
1	○	2	○	3	○	4	○	5	○	6	○	7	○
8	○	9	×	10	○	11	○	12	×	13	×	14	○	15	(5)
16	○	17	×	18	×	19	○	20	○	21	○	22	○	23	×
24	○	25	×	26	×	27	○	28	○	29	○	30	○	31	○

解　説

9 ▶ 小脳には，運動及び平衡機能を調節する中枢がある．

12 ▶ 知覚神経は，感覚器官からの情報を脊髄などの中枢に伝え，運動神経は，
中枢からの命令を運動器官に伝える．

13 ▶ 脊髄では，運動神経は前角から前根を通じて送り出され，知覚神経は後根
を通じて後角に入る．

17 ▶ 自律神経は，不随意筋に分布して，生命維持に必要ないろいろな作用を無
意識的・反射的に調節する．

18 ▶ 体性神経は，運動と感覚に関与し，自律神経は，呼吸，循環などに関与する．

23 ▶ 消化管に対しては，交感神経の亢進は運動を抑制させ，副交感神経の亢進
は運動を促進させる．

25 ▶ 大脳の外側の皮質は灰白質であり，中枢としての働きを行う部分で，感覚，
運動，思考等の作用を支配する．

26 ▶ 大脳は，灰白質である外側の皮質と白質である内側の髄質からなる．

第7章 内分泌系

7.1 内分泌系

(1) 人体をうまく働くように調節しているものは2つあって，1つは神経系で，もう1つが内分泌系である．内分泌腺から分泌される化学物質をホルモンという．

(2) ホルモンを分泌する器官は，視床下部，下垂体，副腎，甲状腺，膵臓，胃，性腺などであり，それぞれ特有のホルモンを分泌している．

(3) 各器官から分泌されるホルモンは，特定の器官に対してのみ有効に働く．この対象となる特定器官を標的器官という．例えば，アドレナリンというホルモンの標的器官は，心臓，血管，呼吸に関する筋肉，肝臓，消化器官などである．

(4) アドレナリンは，副腎髄質から分泌されるホルモンであり，次の働きをする．

① アドレナリンは，心臓の自動中枢に作用して，心拍出量を増加させる．

② アドレナリンは，肝臓のグリコーゲン分解作用を促進し，血液中の糖の濃度を上昇させる．

③ アドレナリンは，筋活動が円滑に遂行されるように身体の態勢を整える．

わかるわかる！ アドレナリンも人体の調節作用をしている

▶ 交感神経と同じような働きを，アドレナリンというホルモンでも行っている．人体のバランスをうまくとっていくために，この2つで2重のバックアップ体制をとっていることになる．

(5) 筋労作時には，副腎髄質からのアドレナリンの分泌が増加する．

(6) 膵臓から分泌されるホルモンは，インスリンやグルカゴンがある．この働きについては，本編4.2節②（220ページ）を参照されたい．

(7) 血糖値を下げるホルモンは，インスリンのみであるが，血糖値を上げるホルモンは，コルチゾール（266ページ），アドレナリン，グルカゴンなど複数ある．

(8) 体内に摂取された塩分（NaCl）は，腎臓の機能によって塩分濃度が一定に保たれているが，そのとき尿細管で再吸収（226ページ）される際に分泌されるのがアルドステロンである．

(9) パラソルモンは，血液中のカルシウム濃度を一定に保つために，骨の構成成分であるリン酸とカルシウムを，骨から溶出させるホルモンである．

(10) セクレチンは，酸性の胃内容物が十二指腸に入ることによって十二指腸の pH が低下する（酸性に傾く）と分泌されるホルモンである．このセクレチンは，中和するために重炭酸塩に富む膵液（消化液）の分泌を促進する．

(11) ガストリンは，食事などの刺激により，胃酸分泌を増加させるホルモンである．

(12) メラトニンは，体内時計の調節に関係し，睡眠と覚醒のリズムを調節するホルモンである．すなわち，明るい光により分泌が抑制され，暗くなると分泌が増加するという日内変動を示し，睡眠覚醒サイクルなどのサーカディアンリズム（267 ページ）調節に重要な役割を果たしている．

(13) ホルモン，その内分泌器官及びその働きを，表1でまとめる．

□ 表1 □

ホルモン	内分泌器官	働き
アドレナリン	副腎髄質	心拍出量増加，血糖上昇
インスリン	膵臓	血糖量の減少
グルカゴン	膵臓	血糖量の増加
コルチゾール	副腎皮質	血糖量の増加
アルドステロン	副腎皮質	体液中の塩分バランスの調節
パラソルモン	副甲状腺	体液中のカルシウムバランスの調節
セクレチン	十二指腸	消化液（膵液）分泌促進
ガストリン	胃粘膜	胃酸分泌刺激
メラトニン	脳の松果体	睡眠と覚醒のリズムの調節

過去出題問題

1 （ ）アドレナリンは，副腎髄質から分泌されるホルモンである．

2 （ ）アドレナリンは，心臓の自動中枢に作用して，心拍出量を増加させる．

3 （ ）アドレナリンは，肝臓のグリコーゲン分解を抑制する．

4 （ ）アドレナリンは，筋活動が円滑に遂行されるように身体の態勢を整える．

5 （ ）アドレナリンは，血液中の糖の濃度を上昇させる．

6 （ ）筋労作時には，副腎髄質からのアドレナリンの分泌が増加する．

7 （ ）アドレナリンは，蛋白質を消化する．

8 （ ）アドレナリンは，成長を促進する．

9 （ ）ヒトのホルモン，その内分泌器官及びその働きの組合せとして，誤っているものは次のうちどれか．

	ホルモン	働き	内分泌器官
(1)	コルチゾール	血糖量の増加	副腎皮質
(2)	アルドステロン	体液中の塩類バランスの調節	副腎皮質
(3)	アドレナリン	体液中のカルシウムバランスの調節	副甲状腺
(4)	インスリン	血糖量の減少	膵臓
(5)	グルカゴン	血糖量の増加	膵臓

10 （　） 松果体から分泌されるメラトニンは，睡眠を促進する.

11 （　） 胃粘膜から分泌されるガストリンは，胃酸の分泌を刺激する.

12 （　） パラソルモンは，副甲状腺から分泌され，体液中のカルシウムバランスの調節を行う.

13 （　） セクレチンは，十二指腸で分泌され，消化液分泌を促進する.

解 答	1	○	2	○	3	×	4	○	5	○	6	○	7	×
8	×	9	(3)	10	○	11	○	12	○	13	○			

解 説

3 ▶ アドレナリンは，肝臓のグリコーゲン分解を促進する.

7 ▶ 蛋白質を消化するのはトリプシンである（217 ページ）.

8 ▶ アドレナリンは成長ホルモンではない.

9 ▶ アドレナリンは，内分泌器官は副腎髄質で，働きは心拍出量増加，血糖上昇などである．設問(3) のホルモンはパラソルモンである.

第 **8** 章　代　謝　系

8.1　代　謝

(1) 代謝, 同化, 異化

① 　栄養素は体内に吸収され, さまざまな過程を経て排泄されるが, この過程を代謝という. また, 次の同化と異化を合わせて代謝という.

② 　体内に摂取された栄養素が, 種々の化学反応によって, 生体に必要な物質に合成されることを同化という. なお, 同化の化学反応を起こすためにはエネルギーが必要であるが, ATP (211 ページ) に蓄えられたエネルギーが用いられる.

③ 　一方, 同化によって得られた物質を分解することにより, 生体に必要なエネルギーが発生し, ATP が合成されることを異化という.

④ 　代謝は血液循環によって行われている. 新鮮な栄養素や酸素は身体のすみずみまで血液によって運ばれ, 古い不要なものはこれまた血液によって排泄されていく.

⑤ 　体内には細胞が 60 兆個もあるが, この代謝作用により常に生まれ変わるため, 我々は新鮮な身体を維持することができる.

(2) 呼吸商

① 　呼吸商は次の式で表される.

呼吸商 = (一定時間中に排出された二酸化炭素量) / (一定時間中に消費される酸素量)

なお, この場合の呼吸とは, 本編 2.1 節 (3) 項 ① (204 ページ) で述べた「内呼吸」のことである.

② 　例えば, 脂肪 (パルミチン酸) が分解 (代謝) する場合, 次の化学反応式で表される.

$$C_{16}H_{32}O_2 + 23O_2 \rightarrow 16CO_2 + 16H_2O$$

この場合の呼吸商は, 反応にあずかった CO_2 と O_2 との容積比であるので, $16/23 = 0.7$ となる.

8.2 基礎代謝量等

(1) 人間が生きていくために必要なエネルギーは，栄養素の酸化によって作られるが，そのエネルギーは寝ているときでもじっと安静にしているときでも消費されている．

　　基礎代謝量とは，生命を保持（心臓の拍動，呼吸運動，消化器官の活動，体温の維持など）するために，最低限必要なエネルギー消費量のことである．これは覚醒（目を覚ましているとき），横臥，安静時の測定値で示されることになっている．

(2) 基礎代謝量でエネルギー消費が最も多いのは，筋肉である．筋肉が収縮するときにエネルギーを消費することは，本編3.1節（7）項（211ページ）で述べた．そのため筋肉質の人は，エネルギー消費量が多い．つまり，基礎代謝量が多いといえる．

　　それゆえ，一般に男性は女性よりも筋肉質（女性は皮下脂肪が多い）のため，基礎代謝量が多い．

　　1日当たりの基礎代謝量は，成人男性で約1 500 kcal，女性で約1 250 kcalである．

　　又，年齢的に見ると，16 ～ 18歳の人が基礎代謝量が最も多い．これもこの年齢層の人の筋肉が最も活発であるためである．

　　人種の面から見ても，筋肉質の人種は，基礎代謝量が多い．

(3) 基礎代謝量は，同性，同年齢であれば，体表面積にほぼ正比例する．

　　基礎代謝のほとんどが，体表面から放散される体熱の補充にあてられるため，体表面積が大きい人ほど基礎代謝量は多くなる．

(4) 睡眠時の代謝量は，覚醒時の代謝量（基礎代謝のこと）より，約5 ～ 10%少ない．

(5) 特別に作業しなくても，ただじっと座っているだけで代謝量は基礎代謝量の1.2倍になる．

　　これは，座る姿勢を保つために筋肉が少し使われ，消費エネルギーが増えるからである．

(6) 労働時の代謝量は，作業強度が強ければ強いほど多くなり，重労働では基礎代謝量の10倍以上になることがある．

▶基礎代謝量が多い人は，動かないときでもエネルギー消費量が多いということであり，"太りにくい身体" といえる．すなわち，ダイエットの面からいえば，「基礎代謝量の多い身体づくり」が大切である．このためには，筋肉をつけるとよい（ほかにもいろいろな方法があるだろうが）．

8.3 エネルギー代謝率（RMR）

(1) 作業の強度を表す指標として，エネルギー代謝率（RMR：Relative Metabolic Rate）があり，次の式で表される．

> RMR＝仕事に要したエネルギー量 / 基礎代謝量
> 　　　＝（仕事中の総消費エネルギー量－安静時の代謝量）/ 基礎代謝量
> 　　　＝（仕事中の総消費エネルギー量－基礎代謝量 × 1.2）/ 基礎代謝量

分子は，仕事をしたために，安静時に比べて増加した消費エネルギー量である．すなわち，エネルギー代謝率とは，仕事に要したエネルギー量が，その人の基礎代謝量の何倍に当たるかを示す数値である．

(2) エネルギー代謝率は，動的筋作業の強度をよく表す指標である．

なお，静的作業ではこのエネルギー代謝率という指標は適さない．総消費エネルギー量が少ないため，分子がマイナス値になることがあるためである．

(3) エネルギー代謝率で表した作業強度は，性・年齢・体格によって大きな開きがなく，同じ作業ならばほぼ同じ値となる．その理由は，上式の分子の「仕事に要したエネルギー量」だけでは，性・年齢・体格によって差が生ずるので，分母の基礎代謝量で除することによって，個人差をかなり除けるようになったためである．

▶体重の重い人は，自分の体を動かすためにエネルギーを多く必要とするので，ただ，エネルギー量の大小のみによって作業強度を表すわけにはいかない．そこで，その人の基礎代謝量で割った値にすると（すなわち，エネルギー代謝率），個人差がかなり除かれ，性・年齢・体格によって大きな開きがなく，同じ作業ならばほぼ同じ値となる．

過去出題問題

1 （　）栄養素は体内に吸収され，さまざまな過程を経て排泄されるが，この過程を代謝という．

2 （　）代謝において，体内に摂取された栄養素が，種々の化学反応によって，ATP に蓄えられたエネルギーを用いて，細胞を構成する蛋白質などの生体に必要な物質に合成されることを異化という．

3 （　）代謝において，細胞に取り入れられた体脂肪やグリコーゲンなどが分解されてエネルギーを発生し，ATP が合成されることを同化という．

4 （　）エネルギー代謝率は，体内で一定時間中に消費される酸素と排出される二酸化炭素（炭酸ガス）との容積比を表している．

5 （　）基礎代謝とは，心拍，呼吸，体温保持など，生命維持に不可欠な最小限の活動に必要な代謝をいう．

6 （　）基礎代謝量は，睡眠中の測定値で示される．

7 （　）成人男性の基礎代謝量は，一般に女性より大きい．

8 （　）基礎代謝量は，人種，体格，年齢，性等で異なる．

9 （　）基礎代謝量は，同性，同年齢であれば，体表面積にほぼ正比例する．

10 （　）特別に作業しなくても，ただじっと座っているだけで代謝量は基礎代謝量の 1.2 倍になる．

11 （　）エネルギー代謝率は，作業に要したエネルギー量が基礎代謝量の何倍に当たるかを示す数値である．

12 （　）エネルギー代謝率は，動的筋作業の強度をよく表す指標として役立つ．

13 （　）エネルギー代謝率で表した作業強度は，性・年齢・体格によって大きな開きがある．

14 （　）精神的作業のエネルギー代謝率は，作業内容によってかなり異なる．

15 （　）作業を行わず，ただじっと座っているだけの場合のエネルギー代謝率は 1.2 である．

16 （　）作業時間中の総消費エネルギーを基礎代謝量で割った値が，エネルギー代謝率である．

17 （　）エネルギー代謝率は，生理的負担だけでなく，精神的及び感覚的な側面をも考慮した作業強度を表す指標としても用いられる．

解 答	1	○	2	×	3	×	4	×	5	○	6	×	7	○
8	○	9	○	10	○	11	○	12	○	13	×	14	×	15	×
16	×	17	×												

解 説

2▶設問は，同化についての説明文である

3▶設問は，異化についての説明文である．

4▶この設問は，エネルギー代謝率ではなく，呼吸商の説明である．

6▶基礎代謝量は，覚醒，横臥，安静時の測定値で示される．

13▶エネルギー代謝率で表した作業強度は，性・年齢・体格によって大きな開きがない．

14▶精神的作業では，エネルギー代謝率という指標そのものが適さない．

15▶作業を行わず，ただじっと座っているだけの場合の代謝量は，基礎代謝量の 1.2 倍である．

16▶作業時間中の仕事に要したエネルギー（総消費エネルギーから安静にしていた場合の消費エネルギーを差し引いたもの）を基礎代謝量で割った値が，エネルギー代謝率である．

17▶エネルギー代謝率は，動的作業の強度をよく表す指標であり，静的作業（精神的及び感覚的な側面をも考慮した作業）には適さない．

9.1 体温

(1) 人間が栄養分を消化・吸収するときは，酸化燃焼又は分解などの化学反応が行われている．この化学反応の大部分は発熱反応であるため，体内で熱の発生をする．

(2) 体内で発生した熱は，発汗やふく射（放射），伝導，蒸発などの物理的な過程で放熱される．

(3) 体温の調節中枢は，間脳の視床下部（232 ページ図 2）にあり，産熱と放熱とのバランスを維持し，体温を一定に保つよう機能している．例えば外気の温度が低くなると，皮膚（センサーの役目）が，その温度変化を視床下部に伝え，これに基づき視床下部から，皮膚の血管を収縮するよう命令を出す．

　　血管が収縮すると血流量が減少するため，体外への熱の放散が減って体温の低下を防ぐことができるようになる．

(4) 逆に，外気の温度が高くなると，皮膚の血管を拡張させて血流量を増加させることにより体外への放散熱を増やすとともに，汗腺の活動を活発にして発汗量を増やすことにより，熱の放散を増やしたりしている．

(5) 発汗には，体熱を放散する役割を果たす温熱性発汗と，精神的緊張や感動による精神的発汗とがあり，労働時には一般にこの両方が現れる．温熱性発汗は，手のひらと足の裏を除く全身でみられる．

> **わかるわかる！　精神的発汗**
> ▶極度に緊張したときなどに顔，手のひら，わきの下など限られたところから出る汗で，あぶら汗ともいわれている．

(6) 放熱は，放射（ふく射），伝導，蒸発などの物理的な過程で行われ，蒸発には，発汗と不感蒸泄によるものがある．

(7) 発汗していない状態でも皮膚及び呼吸器から 1 日約 850 g の水が蒸発しており，これを不感蒸泄という．水分の蒸発に伴う放熱は，全放熱量の約 25 % を占める．

> **わかるわかる！　不感蒸泄**
> ▶何もしないでじっとしていても，知らないうちに（不感），皮膚の表面から出

ている水分と，吐いている息の中に含まれる蒸気とを合わせて，1日当たり約850gの水分が身体から排出されている.

(8) 生体恒常性（ホメオスタシス）とは，体温調節に見られるように，外部環境などが変化しても身体内部の状態を一定に保つしくみをいう.

① 外気温が低下したら血管を収縮させ，体温を一定にさせる，というように，人間の身体には，「身体を常に一定の状態に保とうとする力」が備わっている.これをホメオスタシスという.

② ホメオスタシスは，神経系，内分泌（ホルモン）などの相互作用によって維持されている.

過去出題問題

1（　）体内での産熱は，主に栄養素の酸化燃焼又は分解等の化学的反応によって行われ，放熱は，ふく射（放射），伝導，蒸発などの物理的な過程で行われる.

2（　）体温調節中枢は小脳にある.

3（　）体温調節中枢は，間脳の視床下部にあり，産熱と放熱とのバランスを維持し，体温を一定に保つよう機能している.

4（　）寒冷にさらされた体温が正常以下になると，皮膚の血管が拡張して血流量が増し，皮膚温を上昇させる.

5（　）高温にさらされ，体温が正常以上に上昇すると，内臓の血流量が増加し体内の代謝活動が亢進することにより，人体からの放熱が促進される.

6（　）発汗には，体熱を放散する役割を果たす温熱性発汗と，精神的緊張や感動による精神的発汗とがあり，労働時には一般にこの両方が現れる.

7（　）放熱は，放射（ふく射），伝導，蒸発などの物理的な過程で行われ，蒸発には，発汗と不感蒸泄によるものがある.

8（　）発汗していない状態でも皮膚及び呼吸器から1日約850gの水が蒸発しており，これを不感蒸泄という.

9（　）発汗していない状態でも皮膚及び呼吸器から若干の水分の蒸発がみられるが，これに伴う放熱は全放熱量の10%以下である.

10（　）生体恒常性（ホメオスタシス）とは，体温調節に見られるように，外部環境等が変化しても身体内部の状態を一定に保つしくみをいう.

11（　）体温調節のように，外部環境が変化しても身体内部の状態を一定に保つ

生体のしくみを同調性といい，筋肉と神経系により調整されている.

12（ ）発汗量が著しく多いときは，体内の水分が減少し血液中の塩分濃度が増加するため，痙攣を起こすことがあるので，十分な水分補給が必要である.

13（ ）計算上，100 g の汗が体重 70 kg の人の体表面から蒸発すると，気化熱が奪われ，体温を約 1℃下げることができる.

14（ ）温熱性発汗は，手のひらと足の裏を除く全身でみられる.

解 説

2 ▶ 体温調節中枢は視床下部にある.

4 ▶ 寒冷にさらされた体温が正常以下になると，皮膚の血管が収縮して血流量が減少するため，体外への熱の放散が減って体温の低下を防ぐ.

5 ▶ 高温にさらされ，体温が正常以上に上昇すると，皮膚の血管が拡張して血流量が増加し人体からの放熱が促進され，また体内の代謝活動を抑制することにより産熱量が減少する.

9 ▶ 発汗していない状態でも皮膚及び呼吸器から若干の蒸発がみられるが，これに伴う放熱は全放熱量の約 25 %である.

11 ▶ 体温調節のように，外部環境が変化しても身体内部の状態を一定に保つ生体の仕組みを生体恒常性（ホメオスタシス）といい，内分泌系と神経系により調節されている.

12 ▶ 発汗量が著しく多いときは，体内の水分と塩分が減少するので，水分のみを補給すると血液中の塩分濃度が減少するため，痙攣を起こすことがあるので，十分な水分と塩分の補給が必要である.

13 ▶ （注：皮膚表面から水 1 g が蒸発すると，0.58 kcal の気化熱が奪われる.それゆえ，100 g の汗（水）が蒸発すると 58 kcal の気化熱が奪われることになる.そこで，気化熱が奪われた分が体温低下になると考える.一方，人体の比熱は約 0.83 であることから，体重 70 kg の人の熱容量は 0.83 × 70 = 58.1 kcal である.それゆえ，体温の低下温度を α℃とすると，58.1 × α = 58 により，$\alpha \fallingdotseq$ 1℃となる.よって，計算上，体温低下は約 1℃となる.）

第10章 感覚器系

眼（視覚器），耳（聴覚器），鼻（嗅覚器），舌（味覚器），皮膚という器官を通して情報を脳と神経系に伝え，これにより，我々は五感を得ることができる。

10.1 視覚

(1) 眼の機能

眼球の断面図を図1に示す。

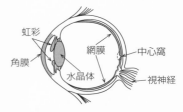

□ 図1 眼球の構造 □

① 角膜は厚さが約0.5 mmの透明な膜で，円形で皿状をしている。眼の表面にあるため傷つきやすい。

② 瞳孔は，虹彩によって周囲を囲まれた孔をいい，水晶体の前方に位置する。瞳孔が大きいと大きな黒目に見える。

③ 明るい所では眼に入る光の量を減らすため虹彩という筋肉が縮むことにより瞳孔を小さくする。逆に暗い所では虹彩が伸びて瞳孔を大きくする。

④ 眼に入ってきた光は，水晶体（レンズ）を通り，網膜に物体の像を結ぶことになるが，このとき毛様体という筋肉の収縮度合いによって水晶体の厚さを変えることにより，ピントが合わされる。遠くを見る場合には水晶体は薄くなる，これが，眼の遠近調節作用である。

⑤ 網膜の中心窩は，網膜がくぼんでいる部位で，錐状体細胞（252ページ）が最も多く分布しているため視力の鋭敏な部位（網膜の中で最もよく見える部位）である。

⑥ 眼は，よくカメラにたとえられる。角膜はフィルター，虹彩は絞り，水晶体はレンズ，網膜はフィルムに相当する。

(2) 近視眼，遠視眼及び乱視

① 眼に入ってきた平行光線が，水晶体で屈折し，網膜上に正しく像を結ぶ場合を正視眼という（図2）が，近視眼や遠視眼の場合は，網膜上に正しく像を結ぶことができない（図3及び図4）。

② 眼球の長軸が長すぎるために，平行光線が網膜の前方で像を結ぶものを近

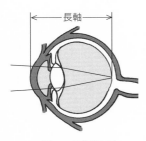
□ 図2　正視眼 □

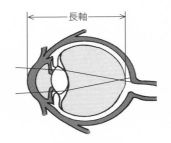
□ 図3　近視眼 □

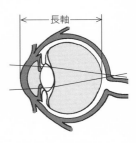
□ 図4　遠視眼 □

視眼という（図3）．このため，ぼやけた状態で網膜に映ることになる．近視眼の矯正には凹レンズを使用する．

③　眼球の長軸が短すぎるために，平行光線が網膜の後方で像を結ぶものを遠視眼という（図4）．このため，ぼやけた状態で網膜に映ることになる．遠視眼の矯正には凸レンズを使用する．

④　角膜が歪んでいたり，表面に凹凸があるために，眼軸などに異常がなくても，物体の像が網膜上に正しく結ばないものを乱視という．

(3) 視覚のしくみと網膜

①　我々がものを見ることができるのは，眼に入った光を網膜にある視細胞が受け取り，視神経を経由して大脳に情報が送られる．大脳は脳内で処理して画像イメージとして認識するからである．

②　網膜には光を受容する2つの細胞がある．

1つは杆状体細胞（「杆」とは太い棒という意味であり，文字どおり棒状の細胞）という明暗を感じる細胞である．もう1つは，錐状体細胞（円錐状をなしている）という色を感じる細胞である．

③　網膜の明順応のほうが暗順応よりも順応が速い．

明るい作業場に入ると短時間（40秒から1分）で順応（明順応という）するが，暗い作業場に入ると順応（暗順応という）が遅くて見えるまでに30分から1時間を要する．明順応は錐状体細胞が，暗順応は杆状体細胞がつかさどっている．

わかるわかる！ 杆状体細胞と錐状体細胞

▶杆状体細胞は，色の区別はできないが，弱い光でも受け入れて情報として送り出すことができる．そのため，暗いところで形を見るのに役立つ細胞である．

▶錐状体細胞は，色を区別できる細胞であり，光の3原色である赤，緑，青を識別する3種類の細胞がある．

(4) 眼精疲労等

① まばゆい場所や照明不足の場所で眼を使う作業を継続していると，眼の疲れがひどくなってきて，休息してもなかなか回復しない症状を眼精疲労という．さらにひどくなってくると，肩こり，吐き気，嘔吐，いらいらなど，眼以外の症状を伴ってくる．

② パソコンなどの情報機器作業により，眼精疲労を訴える人が増えているので，作業方法，作業環境の改善に留意する必要がある（第2編4.1節（124ページ））．

③ 視作業の継続により，前額部の圧迫感，頭痛，複視，吐き気，嘔吐などの眼精疲労を生じ，作業の継続が困難になることがある．

④ 遠距離視力検査は，一般に，5 m の距離で実施する．

過去出題問題

1（ ）下の図は眼球の水平断面図であるが，図中に ▉▉▉ 又は ⬭ で示す A から E の部位に関する次の記述のうち，誤っているものはどれか．

(1) A の ▉▉▉ 部分は角膜で，これが歪んでいたり，表面に凹凸があるために，見た物体の像が網膜上に正しく結ばないものを乱視という．

(2) B の ▉▉▉ 部分は虹彩で，光量に応じて瞳孔の径を変える．

(3) C の ▉▉▉ 部分は硝子体で，これの厚さを変えることにより焦点距離を調節して網膜上に像を結ぶようにしている．

(4) D の ▉▉▉ 部分は網膜で，ここには，明るい所で働き色を感じる錐状体と，暗い所で働き弱い光を感じる杆状体の2種類の視細胞がある．

(5) E の ⬭ 部分は中心窩で，視力の鋭敏な部位である．

2（ ）眼は，周りの明るさによって瞳孔の大きさが変化して眼に入る光量が調節され，暗い場合には瞳孔が広がる．

3（ ）眼は，硝子体の厚さを変えることにより焦点距離を調節して網膜の上に像を結ぶようにしている．

4 （　）眼の水晶体は，周りの明るさによって厚さが変化して眼に入る光量を調節しており，暗い場合には水晶体は薄くなる．

5 （　）眼をカメラにたとえると，虹彩はしぼりの働きをする．

6 （　）眼球の長軸が短すぎるために，平行光線が網膜の後方で像を結ぶものを遠視眼という．

7 （　）眼球の長軸が長すぎるために，平行光線が網膜の前方で像を結ぶものを近視眼という．

8 （　）角膜が歪んでいたり，表面に凹凸があるために，眼軸などに異常がなくても，物体の像が網膜上に正しく結ばないものを乱視という．

9 （　）網膜には色を感じる杆状体と明暗を感じる錐状体の2種の視細胞がある．

10 （　）網膜には，明るい所で働き色を感じる錐状体と，暗い所で働き弱い光を感じる杆状体の2種類の視細胞がある．

11 （　）網膜は，暗所には短時間で順応するが，明るい光に順応するには30分から1時間を要する．

12 （　）明るい所から急に暗い所に入ると，初めは見えにくいが徐々に見えやすくなることを暗順応という．

13 （　）視作業の継続により，前額部の圧迫感，頭痛，複視，吐き気，嘔吐などの眼精疲労を生じ，作業の継続が困難になることがある．

14 （　）遠距離視力検査は，一般に，5mの距離で実施する．

解　答

1	(3)	2	○	3	×	4	×	5	○	6	○	7	○
8	○	9	×	10	○	11	×	12	○	13	○	14	○

解　説

1 ▶ (3)．C は水晶体で，これの厚さを変えることにより焦点距離を調節して網膜上に像を結ぶようにしている．

3 ▶ 眼は，水晶体の厚さを変えることにより焦点距離を調節して網膜の上に像を結ぶようにしている．

4 ▶ 眼の水晶体は，見る物との距離によって厚さが変化して，網膜上にうまく結像させるように調節しており，遠くを見る場合には水晶体は薄くなる．

9 ▶ 網膜には色を感じる錐状体と明暗を感じる杆状体の2種の視細胞がある．

11 ▶ 網膜は，暗所には30分から1時間という長時間を要するが，明るい光には短時間（40秒から1分）で順応する．説明が逆になっている．

（1）耳は，聴覚と平衡感覚をつかさどる器官で，図5に示すとおり，外耳，中耳，内耳の3部に分けられる．

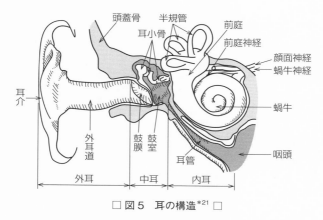

□ 図5 耳の構造[*21] □

① 鼓膜を境に，外側を外耳，内側を中耳という．さらに奥に内耳がある．

② 鼓膜の内側には，鼓室と呼ばれる空洞があり，その中の3個の耳小骨（ツチ骨，キヌタ骨，アブミ骨）と合わせて，中耳という．

③ 鼓室は，耳管によって咽頭に通じており，その内圧は外気圧と等しく保たれている．

④ 外耳で集められた音は，中耳との境にある鼓膜を振動させ，その振動は耳小骨によって増幅され，内耳に伝えられる．

⑤ 内耳は，蝸牛，前庭，半規管からなり，このうち，蝸牛というカタツムリの形をした器官が音の情報を受けて，内耳神経（前庭神経と蝸牛神経が合流した神経．図示なし）を経由して大脳に伝え，音を感じることができる．

⑥ 内耳は，側頭骨内にあって，聴覚及び平衡感覚をつかさどる器官である．

（2）平衡感覚

① もう1つの耳の大事な役目は平衡感覚である．この役割を果たしているのが内耳の中の前庭と半規管である．

② 前庭は体の傾き方向などを感じ，半規管は体の回転方向や速度を感じる平衡感覚器官である．

第10章

感覚器系

(3) 耳で感じとれる音の振動数は，20 ～ 20 000 Hz（ヘルツ）であり，このうち，会話音域は 500 ～ 2 000 Hz である．なお，振動数の少ない音を低く感じる．

わかるわかる！ キーンという高い音

▶キーンという高い音は，約 20 000 Hz の音である．

過去出題問題

1 （　）耳は，聴覚と平衡感覚をつかさどる器官で，外耳，中耳，内耳の 3 部に分けられる．

2 （　）鼓膜は，中耳と内耳の中間にある．

3 （　）鼓室は，耳管によって咽頭に通じており，その内圧は外気圧と等しく保たれている．

4 （　）外耳で集められた音は，中耳との境にある鼓膜を振動させ，その振動は耳小骨によって増幅され，内耳に伝えられる．

5 （　）内耳は，側頭骨内にあって，聴覚及び平衡感覚をつかさどる器官である．

6 （　）内耳は，前庭，半規管，蝸牛（うずまき管）の 3 部からなり，前庭と半規管が平衡感覚，蝸牛が聴覚を分担している．

7 （　）中耳の半規管は，体の傾きの方向や大きさを感じ，前庭は体の回転の方向や速度を感じる平衡感覚器である．

8 （　）聴覚は，振動数の少ない音を高く感じる．

解答 1 ○ 2 × 3 ○ 4 ○ 5 ○ 6 ○ 7 × 8 ×

解 説

2 ▶鼓膜は，<u>外耳と中耳の中間</u>にある．

7 ▶<u>内耳</u>の前庭は，体の傾きの方向や大きさを感じ，<u>半規管</u>は体の回転の方向や速度を感じる平衡感覚器である．

8 ▶聴覚は，振動数の少ない音を<u>低く</u>感じる．

10.3 味覚及び嗅覚

(1) 味覚と嗅覚の感覚

　味覚及び嗅覚は化学感覚に分類され，物質の化学的性質を認識する感覚である．

(2) 味覚

① 　舌の表面に分布している味蕾という受容体の中にある味細胞が味の情報を受け取り，神経を経由して大脳に伝え，味を感じることができる．

② 　味覚には甘み，酸味，苦味，辛味の4種があるが，舌の部位によって感じる味覚が異なる（図6）．甘みは舌の先端，酸味は両側，苦味は舌根，辛味は先端から両側である．

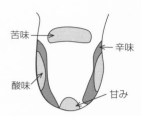

□ 図6　味覚の認識部位 □

(3) 嗅覚

① 　空気中に存在する匂いの情報を，鼻腔の奥にある嗅細胞がとらえ，神経を経由して大脳に伝え，匂いを感じることができる．

② 　人の嗅覚は，わずかな匂いでも感じるほど鋭敏であるが，同一臭気に対しては疲労しやすい．したがって，有毒ガスが発生した場合に，最初微量のうちから気づくことができるが，慣れてしまって鈍感になってくるので注意が必要である．

③ 　物理化学的な刺激の量と人間が意識する感覚の強度とは，直線的な比例関係になく，閾値がある関係である．例えば，嗅覚の場合，人間が意識する感覚の感じ方（感覚強度）は，匂いの量（物理化学的な刺激の量）がある量（閾値）に達したときに初めて匂いがあると感じる．その後は，匂いの量の増加とともに感じ方も強くなっていく．

過去出題問題

1　（　）味覚及び嗅覚は化学感覚ともいわれ，物質の化学的性質を認知する感覚である．

2　（　）嗅覚は，わずかな匂いでも感じるほど鋭敏であるが，同一臭気に対して疲労しにくい．

3（　）物理化学的な刺激の量と人間が意識する感覚の強度とは，直線的な比例関係にある．

解答　1　○　2　×　3　×

解 説

2▶嗅覚は，わずかな匂いでも感じるほど鋭敏であるが，同一臭気に対しては疲労しやすい．容易に疲労してその臭気に慣れ，感覚を失うようになる．

3▶物理化学的な刺激の量と人間が意識する感覚の強度とは，直線的な比例関係になく，閾値がある関係である．

10.4 皮 膚

(1) 皮膚で感じる感覚は，触覚（触った感じ），痛覚（痛み），圧覚（圧迫された感じ），温度感覚（温かさ，冷たさ）などがある．温度感覚は，温覚と冷覚に分かれる．

(2) 温度感覚は，皮膚のほかに口腔や食道などの粘膜にも存在する．

(3) 皮膚における感覚点の中では，痛覚点が最も密度が大きい．また，痛覚は体のいたるところに広く分布している．

(4) 温度感覚は，一般に冷覚のほうが温覚よりも鋭敏である．したがって，温かさは徐々に感じるが，冷たさはすぐに感じる．

過去出題問題

1（　）皮膚における感覚点の中では，温覚点が最も密度が大きい．

2（　）温度感覚は，皮膚のほか口腔などの粘膜にも存在し，一般に温覚の方が冷覚よりも鋭敏である．

3（　）皮膚感覚には，触圧覚，痛覚，温度感覚（温覚・冷覚）などがあり，これらのうち冷覚を感じる冷覚点の密度は他の感覚点に比べて高い．

解答　1　×　2　×　3　×

1▶皮膚における感覚点の中では，痛覚点が最も密度が大きい．

2▶温度感覚は，皮膚のほか口腔などの粘膜にも存在し，一般に冷覚のほうが温覚よりも鋭敏である．

3▶皮膚感覚には，触圧覚，痛覚，温度感覚（温覚・冷覚）などがあり，これらのうち痛覚を感じる痛覚点の密度は他の感覚点に比べて高い．

10.5 深部感覚と内臓感覚

（1）深部感覚

深部感覚とは，皮膚感覚に対するものであり，筋肉や腱など身体の深部にある受容器から得られる身体各部の位置や運動などの感覚をいう．この感覚によって，目を閉じていても手足の位置や運動状態，重量感を知ることができる．なお，受容器とは，内外の刺激を最初に感知する細胞をいう．

（2）内臓感覚

内臓感覚とは，内臓の動きや炎症などを感じて，内臓の痛みを認識する感覚である．感度は高くなく，細かい部位も特定できない．

過去出題問題

1（　）深部感覚は，筋肉や腱など身体深部にある受容器から得られる身体各部の位置や運動などの感覚である．

2（　）深部感覚とは，内臓の動きや炎症などを感じて，内臓の痛みを認識する感覚である．

解答　1　○　2　×

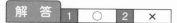

解 説

2▶内臓感覚とは，内臓の動きや炎症などを感じて，内臓の痛みを認識する感覚である．

第**11**章 疲労，ストレス及び睡眠等

11.1 疲労

(1) 疲労

① 「疲れた」と感じるときは，精神機能も生理機能も低下しており，こういうときは作業能率が低下する．

② 「疲れた」と感じるときは，「心身が働きすぎているので活動を止めて休息しなさい」というシグナルを身体が発している，ということでもある．

③ 疲労は，分類の仕方によって身体的疲労と精神的疲労，動的疲労と静的疲労，全身疲労と局所疲労，急性疲労と慢性疲労などに分けられる．

(2) 精神的疲労

① 最近は，ストレスに起因する精神的疲労を感じる人が増加しており，メンタルヘルス面からの対処が大切になってきている．精神的疲労対策としては，全身を安静にして単に休息すればよいというものではなく，休日や余暇活動により気持ちをリフレッシュしたり，人間関係を円滑にしていくことなどのほうが効果的な疲労対策といえる．

② 近年の職場では，長時間の同一姿勢保持に伴う静的疲労，身体の一部だけの局所疲労，精神的な活動による精神的疲労などが課題となっている．

(3) 静的疲労

最近，職場の OA 化などの進展により，静的疲労が非常に増加しており，特に VDT 作業による疲労の問題が多い．

(4) 局所疲労

VDT 作業による局所疲労が増え，特に眼や筋肉，神経の疲労の問題が多い．

(5) 産業疲労

① 働くことが原因となって生じた疲労を産業疲労という．

② 産業疲労は，生体に対する労働負荷が大きすぎることによって引き起こされるが，その回復や蓄積は日常生活ともかかわっている．

③ 産業疲労は，疲労徴候の現れ方により，急性疲労，慢性疲労，日周性疲労などに分類することができる．

④ 作業の各局面で生じる疲労を後へ持ち越さないようにすることは，産業疲

労の対策として大切なことである.

(6) 疲労の測定方法と評価

① 疲労の測定は，疲労そのものが複雑であるため，いくつかの検査を組み合わせて，総合的に判断することが望ましい.

② 測定方法としては，調査表を用いて行う自覚症状調査のほか，他覚的症状をとらえるための検査として，フリッカー検査，2点弁別閾検査，クレペリンテスト，心拍変動（HRV）解析などがある.

③ 心拍変動（HRV）解析により自律神経の機能を調べる方法が，疲労度の判定指標の1つとして使われている.心拍計で心拍数の変動を測定・解析することにより，自律神経の働きを把握することができる.自律神経機能は，疲労度が大きくなると不安定になるからである.

④ 身体活動強度（METs, メッツ）は，身体活動の強さを表す指標である.座って安静にしている状態が1メッツで，普通歩行が3メッツである.動的筋作業の負荷の尺度としても用いられる.

⑤ 疲労を自覚的に測定するには，厚生労働省が公開している「労働者の疲労蓄積度自己診断チェックリスト」などの調査表が用いられる.

わかるわかる！ ■ フリッカー検査，2点弁別閾検査

▶ ある1点の光源を点滅させると，ちらついて見える.この点滅頻度を多くしていき，ちらつき感が消えるときの点滅頻度をフリッカー値という.疲れたときのほうがこの値は低くなる.

▶ 2点弁別閾検査は，皮膚表面の近接した2点に機械的刺激を与えたとき，別々の刺激によるものと識別できる最小の距離を測る方法である.疲労度が大きくなると，感覚神経の機能が鈍くなり，2点弁別閾（2点間の距離）が大きくなる.

過去出題問題

1 （ ）疲労によって生理機能が低下した状態では，作業能率が低下する.

2 （ ）疲労には，心身の過度の働きを制限し，活動を止めて休息をとらせようとする役割がある.

3 （ ）精神的疲労では，全身を安静に保つことが最も効果的な疲労回復対策である.

4 （ ）産業疲労は，生体に対する労働負荷が大きすぎることによって引き起こされるが，その回復や蓄積は日常生活ともかかわっている.

5（　）産業疲労は，疲労徴候の現れ方により，急性疲労，慢性疲労，日周性疲労などに分類することができる．

6（　）作業の各局面で生じる疲労を後へ持ち越さないようにすることは，産業疲労の対策として大切なことである．

7（　）疲労の評価にあたっては，いくつかの検査を組み合わせて，総合的に判断することが望ましい．

8（　）疲労の他覚的症状をとらえるための検査として，フリッカー検査，2点弁別閾検査などがある．

9（　）疲労の他覚的症状をとらえるには，ハイムリック法などが用いられる．

10（　）疲労の自覚症状を客観的にとらえるには，調査表を用いるとよい．

11（　）職場における疲労の予防のためには，作業を分析して，その原因に応じた対策が必要である．

12（　）疲労の自覚的症状又は他覚的症状を捉（とう）えるために用いられる方法として，「厚生労働省の"労働者の疲労蓄積度自己診断チェックリスト"などの調査表により自覚的症状を調べる方法」がある．

類題　a（　）「BMI測定により健康状態を調べる方法」では？

b（　）「単位時間当たりの作業量などにより作業能率を調べる方法」では？

c（　）「2点弁別閾検査により感覚神経の機能を調べる方法」では？

d（　）「心拍変動（HRV）解析により自律神経の機能を調べる方法」では？

13（　）身体活動強度（METs，メッツ）は，身体活動の強さを表す指標で，歩行している状態が1メッツである．

解答	1	○	2	○	3	×	4	○	5	○	6	○	7	○
8	○	9	×	10	○	11	○	12	○	a	×	b	○	c	○
d	○	13	×												

解 説

3▶精神的疲労では，全身を安静に保つことが最も効果的な疲労回復対策ではない．休日や余暇活動により気持ちをリフレッシュしたり，人間関係を円滑にしていくことなどのほうが効果的な疲労対策といえる．

9▶疲労の他覚的症状をとらえるための検査として，フリッカー検査，2点弁別閾検査などがある．なお，ハイムリック法とは救命法であり，詳細は第2編7.7節（3）項（177ページ）を参照されたい．

13 ▶ 身体活動強度（METs, メッツ）は，身体活動の強さを表す指標で，座って安静にしている状態が 1 メッツである．

11.2 ストレス

(1) ストレスとは，外部からの刺激（ストレッサー）に対し，心身ともに順応しようとする反応である．

なお，生体にストレスを与える外部からの刺激をストレッサーという．

(2) **外部からの刺激（ストレッサー）**

ストレッサーとしては，次のものがある（例示）．

① 物理的要因：光，音，温度（暑熱，寒冷），放射線など

② 化学的要因：有機溶剤，各種の金属，薬物，食品添加物，たばこ，アルコールなど

③ 生物学的要因：細菌，ウイルス，花粉など

④ 社会的要因：職場の問題（人間関係，仕事の質の問題など），失業，家族の問題など

(3) ストレッサーに対する，人間の適応は自律神経系と内分泌系を介して営まれている．自律神経系にはカテコールアミン（アドレナリン，ノルアドレナリン）が，内分泌系には副腎皮質ホルモンが深く関与し，それぞれ，ストレッサーの強弱や質に応じて分泌が亢進，あるいは減少する．これにより，生体の恒常性（ホメオスタシス）を保持することになっている．それゆえ，ストレスによって，自律神経系や内分泌系によるホメオスタシスの維持ができなくなり，心身の健康障害が発生することがある．

(4) **ストレスによる症状**

① ストレスにより，発汗，手足の震えなど自律神経系の障害が生じることがある．

② ストレスにより，副腎髄質からアドレナリン，ノルアドレナリンを分泌し，副腎皮質から副腎皮質ホルモンを分泌する．

③ ストレスによる内科的疾患として，高血圧症，狭心症，十二指腸潰瘍などの疾患が発生することがある．

④ ストレスによる精神神経科的疾患として，抑うつ，神経症などがある．

⑤ 同じ環境下にあっても，ストレス反応は個人差が大きい．

(5) 昇進，昇格や転勤，配置替えがストレスの原因となることがある．

(6) 職場環境の騒音，気温，湿度，悪臭などがストレスの原因となることがある．

> **わかるわかる！** **ストレス，ストレス反応**
>
> ▶ストレスとは？——例えば，ゴム風船に空気を入れていく（これがストレッサー）と，空気の圧力で風船のゴムが伸びて風船は膨らんでいく．このとき，風船のゴムとしては，入ってきた空気を外へ押し出し（ストレス反応）て元の状態に戻ろうとする．まさにこの状態がストレスである．
>
> ▶人間の場合も同様に，外部からの刺激（ストレッサー）を受けると，その刺激に対して，身体面，心理面，行動面にいろいろな反応（ストレス反応）が生じる．その結果，高血圧症，狭心症，十二指腸潰瘍，抑うつなどを生じることになる．

過去出題問題

1（　）ストレスは，外部からの刺激（ストレッサー）に対し，心身ともに順応しようとする反応である．

2（　）生体にストレスを与える外部からの刺激をストレッサーという．

3（　）ストレスにより，発汗，手足の震えなど，自律神経系の障害が生じることがある．

4（　）昇進や昇格，転勤，配置替えなどがストレスの原因となることがある．

5（　）典型的なストレス反応として，副腎皮質ホルモンの分泌の著しい減少がある．

6（　）ストレスによる分泌物として，アドレナリンが副腎髄質から分泌される．

7（　）ストレスに伴う心身の反応には，ノルアドレナリン，アドレナリンなどのカテコールアミンや副腎皮質ホルモンが深く関与している．

8（　）ストレスによって，自律神経系や内分泌系によるホメオスタシスの維持ができなくなり，心身の健康障害が発生することがある．

9（　）ストレスによる内科的疾患として，高血圧症，狭心症，十二指腸潰瘍などの疾患が発生することがある．

10（　）ストレスによる精神神経科的疾患として，抑うつ，神経症などがある．

11（　）外部からの刺激すなわちストレッサーは，その強弱や質にかかわらず，自律神経系と内分泌系を介して，心身の活動を抑圧することになる．

12（　）職場環境の騒音，気温，湿度，悪臭などがストレスの原因となることがある．

13（　）個人の能力や感性に適合しないストレッサーは，心理的には不安，焦燥感，

抑うつ感などを，身体的には疲労を生じることがある．

解答

1	◯	2	◯	3	◯	4	◯	5	×	6	◯	7	◯
8	◯	9	◯	10	◯	11	×	12	◯	13	◯		

解説

5 ▶ 副腎皮質ホルモンの分泌の著しい増加がある．

11 ▶ ストレッサーに対する人間の適応は，自律神経系と内分泌系を介して営まれている．自律神経系にはカテコールアミン（アドレナリン，ノルアドレナリン）が，内分泌系には副腎皮質ホルモンが深く関与し，それぞれ，ストレッサーの強弱や質に応じて分泌が亢進，あるいは減少する．これにより，生体の恒常性を保持することになっている．

11.3 睡眠

(1) 睡眠は，人間が生命を維持していくために欠くことのできないものであり，1日8時間，少なくとも6時間程度の睡眠時間が必要とされている．睡眠が不足すると，感覚機能や集中力が低下し，作業能率も落ち，労働災害も起きやすい状態になる．

(2) 人間は，朝起きて昼間活動し夜就寝するという身体リズムを生まれながらに持っているので，深夜勤務を含む交替制勤務者や航空機の乗務員などに対しては，特に睡眠確保に配慮する必要がある．

(3) 副交感神経は，夜間に活発になるので，このときに睡眠をとると，睡眠効果は良くなる．逆に深夜勤務者は交感神経の活発な時間帯に睡眠しなければならないため，睡眠確保に配慮が必要となる．

(4) 睡眠中には副交感神経の働きが活発になり，心拍数の減少，呼吸数の減少，新陳代謝が低下し，体温の低下が見られる．

(5) 睡眠は，疲労やストレスの解消に極めて有効な対策である．疲労したときは，ビタミン剤や栄養剤よりも睡眠がいちばんの特効薬である．

(6) 睡眠は，疲労の回復に有効であるが，寝つけない場合，体を横たえて安静を保つのみでも，疲労はある程度回復する．

(7) 睡眠が不足すると，感覚機能や集中力は低下し，作業能率が落ち，周囲の刺激に対する反応も鈍り，災害の発生しやすい状況となる．

(8) 睡眠と食事は深く関係しているため，就寝直前の過食は肥満のほか不眠を招くことになる．

(9) 睡眠は，睡眠中の眼の動きなどによって，レム睡眠とノンレム睡眠に分類される．レム睡眠では，脳が活発に働いており，眠っていても眼球が活発に動いている，浅い眠りの状態．ノンレム睡眠は，この逆で，脳が休んでおり，眼球が動かなく，安らかな眠りの状態である．ノンレム睡眠は脳や体の疲労回復のためには重要であるとされている．レムとは Rapid Eye Movement（急速眼球運動）の略称である．

(10) ナルコレプシーとは，日中において急に強い眠気に襲われ，数十分眠るとさわやかな気分になるが，又 2 ～ 3 時間後に繰り返してこの症状が発生する睡眠障害をいう．

(11) コルチゾールは，血糖値の調節などの働きをするホルモン（240 ページ）で，起床ホルモンともいわれ，明け方，起きる前に自動的に分泌され始め，起床前後で最大となり，その後しだいに減少していく．コルチゾールの分泌が起床後急増することにより，体内にある糖分をエネルギーとして使える形に取り出すことが促進され，夜間に何も食べていない後の，朝の血糖値の低下を防いでいる．

(12) メラトニンは，夜間に分泌が上昇するホルモンで，睡眠と覚醒のリズムの調節に関与している（241 ページ）．

過去出題問題

1（ ）睡眠が不足すると，感覚機能や集中力は低下する．
2（ ）深夜勤務を含む交替制勤務者や航空機の乗務員等に対しては，特に睡眠確保に配慮する必要がある．
3（ ）睡眠中には副交感神経の働きが活発になり，心拍数は減少する．
4（ ）睡眠中には新陳代謝が盛んになる．
5（ ）睡眠中には体温の低下が見られる．
6（ ）睡眠は，疲労やストレスの解消に極めて有効な対策である．
7（ ）睡眠は，疲労の回復に有効であるが，寝つけない場合，体を横たえて安静

266

を保つのみでも，疲労はある程度回復する．

8（　）睡眠が不足すると，感覚機能や集中力は低下し，作業能率が落ち，周囲の刺激に対する反応も鈍り，災害の発生しやすい状況となる．

9（　）睡眠と食事は深く関係しているため，就寝直前の過食は肥満のほか不眠を招くことになる．

10（　）睡眠は，睡眠中の眼の動きなどによって，レム睡眠とノンレム睡眠に分類される．

11（　）レム睡眠は，安らかな眠りで，この間に脳は休んだ状態になっている．

12（　）コルチゾールは，血糖値の調節などの働きをするホルモンで，通常，その分泌量は明け方から増加し始め，起床前後で最大となる．

13（　）睡眠中のエネルギー消費量が，基礎代謝量である．

14（　）甲状腺ホルモンは，夜間に分泌が上昇するホルモンで，睡眠と覚醒のリズムの調節に関与している．

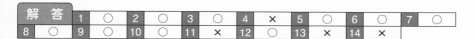

解答	1	○	2	○	3	○	4	×	5	○	6	○	7	○
	8	○	9	○	10	○	11	×	12	○	13	×	14	×

解 説

4 ▶ 睡眠中には新陳代謝が低下する．

11 ▶ レム睡眠は，浅い眠りで，この間に脳は活発に動いている状態になっている．設問は，ノンレム睡眠についての説明である．

13 ▶ 睡眠中のエネルギー消費量は，睡眠時の代謝量という．（本編 8.2 節(4)項．244 ページ）である．なお，覚醒時で横臥，安静時のエネルギー消費量が基礎代謝量である．

14 ▶ メラトニンは，夜間に分泌が上昇するホルモンで，睡眠と覚醒のリズムの調節に関与している．

11.4 サーカディアンリズム（概日リズム）

(1) サーカディアンリズムとは，circadian と書き，circa（サーカ）は「おおよそ」，dian は「1日」を意味し，「おおよそ1日のリズム」をいう．また，「概日」の「概」は「おおよそ」という意味である．人間は，朝起きて，昼間活動し，夜は寝る

というおおよそ1日周期の体内時計をもっているといわれている.

　ところが，このサーカディアンリズムは，あくまでもおおよそ1日であり，実はヒトの場合は，25時間と考えられている. 地球の周期とは，毎日1時間ずつずれていくはずであるが，実際には毎日決まった時間に起きて決まった時間に寝ることができている. この理由は「同調因子」が，毎日1時間の体内時計のずれを修正してくれているからである.同調因子として代表的なものは，朝の太陽の光であり，その他食事や通勤などの毎日の定例的習慣がある.

(2) この25時間という体内時計の周期を，外界の24時間周期（地球の自転による24時間の明暗の周期）に適切に同調することができないために生じる睡眠の障害をサーカディアンリズム（概日リズム）睡眠障害という.

(3) 深夜勤務などは，サーカディアンリズムに反することになり，身体の不調になる人がいるのはこのためである.

(4) 夜間に働いた後の昼間に睡眠する場合は，一般に，就寝から入眠までの時間が長くなり，睡眠時間が短縮し，睡眠の質も低下する.

過去出題問題

1 （　）睡眠と覚醒のリズムは，体内時計により約1日の周期に調節されており，体内時計の周期を外界の24時間周期に適切に同調させることができないために生じる睡眠の障害を，サーカディアンリズム（概日リズム）睡眠障害という.

2 （　）夜間に働いた後の昼間に睡眠する場合は，一般に，就寝から入眠までの時間が長くなり，睡眠時間が短縮し，睡眠の質も低下する.

3 （　）体内時計の周期は，一般に，約25時間であり，外界の24時間周期に同調して，約1時間のずれが修正される.

4 （　）メラトニンは，睡眠に関与しているホルモンである.

解答　1　○　2　○　3　○　4　○

解　説

4 ▶（注：メラトニンについては，本編7.1節(12)(241ページ)を参照されたい.

第**12**章　運動機能検査等

12.1　運動機能検査

運動機能検査の項目として，筋力，筋持久力，柔軟性，敏捷性，平衡性，全身持久力がある.

① 筋力…握力（握力計による）
② 筋持久力…上体起こし（腹筋運動）
③ 柔軟性…体前屈
④ 敏捷性…全身反応時間
⑤ 平衡性…閉眼片足立ち
⑥ 全身持久性…自転車エルゴメーターによる最大酸素摂取量間接測定法

わかるわかる！　全身反応時間

▶どれだけすばやく身体を動かすことができるかを測定する検査である.

▶いつでも動ける姿勢で静止し，目の前の発光器で光が光った瞬間から身体が動き始めるまでの反応時間と，両足が地面を離れるまでの時間を測定し，両者を合計したものを全身反応時間とする.

わかるわかる！　自転車エルゴメーターによる最大酸素摂取量間接測定法

▶直接，最大酸素摂取量を測定する方式ではなく，自転車の負荷を徐々に上げていきながら，心拍数を測って最大酸素摂取量を推定する簡易方式である. 心電図検査を同時に行う.

過去出題問題

健康測定における運動機能検査項目と測定法について，関係性の正しいものはどれか.
1（　）筋力……握力
2（　）平衡性…閉眼片足立ち
3（　）敏捷性…全身反応時間
4（　）柔軟性…上体起こし
5（　）全身持久性…自転車エルゴメーターによる最大酸素摂取量間接測定法

解答 1 ○ 2 ○ 3 ○ 4 × 5 ○

解説

4 ▶ 柔軟性…体前屈

12.2 体力増強程度の判定

体力増強程度の判定の指標として，ここでは代表的な2つを取り上げて説明する．

(1) 最大酸素摂取量

最大酸素摂取量とは，1分間当たり身体の中に取り入れることのできる酸素の最大量をいう．

心肺機能を推定するのに適した指標である．又，持久力の大小を測定するための指標でもあり，最大酸素摂取量が大きい人ほど持久力も大きい．

(2) 肺活量

肺機能検査には，肺活量の測定がある．

過去出題問題

体力増強程度の判定に直接関係ないものはどれか．
- (1) （　） エネルギー代謝率
- (2) （　） 最大酸素摂取量
- (3) （　） フリッカー値
- (4) （　） 肺活量
- (5) （　） 握力
- (6) （　） 背筋力

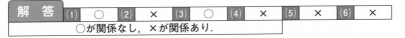

解答 (1) ○ (2) × (3) ○ (4) × (5) × (6) ×
〇が関係なし，×が関係あり．

(1)▶（注：エネルギー代謝率は，動的筋作業の強度を表す指標であるので，関係ない．）

(2)▶最大酸素摂取量は，例えば，ジョギング等の有酸素運動を続けると摂取量は増えるので，関係がある．

(3)▶（注：フリッカー値は，疲労の程度を他覚的にとらえる検査であるので，関係ない．）

(4)▶肺活量は，ジョギングなどの有酸素運動を続けると増やすことができるので，関係がある．

(5)▶握力は，手の筋力トレーニングにより増強できるので，関係がある．

(6)▶背筋力は，背筋力トレーニングにより増強できるので，関係がある．

引用・参考文献

▶ 引用文献・サイト

＊1　佐藤計量器製作所ホームページ：https://www.sksato.co.jp/

＊2　株式会社安藤計器製工所ホームページ：https://www.andokeiki.co.jp/

＊3　一般社団法人 日本蘇生協議会：JRC 蘇生ガイドライン 2015 オンライン版：
　　　https://www.japanresuscitationcouncil.org/wp-ontent/uploads/2016/04/1327fc7
　　　d4e9a5dcd73732eb04c159a7b.pdf

＊4　岡村正明：症状からみた救急処置・－外科的処置－，p.39，ぎょうせい（1983）

＊5　姫路市消防局ホームページ：https://www.city.himeji.lg.jp/syoubou/（出典：
　　　http://www.city.himeji.lg.jp/syoubou/teate/sinpai/kidou/）

＊6　日本赤十字社ホームページ：https://www.jrc.or.jp/

＊7　神戸市消防局ホームページ：https://www.city.kobe.lg.jp/safety/fire/

＊8　厚生労働省労働安全衛生部労働衛生課 編：新 / 衛生管理（上）第 1 種用，p.350，
　　　中央労働災害防止協会（2000）

＊9　厚生労働省労働安全衛生部労働衛生課 編：新 / 衛生管理（上）第 1 種用，p.350，
　　　中央労働災害防止協会（2000）

＊10　宮古地区広域行政組合消防本部ホームページ：https://www.fire.miyako.iwate.
　　　jp/frame-07.html

＊11　安藤幸夫 監修：からだのしくみ事典，p.96，日本実業出版社（2001）

＊12　加藤征治：からだの不思議，p.91，ナツメ社（2001）

＊13　安藤幸夫 監修：からだのしくみ事典，p.100，日本実業出版社（2001）

＊14　中央労働災害防止協会：衛生管理（上）《第一種用》，p.354，中央労働災害防止
　　　協会（2010）

＊15　中央労働災害防止協会：衛生管理（上）《第一種用》，p.363，中央労働災害防止
　　　協会（2010）

＊16　旭化成ファーマ株式会社ホームページ：https://www.asahikasei-pharma.co.jp/
　　　health/kidney/working.html

＊17　厚生労働省労働安全衛生部労働衛生課 編：新 / 衛生管理（上）第 1 種用，p.361，
　　　中央労働災害防止協会（2000）

＊18　安藤幸夫 監修：からだのしくみ事典，p.42，日本実業出版社（2001）

＊19　土田隆：からだのしくみ 解剖生理，p.158，早稲田教育出版（1999）

＊20 土田隆：からだのしくみ 解剖生理，p.158，早稲田教育出版（1999）

＊21 中央労働災害防止協会：衛生管理（上）《第一種用》，p.376，中央労働災害防止協会（2010）

▶**参考文献・サイト**

・厚生労働省安全衛生部労働衛生課 編：新／衛生管理（上）第１種用，中央労働災害防止協会（2000）

・安藤幸夫監修：からだのしくみ事典，日本実業出版社（2001）

・加藤征治：からだの不思議，ナツメ社（2001）

・岡村正明：症状からみた救急処置Ⅱ －外科的処置－，ぎょうせい（1983）

・土田隆：からだのしくみ 解剖生理，早稲田教育出版（1999）

・安全衛生技術試験協会ホームページ 公表試験問題：https://www.exam.or.jp/exmn/H_kohyomenkyo.htm

・中央労働災害防止協会編：メンタルヘルス指針基礎研修テキスト，中央労働災害防止協会（2002）

・【公表】JRC蘇生ガイドライン2015．変更点など6つのポイントまとめ：https://aed-blog.com/jrc-guideline2015

索 引

〈著者略歴〉

大江 秀人（おおえ ひでと）

大江労務安全衛生事務所所長.
社会保険労務士，第一種衛生管理者，衛生工学衛生管理者，安全管理者選任時研修講師，RST トレーナー，心理相談員など，労務・安全衛生関係を主に多数の資格を取得.
社会保険労務士として，主に企業の労務管理・安全衛生管理の指導・教育に携わってきた. また，（公社）岐阜県労働基準協会連合会等主催の各種安全衛生講習会の講師を歴任.
著書に「わかるわかる！ 第一種衛生管理者試験(改訂2版)」(オーム社)
「図解 第一種衛生管理者過去問題完全攻略」(オーム社)
「図解 第二種衛生管理者過去問題完全攻略」(オーム社)

わかるわかる！ 第二種衛生管理者試験（改訂2版）

2011 年 10 月 15 日　　第 1 版第 1 刷発行
2021 年 7 月 20 日　　改訂 2 版第 1 刷発行

著　　者　大江秀人
発 行 者　村上和夫
発 行 所　株式会社 オーム社
　　　　　郵便番号　101-8460
　　　　　東京都千代田区神田錦町 3-1
　　　　　電話　03(3233)0641(代表)
　　　　　URL https://www.ohmsha.co.jp/

© 大江秀人 2021

組版 徳保企画　印刷・製本　壮光舎印刷
ISBN978-4-274-22736-3　Printed in Japan

本書の感想募集 https://www.ohmsha.co.jp/kansou/
本書をお読みになった感想を上記サイトまでお寄せください.
お寄せいただいた方には，抽選でプレゼントを差し上げます.